Ainsi naissent les médicaments, autour de la chimie du cerveau

Jean-Charles Schwartz
et Jeanne-Marie Lecomte

Ainsi naissent les médicaments, autour de la chimie du cerveau

Odile Jacob

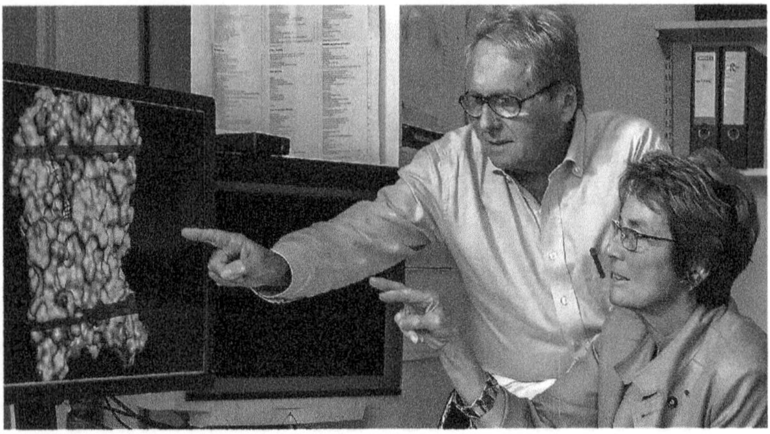

© P. Tournaire, DR.

Jean-Charles Schwartz et Jeanne-Marie Lecomte commentant une image de modélisation moléculaire d'un récepteur contenant un médicament.

3, rue Auguste-Comte, 75006 Paris

www.odilejacob.fr

ISBN : 978-2-4150-0693-8

Avant-propos

C'est l'histoire d'un jeune homme et d'une jeune femme qui, sans se connaître, se côtoient pendant plusieurs années sur les bancs de la faculté.

C'est l'histoire de ces deux mêmes qui, vingt ans plus tard, leur vie accomplie, plutôt réussie, voient leurs destins de chercheurs se croiser à l'occasion d'une excursion professionnelle dans la belle ville de Saint-Pétersbourg, à la saison des nuits blanches.

C'est l'histoire de ces deux mêmes qui se découvrent alors, constatent combien leurs goûts et pensées les rapprochent, combien tous deux sont fascinés par les découvertes récentes de la neurochimie et de la neuropharmacologie qui révolutionnent la neurologie et la psychiatrie.

C'est l'histoire de ces deux mêmes qui pressentent que leur accord peut mener à de grandes choses.

C'est l'histoire de ces deux mêmes qui continuent à mener séparément des vies professionnelles chargées et des vies familiales harmonieuses.

C'est l'histoire de ces deux mêmes qui décident de rapprocher leurs savoir-faire et leurs équipes de recherche pour créer en commun un nouveau médicament.

C'est l'histoire de ces deux mêmes qui attirent autour de leur projet des amitiés généreuses et des savoir-faire qu'ils ne possèdent pas.

C'est l'histoire d'un rapprochement réussi de plusieurs laboratoires universitaires européens sur un projet commun.

C'est l'histoire, rare mais réussie, du rapprochement de deux mondes, séparés à l'époque, ceux des recherches fondamentale et appliquée, ceux des recherches publique et privée.

C'est l'histoire de ces deux mêmes qui découvrent plusieurs médicaments entièrement innovants, les développent et en font bénéficier des centaines de milliers de patients dans le monde entier.

C'est l'histoire d'une *success story*, celle d'une start-up, celle de la création réussie de Bioprojet, une nouvelle entreprise, en France puis dans toute l'Europe, à une époque où le nombre de ces entreprises décroît drastiquement.

C'est l'histoire d'embûches et de périls répétés qui menacent la survie de Bioprojet mais sont finalement surmontés.

C'est l'histoire d'une sympathie qui naît, évolue en admiration réciproque, se transforme en amitié, l'amitié en amour et l'amour en une vie d'action commune.

C'est notre histoire.

Jean-Charles SCHWARTZ et Jeanne-Marie LECOMTE

Préface

Une période charnière dans la découverte de nouveaux médicaments du cerveau

Au moment où commence notre aventure, en 1975, la manière dont sont découverts les médicaments, les études scientifiques et obligations réglementaires présidant à leur développement, le nombre de laboratoires pharmaceutiques qui entreprennent ces opérations, subissent tous des modifications profondes.

Deux stratégies de découverte de nouveaux médicaments : sérendipité contre recherche ciblée

Auparavant, nombre de découvertes de médicaments étaient le fruit de la pure « sérendipité », du hasard, ou encore de la mise en évidence d'une propriété biologique intéressante mais largement inattendue dans une molécule, parmi une série synthétisée par des chimistes.

C'est ainsi qu'est née fortuitement, en 1952, la chlorpromazine, le premier antipsychotique qui révolutionna le traitement de la schizophrénie. La molécule avait été synthétisée parmi une série chimique (celle des phénotiazines) par Paul Charpentier à l'Institut Pasteur. Il recherchait un nouvel antihistaminique pour soigner l'allergie. La molécule fut confiée à Simone Courvoisier à la tête du département de pharmacologie du laboratoire Rhône-Poulenc qui effectuait des tests systématiques sur des rongeurs. Elle constata avec surprise que la chlorpromazine présentait un profil sédatif particulier que ne possédaient pas les autres molécules de la série chimique. Le génial et curieux Henri Laborit s'intéressait alors, en tant que chirurgien militaire, à la qualité de l'anesthésie et l'administra à des patients, chez qui il cherchait à éviter le stress. À son tour, il constata ses propriétés tranquillisantes particulières et eut l'idée de la confier aux psychiatres de l'hôpital Sainte-Anne. Ce n'est que plusieurs années plus tard que le mécanisme de son action antipsychotique, le blocage des actions d'un neurotransmetteur cérébral, la dopamine, fut découvert. C'est également de manière fortuite que fut découvert par Paul Janssen, peu après, un autre antipsychotique, l'halopéridol. Il recherchait un analgésique dans une série chimique, celle des butyrophénones. Or l'un des produits qu'il avait préparés à cet effet se révéla produire chez le rat un symptôme caractéristique (queue rigide « en tuyau de pipe ») que Simone Courvoisier avait rapporté pour la chlorpromazine : l'un des antipsychotiques les plus utilisés aujourd'hui venait d'être découvert !

C'est par des histoires tout à fait analogues – des découvertes par sérendipité – que sont nés dans des laboratoires pharmaceutiques les antidépresseurs et les tranquillisants de type benzodiazépines.

Ainsi, la stratégie de recherche de nouveaux médicaments suivie à cette époque dans la plupart des laboratoires pharmaceutiques donne toute son importance à l'imagination du chimiste, le « chef d'orchestre » du processus. Celui-ci confie ses molécules au pharmacologue, qui a la charge de découvrir parmi elles une « pépite » en « triant » celles-ci au moyen d'une batterie de tests pratiqués, le plus souvent, *in vivo* sur des rongeurs. Le hasard joue donc un grand rôle dans ce processus, et seuls des médicaments agissant dans le contexte des tests utilisés peuvent être repérés. C'est une méthode peu adaptée pour faire émerger des médicaments réellement innovants, appartenant à de nouvelles classes thérapeutiques et améliorant des affections encore mal soignées ou mal connues. C'est tout particulièrement le cas pour les médicaments de la sphère neuropsychiatrique pour lesquels les modèles animaux sont demeurés rares et étaient, alors, quasiment inexistants.

À la fin des années 1960, une nouvelle stratégie de recherche voit le jour. Elle est illustrée par les découvertes des premiers antagonistes bêta-adrénergiques et histaminergiques H2 attribuables tous deux à sir James Black et qui lui valurent d'être anobli par la reine Elizabeth II et de recevoir le prix Nobel en 1988. Dans les deux cas, la démarche fut sensiblement la même. James, qui était médecin, convainquit successivement, à une dizaine d'années d'écart, deux sociétés pharmaceutiques, ICI (devenue AstraZeneca) et SK&F (devenue GSK), de constituer autour de lui une équipe de pharmacologues et de chimistes travaillant en étroite coordination. Les pharmacologues testeront les molécules en premier lieu sur des modèles simples *in vitro*, un cœur et un estomac isolés, respectivement. Leurs résultats sont immédiatement pris en compte par les chimistes pour orienter leurs nouvelles synthèses de molécules, dans le but d'augmenter leur effet. Dans les deux cas, on vise une cible moléculaire bien définie, un récepteur de neurotransmetteur, quand bien même ce récepteur n'est pas clairement isolé (il le sera par la suite, grâce à l'apport des techniques de biologie moléculaire). Cependant le modèle d'étude a été soigneusement choisi pour refléter fidèlement l'action des molécules synthétisées sur les récepteurs en question. C'est une démarche ciblée, rationnelle, requérant des qualités particulières de la part des chimistes, qui deviennent de véritables pharmacochimistes spécialisés plutôt que de simples chimistes organiciens. La nouvelle démarche dans laquelle le chef d'orchestre est, cette fois, le biologiste, s'avère plus productive et plus innovante, d'un point de vue thérapeutique : si la cible choisie est originale, elle est plus aisément susceptible de conduire à de nouvelles classes de médicaments utiles. Les antagonistes bêta-adrénergiques, dont le prototype est le propranolol, ont sauvé des millions de patients souffrant de diverses affections cardiaques. Les antagonistes histaminergiques H2 sauveront des millions de patients atteints d'ulcère gastro-duodénal. Dans les deux cas, les affections étaient pratiquement dépourvues de traitements efficaces. Ces découvertes assureront également la fortune et l'essor de l'industrie pharmaceutique britannique où elles ont vu le jour…

Alors survint la biologie moléculaire

Longtemps demeurées des entités théoriques, les cibles des médicaments, principalement des récepteurs de neurotransmetteurs, étaient essentiellement définies par les affinités des ligands, molécules naturelles ou de synthèse, qui les reconnaissaient. L'avènement de la biologie moléculaire et la rapide expansion de ses techniques bouleversèrent sous nos yeux la recherche pharmaceutique dans cette période charnière, et nous allions sans tarder mettre en œuvre les nouvelles possibilités qu'elle offrait.

Les cibles des médicaments, de théoriques, deviennent des protéines bien identifiées, de structure bien définie, productibles en quantité illimitée, aisément utilisables pour des essais : notre métier s'en trouve transformé en profondeur. Illustrons-le par des exemples personnels.

En 1983, nous découvrons un nouveau récepteur de l'histamine par une approche de pharmacologie traditionnelle, inspirée de celle de James Black et ses collaborateurs. Elle recourt à un système d'étude techniquement assez complexe : coupes de cerveau de rat « marquées » par un précurseur radioactif, dépolarisées pour libérer de l'histamine radioactive qu'il nous faut isoler par une technique de chromatographie délicate. Cette même technique longue et délicate nous sera nécessaire pour diriger la synthèse, laquelle est effectuée pas à pas, des premiers candidats médicaments, agonistes ou antagonistes H3, en 1987. La difficulté de mise en œuvre de ces procédés va, d'ailleurs, retenir, durant plusieurs années, les entreprises pharmaceutiques de nous concurrencer sur ce sujet.

En 1999, le gène du récepteur H3 est cloné, le récepteur peut être exprimé sur des membranes de cellules cultivées, lesquelles sont utilisées pour trier des ligands H3 potentiels, « tous azimuts », au sein de larges chimiothèques. Ce sont de vastes collections de molécules chimiques que les Big Pharma ont accumulées au cours de divers programmes de recherche, durant des années. La sélection d'un premier candidat, le *lead*, utilisera un test analytique simple pratiqué par des robots à haut débit. Il suffira alors d'améliorer le *lead* pour obtenir un candidat médicament original. Nous verrons dès lors apparaître en quelques années nombre de composés compétiteurs de notre antagoniste H3 ainsi obtenus par ce nouveau processus hautement productif.

L'apport très positif de la biologie moléculaire ne se limite pas à cette transformation méthodologique. Fait important, la discipline va ouvrir l'accès aux cibles humaines et pas seulement animales. Notre approche traditionnelle, utilisant le cerveau de rat, nous avait conduits à identifier des candidats médicaments puissants, qui se révéleront l'être beaucoup moins sur le récepteur humain cloné. Nous expliquerons aisément cet écart par la différence de seulement deux acides aminés entre les séquences de rat et les séquences humaines du récepteur H3. Désormais, c'est dès le début des recherches que les molécules candidates pourront être essayées sur leur cible humaine.

Par ailleurs, l'isolement des protéines cibles à l'état pur, leur production en grandes quantités va permettre leur cristallisation et l'étude des structures fines des cristaux aux rayons X : le pharmacochimiste aura à sa disposition des images relativement précises de l'interaction des ligands avec leur cible. Les synthèses qu'il réalise sont alors orientées, rationalisées et plus seulement par les relations entre structure des ligands et activité vis-à-vis de la cible.

Une autre application extrêmement importante pour la thérapeutique a suivi la mise au point en 1975, par Köhler et Milstein (prix Nobel 1984), d'une technique de production d'anticorps monoclonaux. Dirigés contre diverses protéines clés du contrôle immunitaire des réactions inflammatoires dans les maladies auto-immunes, ces agents représentent la majorité des médicaments innovants de ces dernières décennies. Toutefois leurs applications aux affections du cerveau sont limitées, notamment parce qu'ils franchissent difficilement la barrière hématoencéphalique.

Enfin, et ce n'est pas le moindre apport, les techniques de biologie moléculaire vont conduire à la découverte d'un nombre insoupçonné de nouvelles cibles potentielles pour autant de nouvelles classes de médicaments. Ce sont les techniques de clonage par homologie qui se révèlent les plus productives à cet égard. Elles consistent essentiellement à « pêcher » une séquence inconnue dans une banque d'ARN d'un tissu donné, le cerveau par exemple, à l'aide d'un « hameçon » : une séquence connue avec laquelle la nouvelle séquence présente une certaine homologie (ressemblance). C'est cette approche qui nous a permis de découvrir un certain nombre de récepteurs (dopaminergique D3, sérotoninergiques 5HT6 et 5HT7), appartenant à une même famille, celle des récepteurs heptahélicaux couplés aux protéines G, comportant un millier d'individus. La découverte de cette grande famille a valu à Robert Lefkowitz le prix Nobel.

Notre stratégie : une recherche ciblée sur de nouvelles cibles moléculaires

La période qui s'est ouverte en 1952 par l'introduction de la chlorpromazine en psychiatrie a été extrêmement féconde en découvertes de nouveaux traitements des affections du système nerveux central. Outre les antipsychotiques, les quelques décennies qui suivirent ont vu l'apparition des premiers traitements antidépresseurs, des benzodiazépines sédatives et antiépileptiques, des antiparkinsoniens. Ces médicaments révolutionnent le traitement de nombre d'affections psychiatriques et neurologiques qui jusqu'alors en manquaient cruellement. Si leur découverte fut le plus souvent le fruit du hasard, peu de temps après leur mécanisme d'action est éclairci : les antipsychotiques bloquent les actions de la dopamine, les antidépresseurs favorisent l'action des monoamines (noradrénaline et sérotonine), les benzodiazépines celle du GABA, un acide aminé neurotransmetteur. La compréhension de leur mécanisme d'action va ouvrir la voie à des composés similaires mais présentant parfois quelques améliorations d'activité ou de sécurité. Par ailleurs, la découverte des antiparkinsoniens, des agents compensant le déficit en dopamine, est quant à elle le fruit d'une recherche ciblée entièrement rationnelle.

Cette accumulation de progrès remarquables, en une assez courte période, laisse alors espérer que leur poursuite va permettre d'améliorer rapidement le traitement de nombre de maladies du cerveau.

D'autant plus que l'on assiste dans la même période charnière à un remarquable essor de nos connaissances sur la chimie du cerveau. Il concerne en premier lieu la découverte de nouveaux neurotransmetteurs. Jusqu'à la moitié du XXe siècle n'étaient reconnus comme tels que l'acétylcholine, découverte par Otto Loewi en 1921, et la noradrénaline. En quelques décennies, la liste des substances reconnues comme messagers chimiques dans la communication entre neurones, la transmission synaptique, va s'allonger pour atteindre la centaine. Cette liste va également se diversifier chimiquement de manière remarquable : aux amines vont s'ajouter les acides aminés (glutamate, glycine, GABA, etc.), les peptides (endorphines, substance P, etc.), les lipides (anandamides) et les gaz (oxyde de carbone).

Pour chacun d'entre eux, la machinerie de la transmission synaptique (stockage, libération, inactivation du neurotransmetteur), la nature des protéines impliquées, sera très finement précisée, offrant autant de cibles potentielles pour de nouvelles classes de médicaments.

Enfin, pour chacun de ces messagers, on découvre, notamment grâce aux techniques de la biologie moléculaire, plusieurs récepteurs (14 pour la sérotonine, 4 pour l'histamine, etc.), lesquels vont constituer autant de cibles potentielles pour de nouvelles classes de médicaments du cerveau.

Cette profusion de nouvelles cibles, doublée de la prise de conscience de l'intérêt de la recherche ciblée ont un attrait puissant pour de jeunes chercheurs entreprenants. De toute évidence, le succès de cette recherche ciblée dépend largement du choix judicieux d'une cible biologique (récepteur, enzyme, etc.) originale. Dès lors, la recherche biologique fondamentale, et ses progrès, deviennent essentiels. Ce continuum nécessaire entre les découvertes de la recherche fondamentale et leurs applications pharmaceutiques va séduire de jeunes chercheurs « académiques ». De plus en plus, ceux-ci vont créer des start-up destinées à exploiter leurs découvertes. C'est dans ce mouvement que nous nous inscrivons.

Entre nous deux – Jean-Charles, chercheur dirigeant un laboratoire Inserm (l'Institut national pour la santé et la recherche médicale) de Neurobiologie fondamentale, et Jeanne-Marie, directeur responsable de développement préclinique et clinique d'un scientifique laboratoire pharmaceutique – s'est installée une collaboration qui s'inscrit dans ce schéma (stratégie ciblée, associations de découvertes académiques fondamentales et applications pharmaceutiques privées), à un moment où les exemples analogues sont encore rares en France et même en Europe. Ayant réussi à créer de cette manière plusieurs médicaments originaux, nous avons pris la décision risquée d'en entreprendre nous-mêmes le développement puis de créer une entreprise pour en assurer la commercialisation. Cette démarche est inusitée, notamment parce que, à cette époque charnière, le mouvement est généralement inverse : les petits laboratoires pharmaceutiques disparaissent, « absorbés » par les Big Pharma.

C'est cette histoire que nous rapportons ici, dans un récit à quatre mains.

D'un artéfact à une découverte d'avenir : l'enképhalinase

Jean-Charles Schwartz

En 1975 paraît dans la prestigieuse revue *Nature* un article qui va avoir un grand retentissement non seulement chez les scientifiques mais aussi dans le grand public. Il décrit la découverte dans le cerveau de deux peptides de structure voisine, la méthionine-enképhaline et la leucine-enképhaline. Ce qui rend ces deux pentapeptides (des enchaînements de cinq acides aminés) si intéressants c'est qu'ils possèdent une activité proche de celle de la morphine, un constituant de l'opium. Morphine et opium sont deux opioïdes utilisés depuis longtemps, à titre médical ou récréatif, pour leurs puissantes activités euphorisantes, analgésiques ou antidiarrhéiques. Cette découverte, signée par les Britanniques John Hughes, Hans Kosterlitz et leurs collaborateurs, n'est cependant pas totalement inattendue car, dans les années précédentes, plusieurs groupes aux États-Unis (ceux de Solomon Snyder et Eric Simon) et en Suède (Lars Terenius) ont découvert l'existence dans le cerveau de récepteurs pour la morphine et, comme il était improbable qu'ils y soient présents pour reconnaître des substances provenant d'un végétal, le pavot, croissant sur une partie restreinte du globe terrestre, plusieurs laboratoires s'étaient lancés dans l'identification dans le cerveau de constituants endogènes apparentés à la morphine.

À cette époque, je dirige un laboratoire de l'Inserm situé au sein de l'hôpital psychiatrique Sainte-Anne à Paris. Depuis quelques années déjà, avec une vingtaine de chercheurs, nous nous intéressons aux neurotransmetteurs du cerveau, ces substances chimiques endogènes libérées au niveau des synapses neuronales et qui assurent la communication entre neurones. Ce qui nous motive avant tout est de découvrir de nouveaux neurotransmetteurs, puis de comprendre dans quelles fonctions cérébrales ils sont impliqués. C'est ainsi que nous nous sommes intéressés à l'histamine. L'histamine est une substance normalement présente dans l'organisme, et que l'on connaissait jusqu'alors comme une substance nocive responsable des chocs anaphylactiques ou contrôlant la sécrétion d'acide chlorhydrique dans l'estomac... Or, comme nous le décrivons plus loin, nous venions de montrer qu'elle était un neurotransmetteur cérébral contrôlant l'éveil et la vigilance.

Ce matin-là, comme chaque matin, en arrivant au laboratoire, mon premier soin est d'ouvrir, en même temps que le courrier, la dernière livraison des périodiques scientifiques auxquels nous sommes abonnés et d'en parcourir rapidement le sommaire. Ce n'est pas tous les jours que la lecture du titre d'un article me conduit ensuite à en lire entièrement le texte... Mais cette fois, je dévore l'article de John Hughes, Hans Kosterlitz et leurs collaborateurs, des chercheurs londoniens qui ont eu l'idée de rechercher dans des extraits de cerveau de rat un constituant qui serait capable de reproduire les effets de la morphine. Ils ont mené cette recherche sur un modèle pharmacologique classique, très simple, de mesure de l'activité des substances morphiniques : l'inhibition des mouvements de l'intestin isolé. L'ayant constaté, ils ont alors réussi à isoler et déterminer la structure de deux pentapeptides responsables de cet effet, la méthionine-enképhaline (Tyr-Gly-Gly-Phe-Met) et un analogue, la leucine-enképhaline (Tyr-Gly-Gly-Phe-Leu). C'est une découverte si surprenante que même la grande presse s'en fera l'écho (« le cerveau contient ses propres morphines, des substances capables de diminuer la douleur, de provoquer l'euphorie, etc. »).

Pour ma part, cette nouvelle déclenche en moi un état d'exaltation, un sentiment d'euphorie que je reconnais pour l'avoir ressenti plusieurs fois au cours de mes recherches : c'est l'intuition qui me gagne de l'intérêt d'un nouveau sujet de recherche pour lequel je nous sens capables d'apporter une contribution valable. Pourquoi ce sentiment ? J'imagine immédiatement que les enképhalines, ces opioïdes endogènes, pourraient représenter une nouvelle classe de neurotransmetteurs mettant peut-être en jeu des récepteurs différant des récepteurs opioïdes connus, mis en évidence jusqu'alors à l'aide des morphiniques exogènes (provenant du pavot ou préparés par synthèse chimique). La stimulation de ces récepteurs inconnus par de nouvelles molécules adaptées pourrait constituer une nouvelle voie pour contrôler la douleur sans encourir les risques de tolérance et dépendance attachés à l'utilisation des opioïdes étrangers à l'organisme, morphine et ses dérivés. Avec l'expérience que nous venons d'acquérir dans la découverte de la neurotransmission par l'histamine, l'étude de la neurotransmission par les enképhalines m'apparaît instantanément comme un sujet neuf, attrayant, qui devrait être à notre portée… si ce n'est que nous n'avons encore aucune expérience dans la chimie et la biologie des peptides, des substances très différentes des amines sur lesquelles nous travaillons. Mais qu'importe, tellement est exaltant le sentiment déjà connu qui me gagne de découvrir une nouvelle voie de recherche, peu explorée par d'autres équipes – une condition importante pour moi –, dans laquelle nous allons pouvoir cheminer et, je le pressens bien, glaner des découvertes au passage. Ce sentiment vague, cette intuition, m'est indispensable pour me décider à m'engager, à engager toute une équipe, dans une investigation qui peut durer plusieurs années.

Le soir même je partage mon enthousiasme pour cette découverte des chercheurs britanniques avec Jeanne-Marie Lecomte. Jeanne-Marie dirige le laboratoire de recherche d'une petite société pharmaceutique, le laboratoire Lebrun, dont l'importance est liée aux relations étroites qu'elle entretient avec le laboratoire dirigé en Belgique par Paul Janssen. Paul Janssen est un médecin et chimiste, un inventeur des plus créatifs de l'époque, qui a imaginé et développé un nombre considérable de médicaments de synthèse, principalement du système nerveux central, notamment divers antipsychotiques (médicaments de la schizophrénie) et analgésiques (médicaments de la douleur). Jeanne-Marie et moi avons la même formation : pharmacie et doctorat ès sciences (en chimie thérapeutique pour elle). Bien qu'elle ne soit pas médecin, elle joue un rôle clé dans les essais cliniques de la plupart des médicaments inventés par Paul Janssen. À ce titre elle a introduit auprès de psychiatres réputés comme Jean Delay, Pierre Deniker ou Pierre Pichot et conduit les premiers essais cliniques de médicaments comme l'halopéridol, probablement le plus répandu des antipsychotiques.

J'ai fait la connaissance de Jeanne-Marie quelques mois auparavant, en juin 1975, à l'occasion du congrès international de pharmacologie d'Helsinki, où, pour la première fois, j'avais été invité à présenter nos travaux sur l'histamine dans une séance plénière d'un congrès international réunissant plusieurs milliers de participants. Une étape de reconnaissance importante dans la carrière d'un jeune chercheur et j'étais dans un état d'euphorie peu fréquent chez moi mais que l'on peut comprendre ! Nul doute que ces circonstances ont facilité la survenue d'une rencontre décisive et la conclusion d'un lien durable avec Jeanne-Marie.

À l'issue du congrès nous avons lié connaissance au cours d'une excursion d'un groupe de pharmacologues français dans la ville voisine de Saint-Pétersbourg, Leningrad à l'époque. Nous avons le même âge et beaucoup d'intérêts communs, notamment artistiques. À Leningrad nous avons, ensemble, apprécié une exposition sur l'art des Scythes à l'Ermitage et, au Kirov, avec un couple d'amis communs, une très belle représentation du *Boris Godounov* de Moussorgski. C'est mon opéra favori qu'auparavant j'avais écouté sur disques des dizaines de fois, ce qui m'a permis de servir d'interprète à mes compagnons pour les aider à suivre une représentation en langue russe et non surtitrée. Avec Jeanne-Marie, nous partageons aussi une même passion pour la recherche en neuropharmacologie. Nos formations universitaires ont été assez parallèles mais complémentaires : études pharmaceutiques, puis licence de sciences à la Sorbonne, enfin certificat de pharmacodynamie et pharmacotechnie (très élitiste !) suivi d'une thèse de sciences, en chimie thérapeutique pour elle, en physiologie pour moi. Alors que ma carrière a été celle d'un universitaire-chercheur, celle de Jeanne-Marie s'est entièrement déroulée dans l'industrie pharmaceutique.

Quelque peu exaltés dans l'atmosphère des interminables journées et nuits blanches de cette fin de mois de juin nordique, nous avions immédiatement et fortement sympathisé et décidé de nous revoir à Paris. Jeanne-Marie, qui a travaillé sur les molécules opioïdes originales de Paul Janssen, est au moins aussi passionnée que moi par la découverte des Britanniques et nous évoquons immédiatement comment, ensemble, nous pourrions aller au-delà de cette découverte en mettant en commun nos expériences, nos équipes et nos moyens pratiques complémentaires.

Notre première idée d'investigation, assez banale, est de partir des séquences chimiques des enképhalines pour synthétiser des peptides analogues mais plus stables, actifs par voie orale, pénétrant mieux dans le cerveau, toutes qualités dont sont dépourvus les peptides naturels, et qui permettront ainsi une utilisation thérapeutique. Par cette démarche, nous espérons mettre au point des opioïdes analgésiques améliorés, éventuellement dépourvus des effets secondaires bien connus des morphiniques utilisés jusqu'alors, tolérance et dépendance, parce que plus proches des enképhalines naturelles. C'est une hypothèse un peu simpliste qui nous guide : elle dérive de la croyance, loin d'être toujours vérifiée, selon laquelle les composés proches de ceux que l'on trouve dans notre corps sont mieux tolérés par celui-ci que des composés qui lui sont totalement étrangers !

Quoi qu'il en soit, il nous faut nous adjoindre un bon pharmacochimiste pour mener à bien ce projet avec nous. Jeanne-Marie pense à un de ses amis proches, le professeur Bernard Roques, rencontré au cours de ses études. Comme moi, il a été un « turbo-prof » (de Paris il prenait le train pour faire ses cours à Caen, moi à Rouen) mais il vient de prendre un poste de professeur et la direction d'un laboratoire à Paris, à la faculté de pharmacie de l'Observatoire. Je me souviens vaguement de l'avoir côtoyé au cours d'une réunion des « jeunes turcs » enseignants voulant mettre fin au règne des « mandarins » au cours des événements « révolutionnaires » de 1968. Ses propos tranchants et un certain dédain affiché pour ses collègues pharmaciens m'avaient plutôt défavorablement impressionné. Mais, depuis, beaucoup d'eau a coulé sous les ponts de la Seine et, à l'initiative de Jeanne-Marie, nous nous rencontrons donc tous trois dans un restaurant, à l'occasion d'un déjeuner. C'est un homme d'une belle prestance, d'une allure très décidée, qui me conquiert, surtout par sa passion pour l'innovation et son habitude de travailler en collaboration avec des biologistes sur des pistes originales (ce qui n'est pas le cas de tous les pharmacochimistes). En effet, il collabore depuis un certain temps avec Jean-Pierre Changeux, un ami commun dont j'admire beaucoup les travaux, et il me décrit avec enthousiasme leurs réalisations communes. À notre grande satisfaction, il se déclare, immédiatement et avec enthousiasme, partant pour cette entreprise commune.

L'aventure commence !

Une collaboration agréable, avec des discussions stimulantes, s'installe dans une atmosphère très amicale. Nos premières réalisations sont néanmoins d'un intérêt limité, qui consistent en divers analogues des enképhalines (notamment un dérivé fluorescent, outil pour caractériser de nouveaux récepteurs). Ces molécules originales sont synthétisées dans le laboratoire de Bernard et étudiées, avec peu de résultats réellement intéressants, il est vrai, dans mon laboratoire Inserm ainsi que dans le centre de recherche du laboratoire Lebrun dirigé par Jeanne-Marie.

Un autre projet, plus ambitieux, m'intéresse davantage encore car plus innovant. Il consiste à tenter d'identifier d'hypothétiques récepteurs des enképhalines, encore inconnus et distincts des deux classes de récepteurs connus des opioïdes exogènes, les récepteurs morphiniques *mu* et *delta*. S'ils existent, leur caractérisation pourrait conduire à la mise au point de classes entièrement nouvelles de médicaments antidouleur.

J'ai chargé de ce projet Bernard Malfroy-Camine, à son entrée dans notre laboratoire. C'est un jeune diplômé de l'École polytechnique qui, à la différence de la majorité de ses camarades de promotion, a choisi la voie aride de la recherche institutionnelle, qui plus est en biologie, une discipline dont l'enseignement est très peu développé dans cette école d'ingénieurs. Il a choisi cette voie par idéalisme, pour contribuer à la création de nouveaux médicaments et, ainsi, mieux soigner, et a rejoint notre laboratoire pour entamer une carrière de chercheur. On le comprend, Bernard n'est pas un « X » typique ! De plus, visage ouvert et souriant, très sportif, vêtements et comportement décontractés, curieux de tout, regard droit et franc, il attire ma sympathie comme celle des autres chercheurs de mon laboratoire. Je n'hésite pas à l'accueillir parmi nous et lui confier un projet ambitieux à défricher, en dépit de son expérience quasi nulle de notre métier. C'est un pari plein de risques que nous prenons tous deux, en commun accord : Bernard n'a peur de rien et je n'ai pas trop de crainte. En effet, nous avons déjà accueilli dans notre laboratoire, à sa sortie de l'École polytechnique, Michel Baudry, qui, dans des conditions analogues, y a réussi une belle thèse avant de partir en Californie où il déroulera, comme professeur d'université, une brillante carrière de chercheur en neurobiologie.

Bernard est seul sur le projet que je lui ai confié, mais il s'appuie sur les autres membres de l'équipe pour l'apprentissage des techniques et appareils. Très doué, il apprend vite !

Pour aborder cette recherche de récepteurs inconnus des enképhalines, nous utilisons comme sonde une enképhaline radioactive, radiomarquée par du tritium sur la tyrosine du pentapeptide : [3H] Tyr-Gly-Gly-Phe-Leu. L'expérience consiste à mettre brièvement en contact cette sonde avec des membranes cellulaires provenant de cerveau de rat, puis à isoler ces membranes par une simple filtration et mesurer la radioactivité qui y est restée attachée. De fait, l'expérience semble, jusque-là, réussie, une petite quantité de radioactivité reste liée aux membranes cérébrales. Mais comment s'assurer qu'il s'agit bien d'un récepteur et que ce récepteur diffère des récepteurs opioïdes connus ?

Un certain nombre d'expériences complémentaires sont menées qui semblent le confirmer. En effet, tout d'abord, la liaison est saturable (en augmentant la concentration d'enképhaline, une proportion moindre de radioactivité se lie). Ensuite, la sonde est déplacée si on ajoute au milieu des médicaments analgésiques, lesquels sont « reconnus » et prennent la place des enképhalines ; toutefois les caractéristiques de ce déplacement ne correspondent pas à celles des récepteurs opioïdes *mu* ou *delta* connus. D'autre part, la liaison de la sonde diffère en amplitude d'une région à l'autre du cerveau : elle est la plus abondante dans une région plus riche en enképhalines, donc vraisemblablement plus riche en leur récepteur. En outre, cette liaison est accrue sur des membranes cérébrales de rats que nous avons rendus dépendants à la morphine par un traitement chronique par ce produit. Ce sont des résultats qui suggèrent, bien que très indirectement, que le constituant des membranes cérébrales qui « reconnaît » la sonde radioactive utilisée pourrait être un récepteur encore inconnu.

Néanmoins, avant d'aller plus loin, un autre contrôle s'impose : les petits peptides que sont les enképhalines sont peu stables dans les milieux biologiques et il nous faut impérativement vérifier que cette liaison aux membranes cérébrales implique le pentapeptide intact. Nous avons le tort d'effectuer cette vérification assez tardivement – elle suppose de faire appel à un autre laboratoire parisien, disposant d'un appareillage analytique (chromatographe HPLC) que nous ne possédons pas à l'époque. À son retour du laboratoire où il a réalisé l'expérience, Bernard Malfroy-Camine vient m'en rendre compte, blême, avec un visage d'enterrement : la radioactivité liée ne correspond pas à la molécule d'enképhaline intacte ! Elle correspond à un fragment d'enképhaline, le tripeptide Tyr-Gly-Gly : le nom est joli, mais l'expérience a clairement montré que nous avons travaillé pendant plusieurs mois sur un artéfact...

Je crois me souvenir que c'est Bernard qui a pris l'initiative de ce contrôle et, en tant que mentor, je me reproche de ne pas l'avoir initié moi-même, plus tôt, afin de lui éviter une série d'expériences inutiles. Comme disent la chanson et Jules Renard « le temps perdu ne se rattrape pas ». Néanmoins, avant de jeter à la poubelle des résultats inutilisables, nous nous demandons si nous ne pourrions pas mettre à profit les informations recueillies au cours des derniers mois.

Nous savons bien que, pour le bon fonctionnement de la communication entre neurones, tout neurotransmetteur doit être rapidement inactivé après sa libération et la délivrance d'un « message » afin de permettre que le message suivant soit, à son tour, délivré. Les mécanismes d'inactivation de la plupart des neurotransmetteurs connus, des amines ou aminoacides, sont bien identifiés. Par contre, à l'époque où nous travaillons, aucun mécanisme spécifique n'a encore été proposé pour un quelconque neuropeptide. L'observation que nous faisons d'une coupure des enképhalines, laquelle génère le tripeptide au nom harmonieux de Tyr-Gly-Gly, ne signifie-t-elle pas que nous avons mis la main sur LE mécanisme d'inactivation des enképhalines ? Ce serait une peptidase, c'est-à-dire une enzyme responsable de la coupure de la liaison peptidique entre la glycine (Gly) et la phénylalanine (Phe) du pentapeptide[1].

Ne venons-nous pas de découvrir la première « neuropeptidase » ?

En effet, on connaît bien les mécanismes par lesquels les neurotransmetteurs aminergiques, comme les catécholamines ou l'acétylcholine, sont efficacement inactivés après leur libération[2]. Par contre, rien de tel n'a encore été mis au jour pour les neurotransmetteurs peptidiques : ne serait-ce pas un de ces mécanismes que, en décortiquant notre artéfact, nous venons de découvrir, par un heureux hasard, par « sérendipité » comme disent les Anglo-Saxons ?

À la fin de ce mois de juillet 1978, nous retardons notre départ en vacances car nous craignons d'être précédés dans la

---

1. Ce qui semble l'indiquer, c'est que Tyr-Gly-Gly paraît formé par une peptidase membranaire, dont la distribution entre les diverses régions cérébrales ressemble à celle, très hétérogène, des enképhalines elles-mêmes. Qui plus est, notre « artéfact » est modulé (l'enzyme est augmentée) chez des rats que nous avons rendus dépendants par un traitement chronique à la morphine. Ces rats pourraient avoir développé un mécanisme compensatoire à la surstimulation des récepteurs des opioïdes.

2. Ce sont des enzymes et des systèmes de transport localisés dans leurs synapses (la zone de contact entre neurones dans laquelle les neurotransmetteurs sont libérés) qui font ce travail de « nettoyage », nécessaire pour que les trains de messages transsynaptiques se succèdent de manière individualisée.

publication de cette découverte. Nous savons que plusieurs laboratoires s'intéressent au sujet et nous désirons être les premiers à dévoiler ce qui est probablement une belle et importante découverte. Aussi nous nous dépêchons de la décrire dans un manuscrit que nous soumettons au périodique *Nature*. La conclusion en est toutefois prudente qui se contente de suggérer de manière un peu vague que « cette nouvelle enzyme pourrait être impliquée dans la transmission enképhalinergique ». Bernard Malfroy-Camine en est naturellement le premier auteur (c'est lui qui a réalisé l'essentiel du travail à la paillasse), j'en suis le dernier, selon la tradition, largement répandue, du laboratoire. Bien que ceux-ci n'aient pas directement participé à ce travail, nous proposons à Bernard Roques et à une des techniciennes de son laboratoire, financée par Jeanne-Marie, de cosigner cet article car nous sommes embarqués dans une longue aventure commune et je voudrais intéresser les chimistes afin de les impliquer dans la suite du projet. À notre grande joie, l'article est publié en novembre et rencontre un certain retentissement… qui persiste puisqu'il a été cité dans plus de cinq cents publications à ce jour. Un autre signe certain d'intérêt est la publication, peu de temps après le nôtre, d'articles qui, plus ou moins, confirment ce mécanisme.

De notre côté, nous essayons de garder notre avance sur ce sujet devenu très compétitif, et nous voulons vérifier si cette « enképhalinase » (la peptidase qui découpe les enképhalines) est bien responsable de l'inactivation physiologique des enképhalines à la suite de leur libération, peut-être à la manière de l'acétylcholinestérase qui, localisée aux synapses de l'acétylcholine, inactive rapidement ce neurotransmetteur. Il nous faut, pour cela, mesurer facilement l'activité de l'enzyme notamment pour la localiser dans les tissus. À cet effet nous adaptons une technique simple et astucieuse, développée dans un autre but par Zvi Vogel, un chercheur de l'Institut Weizmann en Israël, que j'avais rencontré au cours d'un colloque franco-israélien de neurobiologie Pasteur-Weizmann. Nous découvrons ainsi qu'en réalisant diverses lésions cérébrales chez le rat nous faisons disparaître dans les mêmes proportions l'activité enzymatique et les récepteurs connus des enképhalines. Bien sûr, cela pourrait suggérer la proximité spatiale de ces deux marqueurs, mais la démonstration expérimentale est relativement faible. Il nous apparaît, à ce moment, que la meilleure manière de cerner la fonction physiologique de « notre » enképhalinase est d'étudier les effets biologiques qui pourraient résulter de son inhibition. En observant les conséquences d'une inhibition de la peptidase nous pourrions déduire sa fonction. Il nous faut, pour cela, un inhibiteur puissant et spécifique qui, bien évidemment, n'existe pas encore. Nous décidons donc de nous attaquer à ce problème avec, de toute évidence, en arrière-pensée, l'espoir que cet outil de recherche scientifique pourrait également constituer un médicament utile. Nous n'oublions pas qu'après tout Jeanne-Marie, Bernard, que j'ai intéressé à ce nouveau projet, et moi-même sommes aussi des pharmaciens et pas seulement des chercheurs en biologie !

De la mise au point de thiorphan, premier inhibiteur de l'enképhalinase…

Jean-Charles Schwartz

Bernard Malfroy-Camine aurait aimé être impliqué dans ce nouveau projet mais le règlement de la bourse de recherche du ministère, que je lui ai fait obtenir à son arrivée au laboratoire, dispose qu'il doit effectuer une année de stage à l'étranger et il nous quitte pour rejoindre, à Londres, le laboratoire de John Hughes, un des découvreurs des enképhalines. Cette interruption m'inquiète car je crains qu'elle nous fasse perdre notre avance si nous attendons son retour pour continuer le projet. Aussi demandé-je à Catherine Llorens-Cortes de prendre la suite. C'est une très jeune femme qui vient de sortir d'une école de laborantins et possède une grande aisance, une excellente habileté technique et une très forte motivation. Cette motivation va lui permettre, au cours des années qui vont suivre, de franchir successivement et assez rapidement les étapes de carrière, depuis son grade actuel de technicien de recherche jusqu'à celui de directeur de recherche. Cette progression de carrière, inusitée en France à cette époque, j'ai eu à cœur de la favoriser (notamment en la proposant pour occuper le premier poste de chargé de recherche Inserm réservé à un technicien lors de sa création), admirateur que j'étais de la carrière de Julius Axelrod, aux États-Unis, un technicien de laboratoire devenu… prix Nobel.

Comment démarrer cette mise au point d'un inhibiteur d'enképhalinase lorsqu'on est complètement néophyte sur le sujet des peptidases et de leurs inhibiteurs et alors que nous n'avons pas encore purifié l'enzyme ? Une recherche bibliographique s'impose qui nous apprend que les peptidases appartiennent à plusieurs classes, suivant la manière dont elles attaquent et brisent la liaison entre deux acides aminés, ici entre une glycine (Gly) et une phénylalanine (Phe). Deux classes sont particulièrement bien connues, les peptidases à sérine et les métallopeptidases. Ces deux classes présentent de plus pour nous l'avantage d'être faciles à caractériser au moyen de réactifs banals que l'on peut utiliser sur une préparation non purifiée de l'enzyme, simplement en mesurant son activité. C'est de cette manière que nous découvrons que l'enképhalinase des membranes cérébrales de rat est vraisemblablement une métallopeptidase puisqu'un réactif bloquant les métaux – un chélateur – inhibe totalement l'activité de l'enzyme. Les métallopeptidases ont dans leur molécule un atome de zinc qui joue un rôle essentiel dans leur attaque des liaisons peptidiques. Une métallopeptidase très bien connue à l'époque est l'enzyme de conversion de l'angiotensine (ACE), dont on utilise largement des inhibiteurs dans le traitement de plusieurs affections cardio-vasculaires. Comme on sait que l'ACE est notamment exprimée dans le cerveau, notre enképhalinase ne serait-elle pas en fait l'ACE ? Toutefois, nous avons vite fait d'exclure cette hypothèse car un inhibiteur d'ACE, le captopril, est sans effet sur notre enzyme.

Nous décidons alors d'explorer la spécificité de l'enképhalinase d'une manière originale, à l'aide de dipeptides commerciaux[1]. Nos explorations nous permettent d'imaginer un premier modèle opérationnel de l'enképhalinase.

C'est à ce moment-là que je participe, en 1978 à Pont-à-Mousson, à un colloque français sur les peptides. Il a été organisé par la DGRST, la Délégation générale à la recherche scientifique et technique, une émanation du Premier ministre et du ministère de la Recherche qui tentent ainsi de promouvoir dans notre pays les recherches sur ce thème, encore objet de peu d'intérêt parmi les chercheurs français. Au cours du colloque, à la composition du programme duquel j'ai contribué (et eu l'excellente idée de m'inclure !), je présente ces quelques résultats, avant même leur publication dans un périodique. Au cours du déjeuner qui suit ma présentation, je me trouve être le voisin de table d'un pharmacochimiste expérimenté du laboratoire pharmaceutique Servier qui travaille alors sur la mise au point d'un inhibiteur de l'ACE (le Coversyl®). Entre deux plats, il engage la conversation, me complimente sur nos

1. Nous essayons de l'inhiber par des peptides commerciaux de diverses tailles et nous constatons que ce sont des dipeptides (enchaînements de seulement deux acides aminés) qui sont les plus efficaces. Devant ce résultat, nous commandons une série de dipeptides commerciaux dont les deux acides aminés constituants sont systématiquement variés. Cette approche, que nous avons improvisée de manière tout à fait empirique, paraît la bonne, car Catherine constate que ces dipeptides diffèrent assez nettement les uns des autres et que les meilleurs d'entre eux sont les dipeptides Phe-Gly et Phe-Ala, même si leur pouvoir inhibiteur est encore modeste. Ce résultat semble logique, notamment pour le dipeptide Phe-Gly, puisqu'ils représentent la partie des molécules d'enképhalines (Tyr-Gly-Gly-Phe-Met et Tyr-Gly-Gly-Phe-Leu) qui doit s'insérer dans l'enzyme pour être reconnue et coupée par celle-ci.

résultats, comme on le fait souvent, par politesse, entre chercheurs, et me suggère : « Pourquoi n'ajoutez-vous pas à vos meilleurs dipeptides, en bonne place, un groupe chélateur de l'atome de zinc que vous avez mis en évidence dans votre enzyme, comme nous le faisons pour les inhibiteurs d'ACE ? De cette manière vous allez considérablement augmenter la puissance inhibitrice de vos dipeptides. » La formulation paraît technique, mais elle est limpide pour un chimiste. Certes, nous aurions pu y penser dès que nous avons remarqué l'analogie de l'enképhalinase avec l'ACE, mais il n'est pas trop tard pour le faire et, à mon retour, je suggère l'idée à Bernard Roques qui la trouve excellente. Son équipe se met alors au travail pour synthétiser de nouveaux composés selon une recette qui avait été employée pour obtenir le premier inhibiteur de l'ACE, le captopril. Ces composés sont testés les uns après les autres pour finalement nous permettre d'aboutir à un composé qui inhibe puissamment notre enképhalinase[1].

Pourquoi, nous autres pharmacologues, nous attachons-nous à obtenir des agents à forte affinité pour la cible biologique choisie ? Car plus cette affinité est élevée, plus basse sera la dose nécessaire *in vivo* pour obtenir l'effet recherché et moindres seront les chances d'affecter d'autres cibles, même voisines : la spécificité d'action, qualité essentielle pour un outil

1. Dans ces composés, un groupe thiol (-SH), qui présente une forte affinité pour le zinc, est inséré au voisinage de la phénylalanine du peptide optimal Phe-Gly : c'est la recette qui a montré ses preuves pour obtenir le captopril. La distance entre le groupement thiol et la phénylalanine du Phe-Gly est systématiquement variée dans la synthèse de nouveaux composés. Ceux-ci sont testés l'un après l'autre, pour finalement nous permettre d'aboutir à un composé qui, en très faible concentration, avec une haute affinité, inhibe notre enképhalinase. Sa constante de dissociation (Ki) est nanomolaire (10^{-9} M) : en d'autres termes, il se dissocie de l'enzyme très lentement et l'inhibe donc très puissamment.

d'investigation fiable (et aussi pour un médicament dépourvu d'effets indésirables), est, le plus souvent, obtenue en même temps qu'une forte affinité pour la cible que l'on veut atteindre. Dans notre cas, le produit que nous avons rapidement choisi et sur ma proposition baptisé « thiorphan » (en nous référant à son groupe thiol et à la désinence *-orphan* de beaucoup d'analgésiques) s'avère suffisamment spécifique. En effet, son affinité vis-à-vis de la métallopeptidase proche, l'ACE, est cent fois plus faible que vis-à-vis de l'enképhalinase. Cela laisse penser que thiorphan pourra, à dose faible, bloquer l'enképhalinase sans notablement affecter pour autant l'ACE, évitant ainsi des effets cardio-vasculaires indésirables.

Avec le thiorphan, nous possédons enfin un outil pharmacologique de qualité qui va nous permettre de vérifier expérimentalement que l'enképhalinase joue bien le rôle que nous lui supposons dans l'inactivation physiologique des enképhalines. Nous administrons le thiorphan au rat ou à la souris, d'abord en même temps que les enképhalines, directement dans le cerveau car celui-ci est protégé par une barrière hématoencéphalique que ne franchissent pas ces produits. À notre grande joie nous constatons que thiorphan a retardé la dégradation des enképhalines et augmenté leur effet analgésique. Qui plus est, comme on l'espérait, il protège aussi de la dégradation les opioïdes endogènes car, par lui-même, il exerce un effet analgésique sur certains tests. Ce sont de superbes résultats que nous nous préparons à publier dès que possible dans des périodiques anglo-saxons prestigieux, *Nature* et *Science.*

À ce moment, Jeanne-Marie, la seule d'entre nous ayant une expérience industrielle, attire notre attention sur la possible utilisation de ce composé comme médicament et, par conséquent, nous engage à assurer une protection de propriété industrielle pour l'invention avant de la publier. En toute urgence, car nous ne voulons pas prendre le risque de retarder la publication, une demande de brevet est rédigée avec l'aide d'un agent de brevets que connaît Jeanne-Marie. La demande est déposée à nos trois noms comme inventeurs et nous partageons personnellement les frais de ce dépôt. Peu de temps après, la propriété du brevet est transférée à une société que, tous trois, nous avons constituée et dénommée Bioprojet, un joli nom, lui-même déposé, qu'avait proposé Bernard.

Jeanne-Marie, en conformité avec une nouvelle loi prévoyant la prise de brevet par un inventeur employé d'une société, prévient de ce dépôt, par lettre recommandée, le président du laboratoire Janssen France (la société Lebrun a été récemment rachetée par la société Janssen). Dans notre cas, avec Bernard Roques, nous décidons de prévenir un peu plus tard Francine Belaisch, la responsable du service de valorisation industrielle de l'Inserm, un service qui vient d'être créé. Elle n'a pas encore de bureau personnel et nous recevra dans le bureau du professeur Jean Bernard, le premier président du Comité national d'éthique : l'intérêt de l'organisme pour les retombées industrielles des découvertes de ses chercheurs est très récent !

Elle nous félicitera d'avoir protégé notre invention mais nous indiquera qu'il nous faut maintenant régulariser cette situation anormale : un contrat de collaboration, chargeant Bioprojet d'assurer le développement toxicologique et clinique du médicament et prévoyant, en cas de succès de ces opérations et de commercialisation du médicament, des redevances pour l'Inserm (et, par conséquent, les divers inventeurs du service public), est signé. Il sera scrupuleusement appliqué.

La prise rapide de ce brevet a été une précaution utile car, quelques mois plus tard, nous apprendrons que, peu après la nôtre, une demande analogue a été déposée pour des inhibiteurs d'enképhalinase par la société britannique Wellcome. Elle doit être la conséquence de la visite de notre laboratoire qu'avait faite le futur prix Nobel James Black. Jim, son prénom pour les intimes, était devenu un ami rencontré à l'occasion de notre intérêt commun pour l'histamine (il est le découvreur du récepteur H2 et de son premier antagoniste le Tagamet™, un médicament antiulcéreux ayant sauvé des milliers de vies humaines). Au moment de sa visite il n'était pas encore directeur des recherches thérapeutiques de la Wellcome mais professeur à l'University College de Londres. Il m'avait précédemment fait part de sa déception devant l'insuffisance du personnel et des crédits de recherche universitaires qui lui étaient alloués. J'étais également un ami de Philippe Laudat, le directeur général de l'Inserm, à qui j'avais proposé de profiter de cette circonstance pour tenter d'attirer en France Jim, dont j'étais un grand admirateur et persuadé qu'il était un futur prix Nobel. D'ailleurs, comme beaucoup d'autres, je présume, je commençais à le proposer pour ce prix à l'Académie de Stockholm, en même temps qu'un chercheur français, et l'ai continué régulièrement jusqu'à ce qu'il l'obtienne en 1988. Avec Philippe Laudat, nous avions donc invité Jim et tous trois déjeuné agréablement à la terrasse de la Closerie des Lilas, un lieu mythique de Montparnasse. Nous lui avions évoqué la possibilité pour lui de rejoindre l'Inserm. Après le déjeuner, il était venu visiter notre laboratoire et discuter avec nos chercheurs de nos divers projets de recherche en cours, dont celui sur l'enképhalinase. Il est probable qu'au moment d'entrer chez Wellcome (il avait finalement décliné l'offre Inserm) il n'avait pas oublié sa visite chez nous…

Le jour où nous rédigeons avec Jeanne-Marie et Bernard le manuscrit en vue de la publication de thiorphan par *Nature*, nous sommes réunis dans mon bureau et ce qui aurait dû être une séance euphorique, le couronnement par une incontestable réussite de plusieurs années de collaboration idyllique, se révèle pour Jeanne-Marie et moi comme un coup de tonnerre dans un ciel grand bleu ! L'atmosphère, jusqu'alors décontractée, amicale, dans nos rapports, devient tendue tout au long de la discussion des termes scientifiques du manuscrit pour devenir même très désagréable au moment du choix de l'ordre des auteurs. Les places de la liste des auteurs considérées comme les plus prestigieuses sont la première et la dernière. La tradition, dans la plupart des laboratoires, et qui a prévalu jusqu'alors entre nous, est de laisser les premières places de la liste aux chercheurs qui ont effectivement réalisé le travail « à la paillasse », alors qu'aux chefs d'équipe, dont la participation n'a été qu'intellectuelle, sont réservées les dernières. Je défends cette tradition mais Bernard exige la première place et défend violemment sa position. Nous lui donnons finalement satisfaction, quand bien même nous ne sommes pas persuadés que cette position reflète une réalité. Surtout, il ajoute qu'à partir de cette date il désire développer dans son laboratoire le savoir-faire biologique qui est le nôtre, de toute évidence pour se passer de notre collaboration. Je comprends bien vite que cette faste période de collaboration tripartite, si amicale et si productive, est en train de s'achever, même si je ne perçois pas les motifs du divorce qui ne seront, d'ailleurs, jamais formulés. Frustration liée à ce que notre laboratoire a été à l'origine de la découverte de l'enzyme cible et de la démarche scientifique originale (exploration systématique de la cible conduisant rationnellement à la suggestion de la molécule à synthétiser) qui nous ont menés au thiorphan ?

Plus tard, avec Jeanne-Marie, nous nous réjouirons de cette rupture qui, si elle était survenue plus tard, aurait risqué de mettre en péril la société que, tous deux, en parfait accord, nous voulons fonder pour développer cette découverte. Sur le moment, toutefois, nous regrettons profondément ce changement qui s'annonce et met en risque nos projets à long terme conçus à trois. Bien sûr, nous ne pouvons qu'en prendre acte. Je fais droit à la demande d'indépendance de Bernard et nous transmettons même à l'une de ses techniciennes, reçue en stage chez nous à plusieurs reprises, tous les détails des techniques mises au point pour nos expériences. Comme nous l'expriment certains de nos collaborateurs, on pourrait s'étonner de notre générosité, voire de notre « naïveté », à aider quelqu'un qui, visiblement, se prépare à nous concurrencer. Pour ma part, j'adhère à une certaine éthique de la recherche qui veut que l'on doive faciliter le progrès des connaissances en mettant son savoir-faire en commun entre chercheurs, surtout pour des projets rémunérés par l'État. Qui plus est, une technicienne rémunérée par Jeanne-Marie travaille encore dans le laboratoire de Bernard à l'amélioration du thiorphan dont nous voudrions faire un médicament de la douleur. Nous continuons donc, encore un moment, à collaborer, même si « l'ambiance n'y est plus ».

À partir de l'outil de recherche que constitue thiorphan, il s'agit de mettre au point une molécule susceptible d'entrer dans le cerveau, si possible après administration par voie orale. Pour ce faire, certaines « recettes » sont connues : dans notre cas, il convient, notamment, de protéger de manière transitoire la fonction thiol (-SH) du thiorphan et de rendre la molécule plus aisément soluble dans les lipides des barrières intestinale et hématoencéphalique qu'il faut lui faire franchir. Un petit nombre de dérivés du thiorphan sont ainsi préparés dans le laboratoire de Bernard par la technicienne que rémunère

Jeanne-Marie. Nous les testons dans mon laboratoire, mais nous rencontrons un succès mitigé : le meilleur composé, administré par voie orale à des rongeurs, passe aisément la « barrière intestinale » mais, parvenu dans le sang, pénètre mal dans le cerveau. C'est l'acétorphan, connu depuis sous la dénomination commune internationale, imposée par l'Organisation mondiale de la santé (OMS), de racécadotril. Sa dénomination déposée, commerciale, choisie avec Jeanne-Marie, sera Tiorfan®.

Tiorfan® est ensuite testé chez l'animal dans les laboratoires Janssen-Lebrun que dirige Jeanne-Marie. Il se révèle bien analgésique mais il doit être administré par voie intraveineuse, il n'est actif que sur certains tests de douleur et son effet est nettement moins marqué que celui de la morphine et des opioïdes de synthèse. Cela nous déçoit mais ne nous décourage pas. Nous espérons toujours en faire un médicament antalgique original. Nous en faisons réaliser une fabrication industrielle et des études toxicologiques réglementaires minimales, et Jeanne-Marie, qui en a la pratique, procède aux premiers essais chez le volontaire sain (la « phase 1 » classique des essais cliniques des médicaments).

Avec elle, nous nous portons volontaires pour le premier d'entre eux. Cet « essai sauvage » nous a, jusqu'à aujourd'hui, laissé un souvenir cuisant. Réalisé dans un laboratoire de physiologie de l'hôpital de la Pitié, il consiste, après administration alternativement, dans un ordre aléatoire, de Tiorfan® ou placebo, à nous infliger dans la jambe des chocs électriques d'intensité croissante et à déterminer le seuil à partir duquel ces chocs deviennent insupportables ! Je me souviens avoir eu recours, à l'issue de l'épreuve librement consentie, à une dose sérieuse d'un alcool fort (du whisky écossais Lagavulin, mon préféré, pour être précis) pour faire disparaître le sentiment désagréable et persistant qu'elle avait laissé en moi. Avec Jeanne-Marie nous avons longtemps gardé, pour les nouveaux produits, cette pratique pourtant non conforme à la réglementation, consistant à être, nous-mêmes, les premiers « cobayes humains » : il nous semble que nous sommes les mieux informés pour juger si est suffisamment assurée la sécurité de cette étape du développement appelée « *first-in-man* » par les Anglo-Saxons.

Cependant nous ne nous contentons évidemment pas de cet essai héroïque. Jeanne-Marie a noué de solides liens d'amitié avec nombre de cliniciens hospitaliers qu'elle a fait travailler antérieurement pour des essais des produits Janssen. Elle va mener chez eux quelques essais en double aveugle sur des patients atteints de cancer. Les essais cliniques sont, de loin, la partie la plus coûteuse du développement d'un nouveau médicament. Notre budget est très limité mais l'amitié des expérimentateurs pour Jeanne-Marie et l'enthousiasme qu'ils expriment pour notre aventure sont tels qu'ils font gratuitement ces premiers essais, de « *proof of concept* » (preuve de concept).

À son retour d'une visite dans le service du professeur Pierre Viars, à l'hôpital de la Pitié-Salpêtrière, Jeanne-Marie me raconte que, plein d'enthousiasme, Pierre l'a mise en présence d'un patient en phase terminale d'un cancer maxillo-facial particulièrement douloureux et qui avait reçu du Tiorfan®. Celui-ci ne peut plus parler mais, par gestes éloquents, exprime sa reconnaissance à la créatrice du médicament qui l'a si bien soulagé. Pleins d'espoir, nous examinons le code du traitement reçu et découvrons que le malheureux patient avait reçu du placebo ! Depuis cette date nous sommes renforcés dans l'idée que, même pour ces « preuves de concept », ces essais de phase 2, une expérimentation en double aveugle avec un placebo s'impose absolument !

Cet échec n'est malheureusement pas le seul et, ayant examiné la totalité des résultats, il nous faut nous rendre à l'évidence pénible : Tiorfan® n'est pas un médicament de la douleur.

Une raison possible de cet échec nous apparaît à ce moment : l'enképhalinase n'est pas la seule enzyme responsable de l'inactivation des enképhalines. En effet trois nouveaux chercheurs de notre laboratoire, Claude Gros, Sophie de la Baume et Bruno Giros, ont identifié une aminopeptidase membranaire déjà connue, l'aminopeptidase M, comme responsable de la coupure du pentapeptide à son extrémité N-terminale : la perte de la tyrosine suffit à lui faire perdre son activité biologique. Claude et Sophie sont des chercheuses du CNRS très expérimentées qui viennent de nous rejoindre, tandis que Bruno vient de commencer une thèse dans le laboratoire.

Ils ont développé un modèle expérimental simple (décidément notre préférence au laboratoire !) pour identifier les enzymes physiologiquement responsables de l'inactivation des enképhalines lors de leur libération au niveau même des synapses enképhalinergiques. Il consiste à mesurer la quantité d'enképhalines endogènes (dosées par radio-immunologie) récupérée dans un milieu de survie lorsqu'on les libère en dépolarisant des coupes de cerveau de rat. Outre sa simplicité, ce modèle a l'avantage de conserver l'organisation des tissus et on peut penser que les neurotransmetteurs libérés rencontrent en premier lieu, à la synapse, les enzymes qui, physiologiquement, sont responsables de leur inactivation. Or, si l'addition de thiorphan au milieu suffit à augmenter notablement la récupération d'enképhalines intactes, c'est l'ajout supplémentaire d'un inhibiteur d'aminopeptidase M (il en existe plusieurs dans le commerce) qui permet de protéger complètement les enképhalines libérées. Dès lors la conclusion va de soi : pour un effet analgésique plus marqué que celui qu'on observe avec le seul thiorphan il faut lui adjoindre un inhibiteur d'aminopeptidase M, une peptidase membranaire, comme l'est l'enképhalinase.

Cette hypothèse est alors vérifiée dans des tests d'analgésie chez l'animal, dans le laboratoire du professeur Jean Costentin à la faculté de médecine et pharmacie de Rouen où j'ai professé pendant une quinzaine d'années en début de carrière. Jean est, pour moi, un Normand typique, au physique de bon vivant et à l'esprit vif et curieux, un créateur fécond de contrepèteries. Il est devenu, au cours des années, en se formant lui-même, un excellent pharmacologue du comportement. Je l'ai connu au cours de ses études de pharmacie puis j'ai dirigé sa thèse de sciences dont il réalisait les expériences alors qu'il accomplissait, en même temps, ses études de médecine. C'est donc un jeune homme extrêmement motivé et travailleur qui, par la suite, montrera son courage et sa détermination en s'opposant publiquement à l'autorisation de l'usage libre du cannabis dans notre pays. Nous avons lié, au cours des années, une profonde et durable amitié et je serai amené à reparler de lui dans d'autres chapitres de ce récit, car notre collaboration s'est étendue à plusieurs sujets au long de plusieurs décennies.

Cette découverte de l'intérêt qu'il peut y avoir à bloquer simultanément les deux voies d'inactivation des enképhalines pour produire une analgésie nous conduit, dans un premier temps, à tenter de mettre au point un inhibiteur d'aminopeptidase plus sélectif que ceux qui existent dans le commerce et, en outre, susceptible de franchir la « barrière hématoencéphalique ». Nous commandons donc la synthèse « à façon » d'un certain nombre de ces agents. Ils sont destinés à être associés à un inhibiteur d'enképhalinase. Pour accélérer ce programme, nous passons un contrat avec l'IRCHA (Institut national de recherches chimiques appliquées), établissement d'État situé sur le site d'une ancienne poudrière de l'armée... Un ingénieur, très habile chimiste, et deux techniciens, tous financés par la société Lecomte-Rousseau, créée en 1984 par Jeanne-Marie et sa mère, synthétisent plus d'une centaine de composés et un brevet est pris.

Toutefois, nous décidons d'abandonner cette recherche pour plusieurs raisons. *Diriger c'est choisir.*

D'une part, nos moyens financiers limités n'auraient pas permis de terminer le projet car il aurait fallu développer deux médicaments au lieu d'un seul. D'autre part, nous nous serions engagés dans une lutte fratricide avec Bernard, ce que nous ne souhaitions pas.

Il nous apparaît, néanmoins, qu'il serait intéressant de réunir dans une même molécule la capacité d'inhiber simultanément les deux enzymes. Chimiquement, cela paraît raisonnablement réalisable car enképhalinase et aminopeptidase M sont toutes deux des métallopeptidases. Elles présentent l'analogie d'utiliser toutes deux dans leur activité catalytique un atome de zinc, sur lequel pourrait s'attacher un inhibiteur mixte. Sur la suggestion de Jeanne-Marie, qui y voit un moyen de ressouder notre trio devenu distendu, et malgré ma réticence car je sens la démarche vaine, j'invite Bernard à prendre un petit déjeuner à une terrasse d'un café proche du laboratoire. Je lui expose alors, en toute confiance, nos résultats, non encore publiés, et lui soumets l'idée du double inhibiteur. Il trouve ce challenge intéressant pour le pharmacochimiste brillant qu'il est mais demande à réfléchir.

Peu de temps après, il donne sa réponse à Jeanne-Marie au téléphone : « À partir de maintenant je travaille seul, c'est moi, moi-même, qui synthétise les molécules et moi-même qui les teste ! » La rupture devient alors définitive.

Pour sa part, Jeanne-Marie vécut douloureusement cette rupture avec Bernard, qu'elle avait, jusque-là, considéré comme un véritable frère. Prise unilatéralement par Bernard la décision de rupture était cependant inéluctable quand bien même, sur le moment, nous la regrettons amèrement.

De fait, les ponts sont entièrement coupés à partir de ce moment, certes pas à notre initiative, et nous voyons apparaître des publications dans lesquelles sont décrites les propriétés analgésiques chez l'animal d'inhibiteurs mixtes (enképhalinase et aminopeptidase) mis au point dans son laboratoire. Au cours des années qui suivront, certains composés semblent même avoir bénéficié d'un début de développement clinique. Toutefois, aucun ne verra le jour comme médicament approuvé.

Dès lors, nous n'avons pas lieu de regretter notre décision intuitive de renoncer à suivre cette nouvelle piste de recherche, celle des inhibiteurs mixtes des deux enzymes, pour laquelle il aurait fallu intéresser de nouveaux chimistes. Toutefois, on peut se demander, comme, aujourd'hui, je le fais moi-même rétrospectivement, pourquoi, avec Jeanne-Marie, nous avons « quitté la partie » après avoir mis le doigt sur cette nouvelle voie, apparemment prometteuse, de création d'un nouveau type d'antidouleur.

La première raison de notre renoncement, me semble-t-il, réside dans le fait que, à ce moment précis, nous nous trouvions brusquement sans pharmacochimiste pour démarrer avec nous, immédiatement, ce projet ambitieux qui en nécessitait un, très expérimenté.

Qui plus est, la difficulté n'était pas seulement d'ordre chimique mais tenait aussi à la multiplicité des aminopeptidases, et « viser » sélectivement l'aminopeptidase M, sans atteindre les autres et risquer ainsi des effets secondaires, nécessitait notamment d'avoir à sa disposition cette enzyme à l'état pur. Cela n'est devenu le cas que, quelques années plus tard, lorsque Claude Gros, dans notre laboratoire, a réussi la purification de l'aminopeptidase M. Cela a permis le clonage de son gène, par Bruno Giros, au cours d'un stage de deux mois aux États-Unis, avec l'aide de Bernard Malfroy-Camine, au sein de la société Genentech. À ce moment-là, nous étions entièrement occupés à de nouveaux projets...

Une autre raison de cet abandon, d'ordre plus général, tenait à l'exigence d'originalité en recherche qui a toujours été la mienne. D'où mon choix constant d'éviter de m'attaquer à un sujet déjà travaillé par d'autres... ce que devenait, de toute évidence, le sujet des inhibiteurs mixtes.

Enfin, avec Jeanne-Marie, nous voulions consacrer toute notre énergie et nos faibles moyens, comparés à ceux, considérables, des industriels de la pharmacie, à développer Tiorfan® pour en faire un médicament.

... à la création d'un médicament : Tiorfan®

Jeanne-Marie Lecomte

Ma rencontre à Saint-Pétersbourg avec Jean-Charles, à l'issue du congrès de pharmacologie d'Helsinki, en juillet 1975, fut une immense chance, un tournant dans ma vie et dans ma carrière, dont je ne pouvais deviner l'importance sur tous les plans. Dès Saint-Pétersbourg, où nous avions suivi un groupe de pharmacologues (« ce qu'il y a de mieux à Helsinki, c'est Saint-Pétersbourg » affirmait le professeur Boissier, chef de file de la pharmacologie en France, organisateur de l'excursion), nous avons découvert que nous partagions la même conception de la recherche pharmaceutique. Nous partagions également le même amour de la musique et de la peinture, et notre sympathie née à Saint-Pétersbourg se renforça quelques mois plus tard à l'occasion d'un autre congrès à Barcelone.

Bien décidés, de retour à Paris, à « faire quelque chose ensemble » nous sentons que nos savoir-faire professionnels se complètent bien.

L'idée de créer un laboratoire pharmaceutique pour soulager des malades souffrant de pathologies mal satisfaites par les thérapeutiques existantes avait germé dans ma tête plusieurs années auparavant. Je l'avais partagée avec deux proches camarades de faculté : Bernard Roques et Henri Kornowski. Bernard avait fait ses études de pharmacie la même année que moi puis était devenu mon « binôme » au cours du certificat d'études supérieures de pharmacotechnie, un certificat très élitiste (nous n'étions que huit étudiants sélectionnés par concours). Tous deux avions, ensuite, préparé une thèse ès sciences en chimie organique sous la direction de Max Robba. Max dirigeait un laboratoire à l'École polytechnique, laquelle dépend du ministère des Armées : avant d'y être admise, deux gendarmes motorisés sont venus enquêter sur ma moralité auprès de ma concierge interloquée. Il faut croire que les renseignements fournis ont été concluants puisque j'ai passé quatre années, en grande fraternité avec Bernard et Max, rue Descartes dans un bel ensemble devenu depuis ministère de la Recherche.

Max Robba avait entrepris de créer de nouveaux hétérocycles bicycliques ayant des potentialités thérapeutiques. Ainsi, après Bernard qui mit au point des thiénopyridazines, il me fut confié de synthétiser et d'étudier les propriétés chimiques d'une nouvelle série, les thiénopyridines. Les essais pharmacologiques effectués par Lebrun ne furent pas significatifs, mais... trente ans plus tard, des chercheurs japonais, reprenant mes travaux, aboutirent à des anticancéreux !

Henri, plus âgé que nous, doué d'une grande sensibilité, était fils d'un déporté juif victime de la rafle du Vél' d'Hiv. D'un milieu modeste, il était diplômé d'une école de laborantins et travaillait dans le laboratoire de Max Robba. Celui-ci, très généreux, remarqua ses dons et ses qualités et lui fit commencer ses études de pharmacie la même année que Bernard et moi. Bernard poursuivit une carrière universitaire et Henri une carrière professionnelle brillante à la Sanofi. Pour ma part, j'entrai, directement après mes études, dans l'industrie pharmaceutique. Henri a disparu trop jeune, nous laissant avec nos rêves de création de laboratoire pharmaceutique.

J'étais prédestinée depuis mon enfance à faire carrière dans une entreprise pharmaceutique familiale de moyenne importance, comme il en existait des dizaines en France, à cette époque, le laboratoire Lebrun. En effet, mon père médecin, licencié ès sciences, après une vie brillante consacrée à la médecine générale, avait été appelé en tant que second actionnaire par le propriétaire de Lebrun. Ce dernier, pharmacien, était un camarade d'études de mon grand-père lui-même docteur ès sciences. Il souhaitait vivre à Nice une retraite ensoleillée. Mon père, déjà fatigué par un diabète sévère, passionné par sa vocation de médecin, accepta avec regrets cette nouvelle seconde vie mais la réussit magnifiquement. Il transforma et modernisa le laboratoire traditionnel en une entreprise contemporaine. Il construisit une usine en banlieue parisienne aux équipements les plus modernes et, comprenant l'importance des antibiotiques et des nouvelles découvertes thérapeutiques, créa un laboratoire de recherche et de développement pharmaceutique. Il avait fait ses études avec les « mandarins » de la médecine, les plus grands professeurs de la faculté, chefs de service hospitaliers, qui appréciaient son charisme et sa classe et le conseillaient dans ses choix. L'un d'eux me confia à sa mort : « Ton père était un charmeur, nous échangions nos visions de la thérapeutique avec une confiance partagée. »

Cette personnalité attirante et visionnaire lui permit de découvrir et de séduire un jeune chercheur belge hyperdoué,

Paul Janssen, rencontré chez le professeur Caroli, dont les médicaments innovants furent confiés au laboratoire Lebrun.

Mon entrée chez Lebrun, en 1961, était donc inscrite dans mes gènes. Je suivis, sur les conseils de mon père, le parcours du combattant depuis le bas de l'échelle, visiteur médical (rôle difficile dans lequel on apprend à écouter humblement et à trouver rapidement les mots qui convainquent), puis formateur des réseaux de délégués, puis pharmacien-responsable et, enfin, après une thèse de sciences dont je menai les travaux parallèlement – toujours une double vie –, responsable de la recherche et développement.

Je dois tout à mon père auquel je rends hommage avec émotion.

À l'époque de ma rencontre avec Jean-Charles, je suis donc directeur scientifique du laboratoire Lebrun, depuis moins de dix ans. Mon laboratoire de recherche, situé à Aubervilliers, comportait deux unités, une de chimie organique avec cinq chercheurs et un conseiller, le professeur Guy David, de l'École normale supérieure, et une unité de pharmacologie avec sept chercheurs et le conseil du professeur Joseph Jacob de l'Institut Pasteur. J'étais particulièrement impliquée dans la recherche clinique. Juste avant mon arrivée, le partenariat exceptionnel avec le laboratoire belge Janssen Pharmaceutical changea la destinée du laboratoire Lebrun… et en quelque sorte la mienne ! J'eus ainsi la chance extraordinaire de travailler directement avec Paul Janssen, médecin belge, docteur en sciences physiques et brillant pharmacologue. Pendant son service militaire il s'était formé à l'Institut de pharmacologie de Cologne puis, à son retour, dans le célèbre Institut de pharmacologie et de thérapeutique dirigé par Corneille Heymans, prix Nobel de médecine en 1938.

Paul dirigeait la recherche dans l'entreprise belge créée par son père. C'était un chercheur génial, intuitif, passionné, prophétique... Pendant les quinze années précédant ma rencontre avec Jean-Charles à Saint-Pétersbourg, j'ai partagé avec Paul, mon « gourou », une expérience fascinante. Elle a consisté à nous efforcer de découvrir à quelles indications thérapeutiques, chez l'homme, pouvaient correspondre les résultats expérimentaux obtenus chez les animaux de laboratoire !

Nos longues réunions passionnées et fiévreuses où Paul, toujours anxieux et impatient, allumait cigarette sur cigarette, buvait des cafetières pleines et se rongeait les ongles jusqu'à la racine me permettaient d'orienter les futures recherches cliniques.

Toujours pressée d'avoir la réponse, dès les indispensables essais de toxicité réglementaires terminés, je rapportais à Paris dans ma valise, depuis le laboratoire de recherche situé à Beerse, dans la Campine anversoise, les « candidats médicaments » pour les premiers essais sur malades. Avec une équipe de médecins spécialistes, généralement des hospitaliers travaillant avec moi à temps partiel, psychiatre, cardiologue, gastro-entérologue, dermatologue et immunologiste, nous sélectionnions alors les meilleurs cliniciens français, rédigions les protocoles et assumions le suivi des études. Nous avons réussi à développer un médicament majeur par an, sans faire prendre le moindre risque aux malades ! Quelle exceptionnelle période pour la recherche clinique, comparée à l'époque actuelle où l'excès de réglementation tue le progrès et l'innovation sans aucun avantage supplémentaire pour les malades...

C'est ainsi que j'eus le privilège de connaître, de travailler et de tisser des liens avec les plus grands psychiatres de notre pays : Jean Delay, Pierre Deniker, Pierre Pichot ; avec les meilleurs spécialistes de la douleur : Guy Vourch, Pierre Viars ; avec les plus importants gastro-entérologues : Jacques Caroli, Étienne Dorval, Michel Mignon... Les premiers travaux et les premières publications sur l'halopéridol, l'antipsychotique le plus répandu, ou le fentanyl, analgésique morphinique superpuissant, ou encore le lopéramide, antidiarrhéique de référence, ont été réalisés par mes amis cliniciens sur ma demande. Ces médicaments sont toujours largement prescrits et utilisés dans le monde entier. Quels moments de plaisir et d'exaltation, ces discussions avec les meilleurs cliniciens m'ont apportés. Comme beaucoup d'entre eux me le disaient, notre collaboration fut fructueuse puisqu'elle aboutit au développement clinique de plusieurs molécules innovantes qui apportaient d'immenses progrès pour les malades.

Deux mois après ma rencontre avec Jean-Charles à Saint-Pétersbourg, le congrès de neurochimie nous réunissait de nouveau à Barcelone. J'admirai sa brillante démonstration sur l'histamine, comme nouveau neuromédiateur cérébral. Bien décidée, de retour à Paris, à « faire quelque chose ensemble », l'occasion s'est vite offerte avec la surprenante découverte des enképhalines par Hughes et Kosterlitz. Notre enthousiasme et notre euphorie étaient tels que, le soir de la découverte partagée de leur publication dans *Nature*, j'en oubliai un rendez-vous à 20 heures au cinéma le Normandie sur les Champs-Élysées et arrivai, tout excitée, après la dernière séance !

Les deux années suivantes, en 1976 et 1977, notre trio d'amis – Jean-Charles, Bernard et moi – se consacra à la mise au point et l'étude d'analogues des enképhalines. J'avais, en effet, proposé tout naturellement que Bernard Roques soit le « chimiste » dans l'aventure, Jean-Charles, à l'Inserm, réalisant les essais biochimiques, et ma petite équipe de pharmacologie, bien habituée aux essais animaux sur la douleur, testant les nouvelles molécules. Mais, en chimie, Bernard Roques réclamait de bons techniciens qu'il ne pouvait rémunérer. C'est ainsi qu'avec ma mère j'ai créé une société de recherche Lecomte Rousseau pour financer trois chercheurs pendant deux ans. Ma chère maman, fille de pharmacien docteur ès sciences, épouse de médecin directeur de laboratoire pharmaceutique très brillant, n'a pas hésité une seconde à participer financièrement à notre aventure et à aider la recherche. À sa mort, il m'a fallu expliquer sa générosité mal comprise aux autres héritiers !

Par bonheur, la DGRST lançait un programme de soutien pour des recherches sur des peptides regroupant des chercheurs de laboratoires publics et privés. Nous étions donc dans l'air du temps et nous en avons bénéficié. Il en résulta un brevet d'invention de nouveaux dérivés des enképhalines, pris par le laboratoire Lebrun au nom des inventeurs, mais qui ne donna lieu à aucun médicament.

La suite de l'aventure, beaucoup plus exaltante, aboutit, comme Jean-Charles l'a décrit plus haut, à la mise au point du thiorphan. Recherche rationnelle et réalisation exemplaire, s'il en fut : trente-cinq molécules seulement suffirent à mettre au point un inhibiteur spécifique et puissant de l'enképhalinase, et dix-sept dérivés supplémentaires pour que cette molécule, transformée en « prodrogue », soit bien absorbée par voie orale. Le BP-0.52 – *alias* acétorphan, futur racécadotril (dénomination commune internationale) – est alors prêt pour un développement comme médicament. Le brevet Fr 80-08 601, pris *in extremis* à titre personnel et à nos frais, par nous trois comme inventeurs, autorisa la publication dans *Nature* en juin 1980. La découverte fut présentée oralement pour la première fois par Jean-Charles à Göteborg au congrès CINP (Collegium international de neuropsychopharmacologie), dont j'étais membre actif. M'y avaient donné rendez-vous Paul Janssen et deux de ses proches collaborateurs, toujours présents à nos réunions de recherches à Beerse, Carlos Niemegeers pour la pharmacologie et André Reyntjens pour le développement clinique. Avec Carlos, excellent pharmacologue, mais aussi artiste, amateur de poésie et de théâtre d'avant-garde, je partageais une solide amitié. Avec André, je travaillais étroitement à la découverte des applications des futurs médicaments. Je connaissais tous ses enfants qui, comme ceux de Paul, venaient parfaire leur français chez moi avec mes enfants. Lors de mes voyages bimensuels à Beerse, notre retour en voiture tous les trois jusqu'à Anvers était entrecoupé d'arrêts fréquents et joyeux pour comparer les bières des diverses abbayes : Van Deum, trappistes, etc. Tous deux, dans la confidence de nos travaux sur les enképhalines et les inhibiteurs de l'enképhalinase, me conseillèrent de les présenter en détail à Paul, qui en avait également entendu parler. Au cours d'un dîner, dans un excellent restaurant de fruits de mer, j'expose donc longuement à Paul la stratégie de recherche et la naissance, après une gestation de dix-huit mois, du thiorphan. En homme de sciences, il écoute très impressionné car, pour lui, comme pour tout pharmacologue, la recherche d'une « morphine endogène » utilisable en thérapeutique était comme la quête du Saint Graal. Je demande alors si ce nouveau produit intéresse la société, à laquelle je le destinais tout naturellement. Un regard rêveur et un long silence suivent ce moment inoubliable. Brutalement, tombe alors un cinglant : « C'est un artéfact, aucun intérêt !!! », reflet du bien connu syndrome NIH (« *not invented here* »). Puis il ajoute : « Tu peux le développer seule dans ta maison de poupée avec tes chercheurs académiques. »

Huit ans plus tard, en 1988, à Beerse, au cours d'une réunion de scientifiques de Janssen et de l'Institut Pasteur (je présidais alors Pasteur Vaccins) consacrée à la recherche d'antiviraux actifs contre le sida, il devait m'avouer : « Nom d'une pipe, je pensais que tu n'y serais jamais arrivée ! » Cette phrase, une vraie récompense, résonne encore dans ma tête.

Apaisée et libérée, j'eus alors le pressentiment que l'aventure commençait vraiment. La communication au CINP, à Göteborg, en juin 1980, fut un succès complet. L'intérêt de l'auditoire renforça notre confiance en l'avenir et m'insuffla le courage de braver les difficultés d'un développement sans le soutien logistique et financier d'une structure organisée et puissante. C'était un sérieux défi, et de la volonté, de l'énergie et de la passion, il en a fallu une bonne dose pour le relever ! Reconnaissons, toutefois, que la chance a souvent aussi contribué au succès.

L'année 1980 fut cependant difficile pour moi car on me retira brutalement la direction du centre de recherche Janssen-Lebrun. Je le ressentis comme une punition pour ma persistance dans notre projet et un « licenciement de fait » injustifié. Dès lors, en février 1982, je pris la décision de quitter définitivement ce qui, pendant vingt-deux ans, avait été ma raison de vivre, choisissant – avec une certaine inconscience – la voie hasardeuse de l'entreprenariat personnel.

À la hâte, avec Bernard et Jean-Charles, nous créons un cadre juridique pour abriter thiorphan : la société civile de recherche Bioprojet, au nom symbolique de « projet de vie ». Pour survivre, Bioprojet devait grandir rapidement. J'étais habituée aux réglementations contraignantes pour amener un candidat-médicament à l'octroi de l'autorisation de mise sur le marché (AMM). Cette autorisation est accordée par les agences nationales du médicament, l'ANSM en France, sur l'examen de toutes les données scientifiques précliniques et cliniques réunies au cours d'années de travail. Ce parcours du combattant durait, en moyenne, dix ans et coûtait des sommes vertigineuses. Il fallait donc très vite trouver des financements, chercher des partenaires et créer une équipe.

Comment ?

Heureusement, l'Agence nationale de valorisation de la recherche (Anvar), fondée en 1967, a été réorientée en 1979 pour aider l'innovation par des entrepreneurs porteurs de projets précis, et pour favoriser les partenariats entre organismes publics et privés. Bioprojet entrait miraculeusement dans l'objectif de cette institution, d'autant que son apogée se situe dans les années 1980-1990. Dès lors, je rencontre le responsable de l'Anvar pour l'Île-de-France, Alain Lefebvre, qui accepte d'emblée de soutenir notre projet. Son soutien sera indéfectible. Cet homme vif, barbu, fumant comme un pompier, a vraiment porté notre projet. De son côté, l'Institut national de la propriété industrielle décerna à Bioprojet le Trophée national de l'innovation. Quant à la région Île-de-France, première région économique nationale, elle nous accorda, en 1993, le Grand Prix de l'entreprise technologique, un prix créé pour récompenser les entreprises franciliennes qui innovent grâce aux recherches menées en étroite collaboration avec les laboratoires publics. Je le reçus avec émotion des mains du ministre du Travail, Michel Giraud… accompagné d'un chèque de 85 000 francs.

Ces aides, si importantes soient-elles, ne suffisaient pas à faire face aux très lourdes dépenses d'un développement de nouveau médicament. Nous avons alors sollicité un prêt important de l'Anvar. Avec Jean-Charles, nous avons fiévreusement préparé le dossier du thiorphan et je le présentai au comité *ad hoc* où siégeait le professeur François Lhoste comme rapporteur. L'évaluation très positive du projet par le comité a été le point de départ d'une aide inestimable, accompagnée de conseils utiles pour le développement. Le point d'orgue du soutien de l'organisme fut l'octroi d'un prêt de 500 000 francs sans intérêts, remboursable uniquement en cas de succès ! Philippe Jurgensen, le directeur général de l'organisme, a largement insisté dans la presse et les congrès sur l'intérêt de notre projet. En contrepartie, il m'était souvent demandé « d'aller chanter dans les cours » et de raconter, en maints congrès ou séminaires, le rôle éminent de l'Anvar pour le développement de la recherche appliquée en France.

La synthèse industrielle du thiorphan fut réalisée par Yves Le Guen, l'un de mes camarades de thèse, parti vers l'industrie chimique et responsable d'une société de synthèse à façon (société qui assume toujours la fabrication mondiale du thiorphan). Par ailleurs, les indispensables essais réglementaires de toxicologie animale furent réalisés à Lyon par le professeur Maurice Roche à l'INSA (Institut national des sciences appliquées). Il devenait alors possible de démarrer des essais cliniques.

Chaque soir, avec Jean-Charles, nous avons tenté d'imaginer les utilisations thérapeutiques de thiorphan. La première, l'analgésie, semblait évidente puisque les enképhalines, ces morphines naturellement présentes dans notre cerveau, étaient protégées par le thiorphan. Les gélules furent fabriquées à la pharmacie de l'hôpital Saint-Vincent-de-Paul dont Jean-Charles était le chef de service. La fabrication des ampoules de soluté injectables fut confiée à la pharmacie centrale des Hôpitaux de Paris, grâce à Jean-Charles qui y avait accès. L'expérience acquise et les relations nouées lors du développement du fentanyl en anesthésiologie m'ouvrirent les portes des plus importants services de l'Assistance publique des Hôpitaux de Paris (AP-HP). Ainsi, les anesthésistes sollicités pour les premiers essais de thiorphan chez l'homme adhérèrent sans hésiter au projet. Le professeur Pierre Viars (mon ami Pierrot), qui dirigeait le département d'anesthésie à la Pitié-Salpêtrière, a été le premier. Ne doutant pas de la puissance de notre produit, Pierre et moi avions décidé de l'administrer à des cancéreux en fin de vie. C'est ainsi qu'un malheureux malade atteint d'un cancer du maxillaire terriblement douloureux reçut la première injection. J'étais à son chevet peu après et, apparemment très soulagé, il voulut me manifester sa reconnaissance en dessinant une auréole de sainte autour de ma tête... Jean-Charles a déjà raconté notre grande déception lors de l'ouverture du code.

Geneviève Barrier, future directrice du SAMU, à laquelle j'étais liée de longue date par notre amour commun de la musique, a également participé aux essais à Port-Royal où le thiorphan, pour passer inaperçu, portait l'étiquette GB 52 ! Geneviève épousa par la suite François Jacob, prix Nobel de médecine en 1965, que j'admirais infiniment et devais rencontrer plus tard à l'Institut Pasteur.

Je ne peux oublier Anne-Marie Bidabé, neuroradiologue à Bordeaux, qui a réalisé l'équivalent d'une phase 1 (administration croissante de fortes doses jusqu'à la dose considérable de 20 mg/kg). Dans ces conditions, l'activité enzymatique de l'enképhalinase était complètement inhibée dans le plasma, mais restait inchangée dans le liquide céphalorachidien. C'était la démonstration que le produit ne passait pas dans le cerveau. Notre expérience personnelle sauvage sur la « chaise électrique » de Jean-Claude Willer, physiopharmacologue de la douleur à l'hôpital de la Pitié, aurait dû nous faire prévoir cette issue ! Il fallait dire adieu à l'analgésie et renoncer à cette hypothèse séduisante.

Une publication de A. John Kenny, biochimiste britannique de l'Université de Leeds, dont Jean-Charles reparlera, montra que la « peptidase neutre des bordures en brosse rénales » n'était autre que l'enképhalinase et dégradait non seulement les enképhalines mais également l'ocytocine. À l'affût de nouvelles applications pour notre thiorphan, cette publication nous suggéra que notre inhibiteur pouvait protéger cette hormone, utilisée largement comme médicament en obstétrique pour faciliter les accouchements.

D'ailleurs, à Rouen, une pharmacologue, reprenant l'idée, montrait chez la rate que les effets de l'ocytocine, la contraction des muscles lisses utérins, étaient potentialisés par l'administration de thiorphan. Cet effet aussitôt connu, je pars tenter de le confirmer dans une clinique de Montmorency, où un obstétricien particulièrement intéressé par les innovations pouvant aider ses patientes accepte avec enthousiasme de vérifier cette hypothèse. Bien sûr, l'essai devait être contrôlé par un placebo administré de façon aléatoire. Je ne suis pas près d'oublier l'appel reçu à une heure du matin pour m'avertir d'un effet secondaire sérieux survenu chez une future accouchée. En pleine nuit, angoissée, je fonce à Montmorency et ouvre, avec l'accoucheur, l'enveloppe scellée contenant le code de « randomisation » – la liste des traitements attribués au hasard entre les malades. Soulagement : il s'agissait d'une ampoule de placebo ! Notre produit n'avait pas causé de tort à la patiente. L'essai fut cependant abandonné, car les autres observations étaient peu convaincantes.

Cette nouvelle expérience, même négative, illustre combien l'agilité intellectuelle est requise en recherche clinique pour trouver la meilleure indication d'une molécule innovante appartenant à une nouvelle classe thérapeutique.

Que faire ?

Nous étions condamnés à réussir. C'est alors que le souvenir du lopéramide, morphinique de synthèse de Janssen, conçu pour ne pas franchir la barrière hématoencéphalique et ne conserver que les effets périphériques des opioïdes dans le traitement des diarrhées, s'est imposé.

Le tube digestif n'est-il pas « un petit cerveau » ? Nous savions que l'intestin comporte, parmi d'autres classes de neurones contrôlant la motricité et les sécrétions, des neurones enképhalinergiques et que l'enképhalinase y était massivement exprimée, particulièrement au niveau de la bordure en brosse des villosités de l'intestin grêle. Ces observations nous guidèrent vers l'idée que le thiorphan, en renforçant l'action des peptides opioïdes intestinaux qu'il protégeait de la dégradation, pourrait constituer un nouveau traitement de la diarrhée, entièrement original.

De fait, les essais chez l'animal montrèrent vite que nous étions sur la bonne voie. En effet, mon départ de la société Janssen-Lebrun m'avait donné du temps libre et je décidai de remettre la blouse blanche pour refaire, après plus de vingt ans, des « manips » sur l'animal. Je fus accueillie à Rouen dans le laboratoire du professeur Jean Costentin, un ancien étudiant de Jean-Charles avec qui nous avions noué de puissants liens d'amitié qui perdurent. Cet accueil était généreux car il était personnellement plus intéressé par la pharmacologie du cerveau que par celle de l'intestin. Avec Hélène Marçais-Collado et Geneviève Uchida, deux de ses élèves, nous avons entrepris de compter les crottes de rats auxquels nous administrions de l'huile de ricin, un purgatif puissant connu depuis l'antiquité (il est décrit dans l'*Ebers Papyrus*, l'un des plus anciens traités médicaux, daté de 1550 avant Jésus-Christ). En les traitant par thiorphan on réduisait considérablement le volume de la diarrhée qui s'ensuivait. L'action de notre produit résultait bien de la protection des enképhalines endogènes puisqu'elle était entièrement prévenue si les animaux recevaient, en outre, de la naloxone, un antagoniste des récepteurs opioïdes.

Ces observations démontraient que, comme le lopéramide, nous avions un produit antidiarrhéique efficace, plus « naturel » cependant puisque mettant en jeu un mécanisme plus physiologique. Mais présentait-il, pour autant, le même profil d'actions et quelque avantage par rapport au lopéramide ? Nous avons alors fait une observation surprenante en évaluant son effet sur la vitesse de transit intestinal, aisément mesurée à l'aide d'un colorant administré par voie orale : contrairement au lopéramide et autres antidiarrhéiques opioïdes (agonistes du récepteur morphinique *mu*), qui ralentissent fortement le transit intestinal, thiorphan est totalement inactif sur ce paramètre.

Comment interpréter ce profil paradoxal puisque l'effet antidiarrhéique du lopéramide est attribué à la stagnation des selles dans le tube digestif, permettant une réabsorption des liquides qui sont produits en excès dans la diarrhée ? Nous avons, alors, fait l'hypothèse que l'effet antidiarrhéique de thiorphan résultait d'un mécanisme complètement différent, consistant en l'inhibition des sécrétions de sels et d'eau. La vérification de cette hypothèse a été effectuée par une équipe de l'Inra à Toulouse, intéressée par notre publication. Lionel Bueno et son compère Jean Fioramonti, au charme méditerranéen, étaient des spécialistes reconnus de la physiologie du tube digestif. Leurs travaux démontrèrent, d'abord *in vitro* puis *in vivo* chez le chien, qu'une hypersécrétion d'eau et d'électrolytes induite par la toxine cholérique est réversée par thiorphan. Cette différence avec le lopéramide et les autres opioïdes antidiarrhéiques, agissant sur la motricité intestinale par les récepteurs opioïdes de type *mu*, s'explique par une interaction préférentielle des enképhalines (protégées de la dégradation par thiorphan) avec le récepteur *delta*.

Ainsi, sans l'avoir réellement prévu, nous avions mis au point l'agent antidiarrhéique idéal, recherché en vain depuis des années dans plusieurs laboratoires spécialisés, c'est-à-dire s'opposant directement à l'hypersécrétion de sels et d'eau qui est à l'origine même de cette pathologie. De fait, il existe un double intérêt potentiel à éviter un blocage du transit intestinal lors du traitement : on prévient ainsi une prolifération microbienne locale et une constipation réactionnelle à la fin de l'épisode diarrhéique. L'autre intérêt potentiel d'une action *via* les récepteurs *delta* plutôt que les récepteurs *mu* tient à ce que seule la stimulation de ces derniers est à l'origine des effets secondaires de tolérance et de dépendance des morphiniques. De fait une administration orale de thiorphan chez le rongeur n'induit ni analgésie ni phénomènes de dépendance, après traitements chroniques.

Il restait à vérifier chez l'homme ces hypothèses : le temps était maintenant venu de développer complètement en clinique thiorphan, cette « molécule nouvelle » qui pour le professeur Yves Le Quintrec, éminent gastro-entérologue, fut « à l'origine de progrès notables dans la connaissance médicale ».

Comment se procurer les financements ?

Chacun de nous trois se chargea de rechercher un partenaire parmi les Big Pharma européennes. Bernard propose un gros laboratoire suisse et nous nous envolons vers Bâle où l'accueil fut aimablement intéressé... sans suite ! Jean-Charles, qui collaborait avec Upjohn sur un autre projet, présenta thiorphan, mais reçut une réponse négative.

Pour moi, l'amitié et la chance furent au rendez-vous de la réussite. Au cours de nos deux premières années d'études de pharmacie communes à Lyon, j'avais noué une solide et durable amitié avec Alain Mérieux. Il est devenu, par la suite, président de l'Institut Mérieux. En juillet 1986, son épouse et Alain nous invitèrent, mon mari et moi, à passer une soirée et une nuit dans leur accueillante propriété des Dombes, sur le chemin de nos vacances dans les montagnes du Briançonnais. Au cours du dîner, extrêmement sympathique et généreusement arrosé de beaujolais, je raconte notre « histoire ». Le lendemain matin au petit déjeuner, Alain – en véritable entrepreneur – propose de devenir partenaire de Bioprojet. J'étais enthousiaste à cette perspective et lui demande : « A. M. [Alain Mérieux] ou I. M. [Institut Mérieux] ? » Ce fut « I. M. » et rendez-vous sitôt pris avec le directeur scientifique de l'Institut Mérieux pour une évaluation approfondie du produit, une « *due diligence* », comme disent les Anglo-Saxons.

Rapidement, nous établissons un *business plan* détaillé avec deux anciens collaborateurs de Lebrun, soutiens indéfectibles : Paule Champin, assistante polyvalente, calme et organisée. Elle m'avait aidée à établir les statuts de la société civile de recherche Bioprojet (sur un modèle copié des cahiers Lefebvre) et à en établir la comptabilité. Elle restera jusqu'à sa retraite à mes côtés. Tous trois, avec Claude Imbert, récent retraité, ancien directeur du marketing de Janssen-Lebrun, nous avons rapidement établi ce plan et démontré qu'un nouveau laboratoire pouvait être fondé et économiquement rentable avec un seul médicament innovant, à condition d'opter pour des sous-traitances multiples. Un laboratoire « virtuel », comme un journaliste nous a ironiquement qualifiés par la suite. Ce plan fut accepté par le directeur général de l'Institut Mérieux et une convention signée.

Je n'avais plus qu'à accélérer le développement de thiorphan dans la sérénité. En effet, la convention signée assurait à Bioprojet le soutien financier de l'Institut Mérieux pour développer intégralement le produit jusqu'au dépôt de l'autorisation de mise sur le marché. Il prévoyait, après l'octroi de celle-ci, la création d'un nouveau laboratoire pharmaceutique et une exploitation du nouveau médicament sur une base paritaire. Avec un responsable de l'Institut Mérieux, nous aurons des réunions trimestrielles et échangerons des rapports d'activité réguliers, dans un climat convivial et chaleureux.

D'autant que, trois ans plus tard, Alain Mérieux me proposa de remplacer en quarante-huit heures Jean Weber, le président de Pasteur Vaccins, filiale de l'Institut Mérieux et de l'Institut Pasteur, ce dernier étant nommé à la direction générale des douanes au début de la première cohabitation de Jacques Chirac. J'en parlai avec Jean-Charles, qui se déclara d'abord un peu inquiet pour l'avenir de notre projet commun mais convint avec moi que je ne pouvais refuser une telle offre, et j'acceptai. Ainsi, mes liens avec Alain se renforcèrent et je découvris, pour ma part, un travail passionnant qui prenait seize à dix-sept heures par jour de ma vie, au moment où le sida venait d'être découvert. Par contre, Alain fit tout pour me permettre de vivre au mieux cette double vie car il n'était pas question de renoncer à Bioprojet en train de naître. Je mènerai pendant près de sept années cette double vie professionnelle avant de me consacrer totalement à Bioprojet.

Ces années furent intenses, riches de rencontres avec des hommes et des femmes exceptionnels, jalonnées d'événements importants, de découvertes exaltantes... D'emblée, avec la direction de Pasteur Vaccins, je me trouvai à la tête d'une entreprise de sept cents personnes assurant à la fois la R&D, la fabrication (dans une usine à Val-de-Reuil) et la commercialisation dans le monde entier de vaccins à la pointe de la technologie. Pour la connaissance de ce nouveau domaine je complétai rapidement ma formation scientifique.

C'est le prix Nobel Jacques Monod, un chercheur génial (notamment découvreur de l'ARN messager et ayant élaboré avec Jean-Pierre Changeux et Jeffries Wyman le concept très général d'allostérie), qui, devenu directeur de l'Institut Pasteur en 1971, fonde, l'année suivante, Pasteur Production et l'usine très moderne de vaccins de Val-de-Reuil. Il renoue ainsi avec l'esprit de Louis Pasteur qui, dès le début, visait à la fois les progrès de la recherche fondamentale et ceux de leurs applications, notamment en médecine. En 1985, Pasteur Production est acquise par l'Institut Mérieux et devient Pasteur Vaccins.

Sa double filiation avec l'Institut Mérieux, leader des vaccins, renforçait sa vocation industrielle tandis que l'Institut Pasteur lui apportait un soutien scientifique constant. Que rêver de mieux pour moi, dont l'objectif a toujours été de réconcilier la recherche appliquée et la science fondamentale, comme Louis Pasteur l'a si bien exprimé dans sa célèbre citation : « La science et ses applications sont liées entre elles comme l'arbre aux fruits qu'il a portés. »

Au cours de ces sept années, nous nous sommes consacrés à développer deux vaccins dont l'un fut un échec et l'autre une réussite.

La période était dominée par la découverte par des chercheurs pasteuriens du responsable du redoutable syndrome d'immunodéficience acquise (sida), le rétrovirus VIH1. La recherche d'un vaccin efficace devint naturellement notre but prioritaire. L'Institut Pasteur avait tous les éléments en mains pour y parvenir. Luc Montagnier, Françoise Barré-Sinoussi (tous deux prix Nobel de médecine en 2018) et Jean-Claude Chermann, le grand oublié du Nobel, avaient cloné le génome complet du virus avant leur compétiteur américain, Robert Gallo, spécialiste des rétrovirus. Avec Marc Girard, directeur scientifique de Pasteur Vaccins, nous avons établi des collaborations avec les meilleurs chercheurs du monde pour mettre au point ce vaccin mythique. Nous avons même réussi à obtenir aux États-Unis des chimpanzés, espèce protégée mais seul animal permettant d'étudier l'activité du futur vaccin anti-VIH.

Avec le visionnaire docteur Charles Mérieux, infatigable président d'honneur de l'Institut, nous avons créé le Congrès des cent-gardes[1] qui pendant de nombreuses années a réuni les plus grands chercheurs internationaux sur le VIH, depuis les virologues fondamentalistes jusqu'aux cliniciens. Au cours de l'un de ces congrès, j'eus l'occasion de réunir chez moi les frères ennemis Montagnier et Gallo pour tenter de les rapprocher... Côtoyer et discuter passionnément avec David Baltimore (prix Nobel de médecine en 1975) ou avec Jonas Salk, le découvreur du vaccin contre la poliomyélite et fondateur du célèbre Institut Salk (qui à près de 80 ans s'investissait comme un tout jeune chercheur dans la recherche d'un vaccin contre le sida) restent gravés dans ma mémoire.

1. Le siège de Pasteur Vaccins se trouvait sur l'emplacement de la caserne de la garde à cheval de Napoléon III (les cent-gardes) donnée à Louis Pasteur pour y abriter les chevaux nécessaires à l'obtention des sérums.

Mais tous ces efforts furent vains et, quarante années plus tard, le vaccin contre le sida n'est toujours pas là.

Par contre notre succès de ces années fut le lancement du premier vaccin recombinant contre l'hépatite B, progrès important puisque le seul outil de prévention était, auparavant, un vaccin obtenu à partir du sang de donneurs anciens malades, avec un risque énorme de contamination par le VIH.

Pendant ces années, un contrat-cadre entre l'Institut Pasteur et Pasteur Vaccins nous permettait périodiquement de suivre l'évolution des projets de recherches pour de futures applications préventives (vaccins) ou curatives (candidats médicaments). Au cours de ces réunions sous la houlette d'Agnès Ullmann (alors directrice scientifique de l'Institut Pasteur), proche collaboratrice de Jacques Monod et scientifique de renommée internationale, nous avons ainsi examiné, entre autres, le développement d'un vaccin contre le paludisme et celui d'un traitement antiallergique. L'amitié de la délicieuse Agnès au terrrrible accent roumain (comme elle disait elle-même) perdurera jusqu'à sa mort.

Je regrette immensément que cette étroite interaction entre le prestigieux Institut et sa filiale ne se soit pas poursuivie pour obtenir en 2020 la mise au point d'un vaccin français contre le Covid.

Dès mon arrivée à la tête de Pasteur Vaccins, la petite équipe de Bioprojet s'installa à Marnes-la-Coquette, sur le même campus. Grâce à la bienveillance du directeur général de l'Institut Pasteur nous travaillions dans l'ancienne maison familiale de Gaston Ramon, le « découvreur des anatoxines ». Son gendre m'expliqua que notre salle de réunion occupait le salon où son mariage avait été célébré et que mon bureau était situé dans la chambre à coucher de cet éminent chercheur.

J'avais surtout la chance de n'être qu'à cent mètres de mon « autre vie ».

Le siège de Pasteur Vaccins se situait à Marnes-la-Coquette dans le magnifique parc de Saint-Cloud, à l'endroit où Louis Pasteur venait souvent se reposer en famille et où il mourut le 28 septembre 1895. Mon bureau présidentiel se trouvait juste au-dessous de cette pièce historique... Par contre une heure de voiture séparait le siège parisien de Bioprojet et Marnes-la-Coquette si bien que, un jour, me trouvant exténuée, Alain Mérieux me glissa un papier : « *Take care, Take it easy... Take a driver.* » Les deux heures quotidiennes furent bien utiles et la voiture avec chauffeur devint une annexe du bureau.

Le développement de thiorphan comme médicament commença par de nombreuses études de pharmacologie animale qui confirmèrent son tropisme digestif et son absence de retentissement sur les autres grandes fonctions de l'organisme. D'abord, sur le cerveau où la recherche a été faite de façon approfondie, compte tenu de la présence d'enképhalines et d'enképhalinase. Thiorphan, administré par voie orale, n'induit pas d'inhibition de l'enzyme cérébrale, ce qui reflète son absence de pénétration et explique son absence d'effet analgésique. De même, nous démontrâmes l'absence d'effet de thiorphan sur le système cardio-vasculaire et l'appareil respiratoire. D'éventuelles interactions médicamenteuses furent, par ailleurs, soigneusement exclues car il s'agissait non seulement d'un nouveau médicament mais d'une nouvelle classe thérapeutique.

Enfin, les études réglementaires de toxicologie de longue durée chez le rat et le singe furent réalisées dans une filiale de l'Institut Mérieux, en plein Beaujolais. Ce fut pour moi l'occasion de retrouver un ancien camarade d'études de la faculté de pharmacie de Lyon, Bernard Coquet, qui dirigeait le centre. D'un calme souverain, lié à une expérience de plus de vingt ans, Bernard alla même au-delà des études requises.

Ainsi, pressentant que thiorphan pouvait être assimilé à un morphinomimétique, il organisa un essai sur des singes rendus dépendant à la morphine dans un centre spécialisé aux États-Unis. Thiophan n'« intéressa » nullement les primates, qui ne « reconnurent » pas leur drogue ! Nul doute, thiorphan n'est pas addictogène.

Comment oublier notre émotion quand, au cours d'une visite, il nous annonça la découverte de tumeurs du lobe intermédiaire de l'hypophyse chez les ratons. Pour rendre la nouvelle moins douloureuse, il nous offrit, à Jean-Charles et à moi qui étions venus le visiter, deux caisses de beaujolais ! Nous avons d'abord cru la fin du projet arrivée, mais des études complémentaires lavèrent thiorphan de tout soupçon, d'autant plus que le lobe intermédiaire de l'hypophyse n'est pas présent chez l'homme.

En parallèle, les essais cliniques commencèrent chez l'adulte. D'abord en pharmacologie clinique, où le mécanisme d'action original et si intéressant, établi chez l'animal, fut intégralement vérifié chez l'homme : son action antisécrétoire pure, qui séduisit tellement les gastro-entérologues et, particulièrement, les gastropédiatres. « L'antidiarrhéique du futur sera une substance à activité antisécrétoire essentielle limitant ses effets à la sphère digestive », écrivit Jacques Frexinos. L'enthousiasme des médecins, hospitaliers ou généralistes de ville, ne s'est jamais démenti. À l'occasion des épidémies de gastro-entérite, avec Paule Champin, nous allions le soir proposer à des réseaux de praticiens de ville, souvent en banlieue, de participer à ces études et terminions nos « staffs » par un verre de vin qui n'était pas d'un grand cru car nous ne dépensions pas l'argent précieux en frais dispendieux. À l'hôpital, les essais plus encadrés faisaient appel à des protocoles très structurés qui établirent la réduction de l'intensité et de la durée des symptômes. Le produit se révéla extrêmement bien toléré et l'absence de constipation réactionnelle, que nous escomptions, fut confirmée. Le décodage des résultats de la première étude pivotale sur cent quatre-vingt-dix-huit patients est, sans doute, l'un des moments les plus angoissants que j'ai vécus. À l'ouverture du code de l'étude en double aveugle j'entrai dans le bureau du statisticien « à reculons » et demandai : A ou B ? A comme « acétorphan » ou B comme « blacebo » ? Ce fut A et le champagne coula ce soir-là. Une seconde étude sur deux cent vingt-sept patients confirma ce résultat.

Il nous paraissait, en outre, nécessaire de démontrer chez les malades que le mécanisme d'action original du thiorphan différant de celui de la substance de référence, le lopéramide, produisait bien une amélioration thérapeutique. Une étude clinique comparative contrôlée, menée par le professeur Jacques Rogé, apporta les preuves significatives de l'accroissement du rapport bénéfice/risque du traitement par thiorphan.

Conscients également de ce que des malades souffrant de diarrhées profuses sévères pouvaient surtout se trouver en dehors de la France, nous avons établi une collaboration avec le professeur Béchir Hamza et le docteur Ben Khelifa à l'hôpital Charles-Nicolle à Tunis. Tous deux avaient fait leurs études de médecine en France et ils réalisèrent en 1991 une magnifique étude en double aveugle. Quarante ans plus tard, nos relations devenues vite amicales durent toujours.

Tout cela donna lieu à de belles publications dans les meilleurs périodiques internationaux de la discipline (*Gastroenterology*, *Gut*, *Scandinavian Journal of Gastroenterology*).

Dans le *Livre des records*, Bioprojet aurait une bonne place : neuf ans après la mise au point de la molécule et sept ans après avoir identifié son indication, le dossier d'autorisation de mise sur le marché (AMM) pour l'adulte était déposé à l'Agence du médicament (AFSSAPS, qui allait changer de nom et de statut pour devenir ANSM en 2012, notamment à la suite de l'affaire du Mediator®) et qui était encore située dans le ministère de la Santé. Ce dossier décrit en détail la synthèse, les propriétés physico-chimiques de la molécule, la préparation et les propriétés de la forme galénique (gélule, comprimé, etc.), les résultats des études précliniques (tests sur des cellules ou des animaux) et cliniques (sur volontaires sains ou sur malades). Le dossier est épluché par des experts (fonctionnaires de l'Agence ou personnalités extérieures) de chaque discipline qui établissent le rapport bénéfice/risque de chaque candidat médicament : de toute évidence il s'agit de déterminer, avant de le libérer pour un large usage, si le candidat est capable d'apporter quelque chose au malade sans l'exposer à des effets secondaires graves. La décision finale de mettre sur le marché est prise par une commission sur la base des différents rapports des experts et des réponses que le laboratoire demandeur a pu faire à leurs critiques, le processus prenant plusieurs mois au total.

Trois médecins rédigèrent le dossier clinique : Philippe Baumer, chef de clinique en gastro-entérologie, ne venait y travailler qu'une journée par semaine. Trente ans plus tard, il s'occupe toujours de Tiorfan®, dont il est la « mémoire ». Hugues Bérard, également gastro-entérologue, qui avait en grande partie suivi les essais cliniques, et Catherine Lim-Alexandre, excellente méthodologiste clinicienne, à l'allure élégante et au regard bleu lumineux, complétaient l'équipe clinique. Deux jeunes pharmaciens participèrent : Hayat Azouri,

Libanaise qui avait fui la guerre à Beyrouth, composa la partie préclinique et Catherine Frade s'occupa des aspects réglementaires du dossier.

Je fus aussi aidée par un certain nombre de mes anciens collaborateurs, « débauchés » de Pasteur Vaccins et qui avaient voulu me suivre à Bioprojet.

C'est le cas de Philippe Goupit, pharmacien dont l'expérience antérieure dans l'équipe de rédaction des dossiers de demande d'AMM chez Servier nous aida beaucoup. Mais surtout, aussi, de Marie-Hélène Bar, fidèle parmi les fidèles, qui me rejoignit pour ne plus quitter l'équipe. De même, Marie-Christine Mazert vint nous rejoindre, d'abord à temps partiel puis complètement pour se charger de l'assurance qualité, après reconversion. En effet, elle s'occupait à Pasteur Vaccins de la production du vaccin contre la rage cultivé sur cerveau de souriceau (traitement barbare presque identique au premier vaccin de 1885), alors que la culture sur des cellules diploïdes humaines devait la remplacer rapidement. Avec Jean-Charles, dont elle avait été l'interne en pharmacie, nous avons apprécié son esprit rigoureux et exigeant. Un autre transfuge de Pasteur Vaccins, où il avait développé le vaccin contre la varicelle et le BCG dans le traitement du cancer de la vessie, fut Philippe Devillier. L'arrivée, au moment de la constitution du dossier d'AMM, de ce brillant chef de clinique et docteur ès sciences fut déterminante. Après son retour à sa vocation hospitalo-universitaire, il continuera à nous conseiller, notamment sur le développement des agonistes du récepteur H3 de l'histamine.

Le dossier d'AMM, déposé à l'Agence du médicament, suscita quelques anticorps, probablement stimulés par des confrères… concurrents, si bien qu'une mesure de rejet pour insuffisance tomba comme un couperet. Jean-Charles et moi réagîmes immédiatement et les nouvelles études cliniques exigées par l'Agence furent immédiatement initiées en France et en Allemagne.

Cette mesure de rejet, qui n'aurait dû retarder l'autorisation que de quelques mois, eut une conséquence qui aurait pu être dramatique : notre sponsor, l'Institut Mérieux, perdit confiance et, comme notre contrat le permettait, décida d'arrêter notre collaboration... Plusieurs mois sans financements, avec des charges accrues, m'obligèrent à hypothéquer mon patrimoine personnel pour « faire les fins de mois ». La convention de collaboration fut amendée : plus question de créer un nouveau laboratoire pharmaceutique sur des bases paritaires, mais une redevance fondée sur un éventuel chiffre d'affaires futur rémunérerait l'Institut Mérieux de sa participation financière. Cette participation avait été essentielle jusque-là et je ne sais comment remercier Alain Mérieux, ami incomparable et soutien de la première heure, pour le rôle providentiel qu'il a joué dans la création de Bioprojet.

Avec le temps, nous sommes convaincus, Jean-Charles et moi, que cet épisode difficile, quelque peu angoissant, et le risque d'indépendance pris sans hésiter se sont finalement révélés comme une très grande chance pour Bioprojet qui avait maintenant les mains libres... Liberté, liberté chérie, tu n'as pas de prix !

Les travaux supplémentaires exigés par la commission furent réalisés, en grande partie grâce aux subsides salvateurs des contrats de collaboration et licence signés entre-temps avec des firmes étrangères (pour les développements de nos produits cardio-vasculaires, décrits plus loin). Dix-huit mois plus tard, en 1992, le nouveau dossier d'AMM était prêt et déposé.

Le directeur de la commission d'AMM désirait introduire en France une procédure très fréquente aux États-Unis, celle de présentations orales par les laboratoires pharmaceutiques au cours de l'examen de leur dossier. Il me proposa d'être la première à l'expérimenter. Un peu terrorisée par l'exercice, j'ai néanmoins accepté cette opportunité pour présenter et défendre thiorphan devant la commission que je sentais hostile. Avec Jean-Charles, nous avions préparé en hâte des « transparents » convaincants pour rétroprojecteurs pour une présentation de trente minutes, que je répétai à voix haute dans les jardins du Luxembourg. Il y a trente ans, le ministère de la Santé n'était pas préparé à cette nouvelle expérience. Nous sommes partis, Hugues Bérard et moi, en emportant notre rétroprojecteur... et un chiffon pour dépoussiérer la petite table installée à notre intention au milieu de la grande salle où les vingt-deux membres de la commission siégeaient autour de nous. Pendant que Hugues faisait défiler les transparents de ma présentation et que je répondais aux multiples questions, j'avais l'impression d'être Jeanne d'Arc devant ses juges au cours du procès. Les minutes suivantes, celles de la délibération en notre absence, furent interminables... jusqu'à la sortie du directeur nous annonçant le verdict positif « à l'unanimité ! ».

Comment exploiter ce nouveau médicament dénommé Tiorfan®, un nom enregistré dans le monde entier et dont la protection juridique sera assurée par Emmanuelle Jaeger, la fille de Jean-Charles, avocate spécialisée dans la protection intellectuelle ? Par ailleurs, l'Organisation mondiale de la santé le baptisera en « racécadotril », sa dénomination commune internationale (DCI).

J'entrepris aussitôt l'étape suivante, réputée encore plus difficile que celle de l'autorisation de mise sur le marché :

obtenir le remboursement par les responsables de l'assurance-maladie. Or celle-ci, dans ses soucis d'économie des deniers de la Sécurité sociale, comparait injustement Tiorfan® aux médicaments de la même classe thérapeutique datant de plus de quinze ans, sans reconnaître sa supériorité. Alors commença un marathon auprès des trois ministères de tutelle : Santé, Industrie et Finances, pour réactualiser son prix de remboursement.

Notre histoire commençait à être connue, grâce aux présentations de Jean-Charles dans des congrès scientifiques, grâce aussi à mes multiples interventions dans des symposiums ou colloques organisés par l'Anvar, l'Inserm ou autres organismes professionnels, grâce aux prix récoltés comme le Grand Prix 1993 de l'innovation – remis en mains propres par le ministre de l'Industrie Michel Giraud –, grâce enfin à une très efficace campagne de presse. Près d'une cinquantaine d'articles par des journalistes admiratifs saluèrent « le mariage réussi avec l'Inserm » ou « l'exemple unique de la création de Bioprojet à partir de la recherche », ou encore « Bioprojet joue dans la cour des grands ». Cette communication dépassait nos frontières avec plusieurs articles dans *SCRIP*, revue professionnelle britannique très lue par les industriels de la pharmacie.

Ce florilège de publications élogieuses fut orchestré par Mina Volowitch, chargée de la communication à l'Institut Mérieux et Pasteur Vaccins. C'est une amie très fidèle, une grande « professionnelle », qui continue à prendre en charge les rapports de Bioprojet avec la presse. Je ne puis, non plus, oublier la contribution inconditionnelle de Marie-Claude Tesson-Millet, un médecin-journaliste, l'épouse de Philippe Tesson, ancien rédacteur en chef du journal *Combat*. Philippe était un camarade d'études et ami de mon mari. Nous allions souvent, le soir, le rejoindre et assistions au bouclage de l'édition du jour au château de Médan en ruines. Les jours de pluie, il fallait protéger les rotatives avec des parapluies… Après son mariage, Marie-Claude me parla du projet de créer le *Quotidien du médecin*. D'emblée, je l'encourageai dans cette voie que beaucoup lui déconseillaient. Le numéro « zéro » du *Quotidien* fut mis en page par nous quatre, à plat ventre sur le tapis de mon salon. Dès le lendemain j'essayai de trouver, parmi mes relations dans les laboratoires pharmaceutiques, les sept annonceurs nécessaires pour assurer le lancement. Ce fut une belle histoire, qui dure encore. Marie-Claude, jeune femme raffinée, intelligente, élégante et impliquée dans nombre de problèmes humanitaires, restera jusqu'à la fin une amie et un soutien actif de Bioprojet.

L'accueil des directeurs de cabinet des trois ministères au cours de mes visites de présentation fut si positif qu'il conduisit à un prix de remboursement reconnaissant l'innovation apportée par Tiorfan®. Une nouvelle classe thérapeutique était née, un nouveau médicament issu de la recherche fondamentale française était approuvé par les instances nationales et remboursé par les assurances.

Ces atouts ne manquèrent pas d'attirer l'intérêt de plusieurs laboratoires français. Beaufour, Fournier et Pierre-Fabre se proposèrent pour l'exploitation commerciale avec prise de licence. Jean-Charles, toujours prudent, manifestait une préférence nette pour cette solution, estimant que la vocation de Bioprojet résidait exclusivement dans la recherche de cibles biologiques nouvelles et la mise au point de médicaments innovants plutôt que de se lancer dans un projet commercial. Pour ma part, l'expérience industrielle acquise au cours d'une vingtaine d'années et le succès du développement du Tiorfan® jusqu'à l'étape ultime me poussaient sans hésitation vers une exploitation par nous-mêmes et à renoncer aux chants de sirènes des laboratoires qui se pressaient autour de nous. Avec Jean-Charles, nous étions en train de développer un « pipeline » de médicaments originaux, de quoi alimenter un nouveau laboratoire. Je l'en convainquis et une nouvelle phase de notre aventure commença.

Toujours épris de liberté, notre décision finale fut donc de refuser des propositions, certes faciles et alléchantes, pour choisir la voie la plus hasardeuse, celle de la création, seuls, d'un nouveau laboratoire d'exploitation. Une structure juridique différente de Bioprojet, société civile de recherche, étant nécessaire, « Bioprojet Pharma SARL » fut créée en 1993. Sans nul doute la plus belle récompense de notre choix a été la lettre de Pierre Fabre, qui m'avait invitée pour des discussions sans débouché, mais menées avec enthousiasme, dans son mythique domaine du Carla près de Castres : « Je comprends si bien votre décision qu'à votre place j'aurais fait la même chose. »

Largement affranchis des soucis financiers grâce aux contrats de licence mentionnés plus haut, nous pouvions entreprendre l'étape ultime : le lancement de Tiorfan® en France par Bioprojet Pharma. Ayant achevé mon mandat à la tête de Pasteur Vaccins, il nous fallait auparavant quitter le cadre idyllique de Marnes-la-Coquette pour trouver un lieu adapté à notre nouvelle vocation commerciale. Hasard et chance ont permis de trouver rapidement trois pièces conformes à cet usage au cœur de Paris. Bioprojet y est toujours installé après avoir, petit à petit, en grandissant, « envahi » tout l'immeuble !

Le plus important cependant était de trouver des hommes assez passionnés pour relever avec nous le défi consistant à lancer à la fois un nouveau médicament, d'une nouvelle classe thérapeutique, et un nouveau laboratoire d'exploitation. Grisés par cette aventure, deux anciens de Janssen vinrent nous rejoindre avec enthousiasme. Nos deux compères, Christian Ozanne, ancien directeur régional, et Hugues Jubin, pharmacien imaginatif attaché au marketing, s'entendaient à merveille. Leur duo fit appel aux conseils d'un publicitaire génial : Gabriel Chadenat, à l'œil malicieux, avait été responsable de campagnes publicitaires marquantes auprès du grand public. En moins de six mois, les trois complices constituèrent un réseau complet de soixante-dix visiteurs médicaux et sept directeurs régionaux. Le matériel promotionnel, les annonces dans la presse furent préparés dans la bonne humeur. Voulant vérifier l'efficacité de leurs messages, ils invitèrent un groupe de médecins de Rouen (notre ville fétiche) dans la salle de réunion d'un hôtel. Jean-Charles, Hugues, Gabriel et moi étions installés dans une pièce contiguë pendant que Christian présentait Tiorfan® pour la première fois à un échantillon de médecins généralistes. Nous avons dû résister au fou rire, quand l'un des participants, apprenant que Tiorfan® était le premier médicament issu de la recherche Inserm, s'exclama : « Mais qu'est-ce qu'ils foutaient à l'Inserm, avant ? » Il est vrai qu'à l'époque peu de chercheurs se consacraient à tenter de développer des applications industrielles à leurs découvertes, considérant que cette activité revenait au privé. Ceux d'entre eux qui le faisaient étaient même un peu regardés de haut par certains collègues comme étant surtout guidés par l'appât du gain.

Par ailleurs, les réactions de ces médecins témoins à l'exposé des qualités du nouveau médicament nous rassurèrent : nous pouvions partir !

En avril 1993, nous organisâmes une conférence de presse présidée par Philippe Lazar, directeur général de l'Inserm, qui nous donnait là son amical soutien en même temps qu'il soulignait l'effort de l'organisme en direction des applications de la recherche. Elle réunit des journalistes de la presse médicale, qui rédigèrent de nouveaux articles soulignant l'innovation de Tiorfan® et l'originalité de notre démarche, associant recherche fondamentale publique et développement privé. Par ailleurs, une campagne de presse originale et quelque peu agressive fut mise en place, dont l'un des slogans eut beaucoup de succès : sous la photo d'un barrage surmonté de noirs nuages, le commentaire disait : « Pendant que d'autres faisaient des barrages nous avons découvert comment arrêter la pluie ! » Il faisait évidemment allusion aux mécanismes d'action opposés de lopéramide et thiorphan. L'accueil de Tiorfan® par les médecins et le succès commercial furent tels que le « point mort » (équilibre entre dépenses et revenus) fut atteint en moins de dix-huit mois. Notre décision risquée avait été la bonne, un soulagement...

L'apogée fut la réunion de tous les membres de Bioprojet, Bioprojet Pharma et de tous les chercheurs institutionnels ayant contribué à ce que thiorphan devienne un médicament ! Plus d'une centaine de personnes y assistèrent et je suis toujours émue en évoquant ce moment.

Tiorfan®, un médicament indispensable en pédiatrie

Jeanne-Marie Lecomte

S'il est une catégorie de patients pour lesquels un anti-sécrétoire intestinal pur est nécessaire dans le traitement de la gastro-entérite, c'est bien la population des enfants et, plus particulièrement, celle des nourrissons. Un tel produit n'existait pas avant thiorphan et aucun antidiarrhéique n'était donc autorisé avant l'âge de 30 mois. Les tout-petits, chez qui le risque de déshydratation lors des épisodes de gastro-entérite peut devenir mortel, souffraient terriblement de ce syndrome aigu, notamment dans les pays en voie de développement. En effet, il eût été criminel de leur administrer un ralentisseur du transit intestinal ayant des propriétés morphinomimétiques à un âge où la barrière hématoencéphalique est encore immature et où le produit pouvait pénétrer dans le cerveau et y produire une dépression respiratoire grave. De fait, quelques décès de nouveau-nés au Bangladesh l'avaient malheureusement démontré. Il nous parut donc essentiel de mettre au point une formulation pédiatrique de Tiorfan®.

Dès le début une vraie difficulté nous attendait : produit insoluble, à l'amertume persistante, le racécadotril (Tiorfan®) posait aux plus habiles galénistes un réel défi. Quelques éminents universitaires comme le professeur Stamm à Strasbourg ou les professeurs Arnaud et Puisieux à Paris ont mis en œuvre toute leur imagination et leur créativité pour le résoudre. Le professeur Stamm finira par trouver une solution acceptable pour administrer à des nourrissons un fin granulé enrobé d'un aromatisant. La nécessité d'administrer des doses différentes selon le poids corporel posa également un réel problème. Hughes Jubin trouva dans ses relations un plasturgiste qui mit au point un distributeur de granulé ingénieux capable de délivrer une dose calibrée pour 5 kilos de poids corporel. Pour obtenir l'autorisation de ce dispositif « génial » un prototype devait être présenté à l'Agence du médicament. La scène me fut racontée par un des membres de la commission *ad hoc* qui, à son souvenir, ne put résister au même fou rire qui avait secoué toute l'assemblée... Le prototype, manipulé par des mains impatientes, explosa littéralement en pièces et les inspecteurs furent couverts des pieds à la tête d'une poudre blanche aromatisée à la banane. Il n'était pas question de faire courir un tel risque aux utilisateurs futurs, et des sachets à plusieurs dosages furent plus simplement et plus sûrement choisis pour remplacer le distributeur explosif.

Les essais cliniques chez l'enfant, certes vivement réclamés par les autorités sanitaires, constituent une grande difficulté en Europe. D'une part, les parents refusent le plus souvent de donner leur accord pour délivrer un médicament nouveau (ou un placebo) à leur enfant malade. D'autre part, il fallait apporter la preuve d'un mécanisme d'action antisécrétoire par la mesure du débit intestinal, seulement réalisable à l'hôpital. Grâce au professeur Césard à l'hôpital Robert-Debré, un premier essai exemplaire fut mené, en 1996, avec succès sur un nombre limité de jeunes patients. Pour résoudre les difficultés de recrutement en Europe, le président de la commission d'AMM nous recommanda de poursuivre les essais dans des pays du tiers-monde où les diarrhées étaient nombreuses et gravissimes. Un article d'Eduardo Salazar-Lindo, paru dans le réputé *New England Journal of Medicine* en 1993, nous permit d'identifier un hôpital pédiatrique à Lima au Pérou qui semblait très adapté aux essais thérapeutiques. Eduardo avait été formé aux États-Unis et avait équipé son service de tous les moyens et notamment de lits métaboliques (permettant de recueillir la totalité des selles afin d'en quantifier le volume) pour réaliser des études rigoureuses. Après quelques échanges téléphoniques, nous partîmes au Pérou.

Nous étions en 1997, c'était la première fois, avec Jean-Charles, que nous mettions les pieds en Amérique latine. Dès le survol de Lima coiffée d'une auréole de vapeur plombée et glauque, nous avons pris conscience d'une intense pollution provoquée par cette ville surpeuplée à l'extrême et pauvre. Cette première impression se confirma à l'hôpital. Nous avons alors découvert la détresse sanitaire. Des mères de famille de moins de 20 ans, déjà mamans de plusieurs enfants, amenaient des nouveau-nés déshydratés et exsangues à l'hôpital. Le professeur Salazar-Lindo profitait de leur arrivée pour les éduquer, les former aux conditions élémentaires d'hygiène pendant que les examens biologiques et la pose d'une perfusion, requise par leur état de déshydratation, se réalisaient. Les mamans restaient au chevet des petits et les surveillaient nuit et jour. Ce souvenir émouvant reste gravé dans ma mémoire. La mise en place de l'étude, la formation de l'équipe de soignants, l'explication du protocole furent rapides grâce à leur expérience, bien décrite dans leurs publications. La personnalité d'Eduardo, ses réalisations remarquables pour fournir un service de qualité dans ce pays pauvre nous impressionnèrent et nos relations restèrent très fortes tout au long de cette étude.

Comment résister à la tentation de découvrir un peu mieux ce pays attachant dont la civilisation précolombienne est fascinante et la période de la conquête espagnole très riche ? Ainsi nous sommes partis visiter Cuzco la capitale de l'Empire inca. Sous les merveilles de l'architecture coloniale, on découvre des fondations incas faites de pierres gigantesques ayant résisté à tous les tremblements de terre. Le Temple du Soleil dévoile la splendeur inca tandis que sur la place d'armes une foule bariolée et débordante de gaieté composée de métisses s'agite en tous sens. Notre curiosité nous y a fait commander au restaurant le plat le plus recherché, du cobaye rôti, mais son odeur, qui nous rappelait trop celle de nos animaleries, ne nous a pas permis d'y faire honneur. De Cuzco un petit train impressionnant qui suit la vallée sacrée des Incas en bordant le rio Urubamba (où fut tourné le film impressionnant *Aguirre, la colère de Dieu*) nous mena à Machu Picchu. Ce lieu mythique, haut lieu de la cosmologie des Andins, fut pour nous un choc émotionnel.

Le travail accompli par Eduardo démontra de façon spectaculaire la puissance de l'effet antisécrétoire et la sécurité du Tiorfan® chez les nouveau-nés. Décidément ce voyage fut une réussite totale et un tournant dans l'épopée de Tiorfan®.

Un autre voyage avec Évelyne Deschamps de Paillette, à la fin de l'étude, confirma l'excellence du travail accompli à Lima. Évelyne, une excellente clinicienne, ancienne directrice médicale du laboratoire Beaufour, petite femme élégante et dynamique, d'une exquise politesse et d'une grande compétence, était devenue une amie au fur et à mesure de nos rencontres dans les congrès médicaux que nous fréquentions l'une et l'autre. Le professeur Herbert Tuchman-Duplessis, professeur renommé spécialiste des anomalies fœtales iatrogènes, dont nous étions toutes deux amies, nous avait également rapprochées. Dès sa retraite prise, Évelyne, dont l'énergie débordait, me proposa de rejoindre Bioprojet. Ce fut le début d'une collaboration, non seulement agréable, amicale, mais aussi très efficace. Les relations innombrables d'Évelyne dans les domaines thérapeutiques variés, sa puissance de travail, sa vivacité d'esprit fertilisèrent nos recherches cliniques. Ce voyage à Lima pendant lequel nous avons assuré le *monitoring* complet de l'essai, travaillant douze heures par jour côte à côte pour vérifier toutes les données, reste un souvenir mémorable.

Le rapport final de cette étude pédiatrique fut déposé à l'Agence du médicament. Il fit l'objet d'une inspection par l'auteur lui-même de la directive des inspections en France et une assistante de son service. Est-ce lié à l'importance de Tiorfan® en pédiatrie ou à l'attrait de passer dix jours dans un pays exotique, toujours est-il que cette mission officielle, une inspection approfondie, ne souleva aucune question et confirma la qualité du travail. L'étude fit l'objet d'une très belle publication dans le *New England Journal of Medicine*. Ainsi, l'AMM fut obtenue sans aucune restriction. Tiorfan® fut lancé en 2001 à l'occasion d'un congrès de gastropédiatrie tenu, hasard symbolique, à Rouen, ville où il avait été largement développé. Ce fut un succès immédiat en France, puis en Europe et dans le monde entier.

Tiorfan®, un médicament au destin international ?

JEANNE-MARIE LECOMTE

Dès les premières publications dans le périodique professionnel *SCRIP*, les responsables du *business development* de plusieurs sociétés internationales se manifestèrent.

Ferrer, deuxième laboratoire pharmaceutique espagnol, ou plutôt catalan, insista en vain pendant plusieurs semaines pour me rencontrer. J'étais si occupée alors que Miguel Alonso, parfait francophone, m'avoua qu'il avait douté de « l'existence de Mme Lecomte ». De nombreux échanges entre Barcelone et Paris se succédèrent jusqu'à l'approbation de notre dossier et l'obtention de l'Autorisation de mise sur le marché en Espagne. Là aussi, une présentation orale au ministère de la Santé à Madrid par Jean-Charles et moi fut nécessaire. Le déjeuner avec nos nouveaux partenaires qui suivit l'accord du ministère fut délicieusement détendu et joyeux…

La seconde tentative d'internationalisation, très précoce elle aussi, vint de l'un des géants de l'industrie pharmaceutique américaine : Abbott. Notre inexpérience dans ce domaine fait sourire. C'était en 1990. Dans l'avion qui nous emmenait à Chicago, nous avions préparé à la hâte sur des transparents, à l'aide de crayons-feutres, la présentation de Tiorfan® pour le lendemain. Par souci d'économie, nous étions hébergés dans un modeste hôtel d'aéroport, mais nous souhaitions impressionner nos hôtes et nous leur avions indiqué l'adresse du plus grand palace de la ville, le Hyatt. Très professionnel, le responsable international des licences James Vlazny envoya *la* limousine luxueuse pour nous conduire à Abbott Place, dans les environs de Chicago, où flottaient devant l'entrée les drapeaux américain et français en notre honneur. Hélas, Vlazny s'informa par téléphone à l'accueil du Hyatt de notre présence… et renvoya le chauffeur alors que nous scrutions dans le hall son arrivée avec une pancarte à nos noms. Un pieux mensonge au téléphone sauva la situation et la limousine fit enfin son apparition. L'intérêt du gastro-entérologue chargé de l'évaluation de Tiorfan® fut instantané. Cependant, Abbott réalisa une étude de marché pour l'introduction de Tiorfan® sur le marché américain. De toute évidence, Tiorfan®, médicament nouveau, donc obligatoirement de prescription, n'était pas adapté à un marché dominé par des médicaments sans ordonnance « OTC » (*over the counter*, « par-dessus le comptoir »). De fait, une visite de drugstore nous a confirmé que les médicaments de la gastro-entérite y étaient à portée de main des clients, en libre-service. Cette étude de marché, très professionnelle, s'est vérifiée par la suite et Tiorfan® n'est toujours pas introduit aux États-Unis.

Toutefois, par deux fois, nous avons été approchés par d'importants représentants de Big Pharma aux États-Unis. Hasard ou pas, les présidents de ces grands groupes étaient des Français ayant eu une très brillante carrière outre-Atlantique.

American Home Products (AHP) était dirigé par un ancien élève d'HEC, Jean-Claude Poussot, dont tout le parcours professionnel s'était déroulé aux États-Unis. Liés par nos familles, nous étions restés en contact et c'est donc directement qu'il prit l'initiative de la première démarche auprès de moi. Je me souviens du délicieux dîner au Carré des Feuillants où eurent lieu les premiers échanges. Nos voisins de table étaient deux prix Nobel, Georges Charpak et Luc Montagnier – je connaissais très bien ce dernier puisque nous collaborions étroitement à l'Institut Pasteur.

Notre prestige s'en est peut-être trouvé renforcé... toujours est-il que, très enthousiasmé par notre Tiorfan®, Poussot souhaitait un accord pour le monde entier sauf la France où nous étions déjà bien implantés et le Japon où nous avions des pourparlers avancés. Mais sitôt rentré à Philadelphie, siège de la société, il confirma l'analyse d'Abbott pour le marché américain tout en maintenant son offre pour le reste du monde, notamment les pays en voie de développement. Nous étions alors intransigeants et nous avons refusé cette proposition car nous tenions, en dépit des évidences, à ce que le produit soit lancé aux États-Unis, le premier marché mondial, et espérions faire fléchir notre partenaire !

La troisième approche américaine a émané d'un des plus importants groupes pharmaceutiques mondiaux, SmithKline Beecham (SKB). Le président en était un pharmacien français, Jean-Pierre Garnier (Ji-Pi Garnier), ayant préparé une thèse de chimie thérapeutique à Strasbourg sous la direction d'un ami et partenaire, Camille Wermuth. Belle coïncidence. À nouveau, le verdict fut identique : seuls les pays du tiers-monde, où SKB était particulièrement bien implanté, retenaient leur attention. Nous étions bien préparés par nos deux précédentes aventures à être raisonnables et, cette fois, un accord fut rapidement trouvé. Il était temps pour nous de conclure ce partenariat qui améliora nos finances et nous redonna confiance.

Une équipe clinique supplémentaire consacrée au développement de Tiorfan® fut mise en place chez SKB et les échanges permanents, chaleureux et efficaces nous ont fait partager et apprendre les méthodes de travail d'un grand groupe. Cette équipe, dépendant de la division *business development* international, était très sympathique et cosmopolite. Le directeur Bryan Deane, un homme athlétique au regard bleu rieur, avait une allure très « british » contrastant avec celle de Selma, la responsable des études cliniques, une Brésilienne assez fantaisiste et toujours optimiste, et des Indiens enturbannés, aux moustaches impressionnantes. Bryan Deane adorait le football. Dès l'annonce d'une compétition au stade de France qui l'intéressait, il provoquait une réunion du *steering committee* à Paris. La fréquence de ces rencontres, prévues dans le contrat, s'en trouvait quelque peu perturbée. Nous alternions des réunions entre Brentford dans la banlieue de Londres, siège de SKB, et Paris rue des Francs-Bourgeois devant l'apothicairerie du XVIIe siècle, léguée par mon oncle, « pharmacien antiquaire » que nos amis adoraient. Pendant les années de notre collaboration, SKB organisa plusieurs réunions scientifiques avec des experts reconnus, pharmacologue comme Michael Farthing, spécialiste des mécanismes de l'hypersécrétion intestinale, ou avec le clinicien anglais qui avait montré l'importance en thérapeutique d'un antisécrétoire pur pour le traitement des gastro-entérites aiguës. Nos partenaires, préparant un lancement commercial de qualité, nous faisaient présenter le produit dans divers congrès. Ainsi à Windsor, dans un château élisabéthain, à Kuala Lumpur en Malaisie, nous avons présenté

Tiorfan®, Jean-Charles décrivant la pharmacologie et moi les résultats cliniques. Eduardo Salazar-Lindo était souvent invité pour présenter les résultats de son travail exemplaire chez les nouveau-nés. Selma mit en place une très grande étude clinique dans les pays d'Amérique latine. Tout se déroulait bien jusqu'à ce que survienne un bouleversement dans l'organisation internationale de SKB qui supprima la direction dont dépendait Tiorfan®. Cet événement brutal, malheureusement fréquent dans les grands groupes internationaux, mit fin prématurément à cette belle aventure.

Fut-ce une malédiction ?

Non point car notre liberté retrouvée offrait d'autres possibilités à Tiorfan® qui, au passage, s'était enrichi de nouvelles publications et d'une renommée accrue.

Quelques annonces sur les récents développements de Tiorfan® et Bioprojet dans *SCRIP*, le journal anglais le plus lu par les responsables du *business development*, suscitaient l'intérêt de moyens et gros laboratoires dans le monde et séduisirent les responsables de la veille technologique à la recherche de médicaments innovants déjà enregistrés. Le rédacteur en chef de *SCRIP* magazine vint même m'interviewer au siège de Bioprojet devant l'apothicairerie du XVIIe siècle dont l'image fit ainsi le tour du monde. La suite de l'histoire s'est déroulée progressivement et au cours des années les territoires initialement attribués à SKB ont été confiés à plusieurs partenaires. Ainsi l'Amérique latine, reprise entièrement par Ferrer, a été sous-licenciée aux laboratoires nationaux les plus puissants dans chaque pays.

Mais l'épopée japonaise mérite d'être racontée. L'épisode, évoqué dans le chapitre suivant, du contrat signé avec Shionogi et Bayer en 1991, qui nous avait libéré financièrement et permis la création de Bioprojet Pharma, nous avait dévoilé l'importance du pays du Soleil Levant. Reprenant alors notre bâton de pèlerin nous avons entamé, Jean-Charles, Philippe Goupit et moi-même, la visite presque systématique des principaux laboratoires japonais. La plupart se situaient à Osaka et… dans la même rue, de part et d'autre de Doshomachi. Dans cette rue mythique les apothicaireries vendant les drogues issues de la médecine traditionnelle se côtoyaient depuis le XVIIe siècle. Trois siècles plus tard, ces établissements devenus de puissants laboratoires, pour certains multinationaux, avaient gardé le même emplacement et y avaient installé leur siège social. Un pays de traditions… Pendant nos voyages il nous arriva d'avoir des réunions dans trois laboratoires différents pendant la même journée, en ayant parcouru à peine 500 mètres à pied. Ainsi reçurent notre visite Tanabe, installé dès 1604, Mitsubishi, déjà présent en 1678, comme Ono, depuis 1717, ou Takeda, depuis 1781 (et devenu depuis le premier laboratoire national japonais).

Quelle que soit l'importance de nos hôtes, le cérémonial était invariablement le même : après une attente minimale de quinze minutes dans une salle très moderne où nos places étaient assignées – toujours dos à la porte d'entrée –, un responsable de niveau élevé (au moins vice-président de la société) arrivait en faisant des courbettes très protocolaires et en inclinant la tête sans un mot. Suivait alors l'échange de cartes de visite, un véritable cérémonial. Ensuite, chacun se présentait brièvement, en commençant par le responsable du *business development* et, pour finir, le plus important membre de la délégation, qui ne se présentait pas lui-même mais était présenté par les autres. Le vice-président – c'était même parfois le président – n'ouvrait pas la bouche pendant tout l'entretien. De notre côté le scénario était bien rodé car les documents, dont la brochure relatant les principales étapes du développement préclinique et clinique, avaient été envoyés à l'avance depuis Paris. Sur place, nous présentions des diapositives qui en donnaient un résumé, Jean-Charles se chargeant de la recherche fondamentale, biochimique et pharmacologique, moi-même du développement clinique, tandis que Philippe évoquait les conditions d'une licence éventuelle. Côté japonais, l'histoire de notre hôte depuis sa création nous était immanquablement contée, son évolution impressionnante ainsi que son implantation dans le monde, le portefeuille de leurs médicaments et de leurs projets en cours, leurs chiffres d'affaires, le nombre d'employés, leurs centres de recherche, etc. Nos congratulations, d'ailleurs sincères, suivaient ces énumérations.

Des échanges et des discussions pouvaient intervenir pendant notre présentation mais, le plus souvent, nos interlocuteurs restaient réservés. Cette discrétion nous inquiétait au début mais nous avons vite compris qu'elle pouvait cacher un intérêt certain. Nous avons toujours pu conclure des réunions en parlant concrètement des termes du contrat éventuel. Le problème soulevé régulièrement était la nécessité de compléter notre dossier d'enregistrement français par des essais de biodisponibilité du médicament chez des malades japonais : on sait en effet qu'ils présentent des différences avec les Caucasiens, en ce qui concerne le métabolisme des médicaments. La fin du rendez-vous donnait lieu à une remise du cadeau que nous avions aperçu en arrivant dans un coin de la salle, foulard, cravate ou épingle de cravate, livre ou souvenir local. J'en ai gardé une vraie collection.

Les plus récents laboratoires japonais, créés à l'aube du xxe siècle, avaient vu le jour à Tokyo, que le Shinkansen – à l'époque le train le plus rapide du monde – nous permettait de rejoindre en deux heures. Le trajet nous offrait un vrai spectacle avec le ballet incessant de charmantes marchandes proposant des plateaux de sushi, nouilles, boissons ou thé accompagnés de gracieuses inclinations. À Tokyo, le déroulement des opérations avec Tokyo Tanabé, Japan Tobacco ou Sato ne présentait aucune différence. L'épisode de notre unique face à face avec Sato, un laboratoire de taille moyenne, nous a révélé combien, à la fin du xxe siècle, la culture ancestrale traditionnelle était encore vivace. Pendant plus de six mois notre voyage avait été précédé de nombreux courriers et échanges d'informations qui présageaient d'une rapide conclusion à Tokyo. Mais... que s'est-il passé cet après-midi-là ? En présence du président lui-même, M. Sato, une maladresse verbale, une phrase choquante ? Nous ne le saurons jamais. L'entretien s'est brusquement arrêté. Le président s'est levé sans un mot. D'un geste à ses collaborateurs, il a désigné les cadeaux, apparemment de valeur, qui nous étaient destinés et attendaient dans un coin de la pièce. Ceux-ci ont alors été « échangés » contre un modeste petit éléphant en peluche verte, l'emblème de Sato. Il a, malgré tout, fait la joie de mon petit-fils.

L'aventure de Tiorfan® au Japon s'est interrompue définitivement à Paris. Là encore, l'étape ultime avant la signature avait mobilisé une importante délégation dont le président lui-même qui avait laissé ses équipes réaliser toutes les négociations précédentes. De façon protocolaire et officielle, nous devions lui présenter un résumé illustré de la recherche et du développement de Tiorfan®. Arrivés à la découverte, pourtant sans conséquence chez l'homme, des tumeurs du lobe intermédiaire de l'hypophyse chez le rat, le président se lève, ferme son dossier et fait signe à ses collaborateurs de partir, tout cela sans un mot. Quarante ans après, je cherche toujours à comprendre.

Ces quelques revers n'ont pas empêché Tiorfan® de connaître un brillant succès international. Certes il n'est toujours pas enregistré, ni au Japon ni aux États-Unis, mais il est présent dans quatre-vingt-dix-huit pays dans le monde. En Europe, il a permis la création de la première filiale de Bioprojet, en Italie. En effet, en 1996, la filiale italienne d'Abbott, dirigée par Jean-Loup Rolland, cherchait un médicament enregistré pour occuper ses forces de vente en attendant l'arrivée d'un futur produit. Nous avons pu ainsi conclure un accord providentiel qui a permis de réaliser le lancement et la mise sur orbite rapide de Tiorfan® par les troupes aguerries d'un grand laboratoire américain… puis de le reprendre au bout de cinq ans. Cerise sur le gâteau, Jean-Loup, grand manager plein de dynamisme, au bord de la retraite, a alors rejoint Bioprojet. Une équipe d'une trentaine de ses délégués médicaux l'a également suivi. Ainsi est né Bioprojet Italia, la première de nos filiales européennes.

Cependant, Tiorfan® est toujours resté, depuis 1973, le seul antisécrétoire intestinal et le leader des antidiarrhéiques, en pédiatrie notamment. Bien au-delà de nos rêves les plus fous, plus de 160 millions de malades en ont déjà bénéficié dans le monde.

De l'intestin au cœur : de nouvelles indications pour nos inhibiteurs de peptidases

Jean-Charles Schwartz
et Jeanne-Marie Lecomte

« Les médicaments ont un seul nom mais plusieurs prénoms », c'est un adage que nous a dévoilé un jour Paul Janssen lors d'une visite à Beerse où Jeanne-Marie avait fait inviter Jean-Charles pour donner un séminaire sur l'histamine. L'adage signifie que les médicaments, bien que généralement utilisés pour une indication principale, présentent le potentiel d'être utiles pour traiter plusieurs affections, ce qui mérite d'être exploré. Cette règle de parcimonie est très appliquée dans l'industrie pharmaceutique, tant est long, difficile et coûteux le processus de développement des médicaments, processus que l'on cherche ainsi à amortir.

Deux découvertes combinées vont nous diriger vers le système cardio-vasculaire comme une nouvelle cible pour nos inhibiteurs d'enképhalinase, une peptidase maintenant dénommée officiellement néprilysine.

La première est due à une initiative de Bernard Malfroy-Camine, peu de temps avant qu'il ne quitte le laboratoire de l'Inserm pour effectuer un stage postdoctoral aux États-Unis. Il a eu la curiosité de rechercher s'il existait une forme soluble, circulante dans le plasma sanguin humain, de la néprilysine, une enzyme pourtant connue jusqu'alors comme essentiellement membranaire. De fait, il a parfaitement caractérisé l'existence d'une activité « enképhalinasique » dans des échantillons de plasma sanguin provenant du laboratoire de biologie clinique de l'hôpital voisin. Pour cela, il a appliqué la méthode de dosage que nous avions développée et vérifié que l'activité détectée était bien inhibée par le thiorphan avec l'affinité attendue. Cela nous a d'ailleurs permis ensuite de suivre, de manière peu conventionnelle il est vrai, la pharmacocinétique du médicament (son sort dans l'organisme, notamment dans le sang) après administration aux volontaires, par une simple mesure de l'activité enzymatique résiduelle dans leur plasma sanguin.

La seconde découverte réside dans la prise de conscience, que nous faisons assez rapidement, de ce que d'autres peptides que les enképhalines sont très bien coupés par la néprilysine. En effet, nous constatons rapidement que celle-ci est localisée, outre le cerveau, dans des organes dépourvus d'enképhalines. Cela signifie que sa fonction n'est pas uniquement « enképhalinasique ». Cela la distingue de l'acétylcholinestérase dont la seule fonction est l'inactivation de l'acétylcholine, ce qui tient à son action catalytique spécifique ainsi qu'à sa localisation restreinte aux synapses cholinergiques.

Néanmoins, c'est le professeur A. John Kenny qui, à l'Université de Leeds, a identifié un certain nombre d'autres peptides biologiques, neurotransmetteurs ou hormones, susceptibles d'être inactivés par la néprilysine.

En effet, peu de temps après notre publication princeps dans *Nature*, il prend contact avec Jean-Charles et propose de présenter un séminaire dans son laboratoire. Il expose alors ses travaux de plusieurs années sur *sa* « peptidase neutre de la bordure en brosse rénale » (c'est ainsi qu'il la désigne) dont il mesure l'activité par la quantification de l'hydrolyse de la chaîne B de l'insuline. Il pense qu'il s'agit d'une enzyme identique à *notre* enképhalinase car il a vérifié qu'elle est inhibée par le thiorphan : il revendique donc l'antériorité de sa découverte et nous annonce textuellement « qu'il veut faire retraverser le Channel à l'enzyme pour la ramener en Grande-Bretagne » ! Bien sûr, son travail, quoique de bonne qualité, est celui d'un pur biochimiste n'ayant pas, jusque-là, abordé la question du rôle fonctionnel de l'enzyme. En dépit du ton quelque peu agressif de son exposé, nous l'invitons à déjeuner dans un bon restaurant ; il nous rendra la pareille en nous invitant plus tard à donner un séminaire à Leeds, suivi d'un dîner dans un infect restaurant de cuisine française dénommé La Grenouille... une délicate attention envers les *frogs* (« citoyens français », dans un argot londonien plutôt péjoratif) que, manifestement, nous représentons à ses yeux.

Quoi qu'il en soit, au cours des années, Kenny a préparé l'enzyme rénale à l'état pur. Notre démarche l'ayant inspiré, il détermine alors systématiquement, ce qu'il est le seul à pouvoir réaliser à l'époque, lesquels des divers peptides messagers, neurotransmetteurs ou hormones, sont susceptibles d'être hydrolysés, donc inactivés, par la néprilysine.

L'un d'entre eux attire particulièrement notre attention, le peptide natriurétique auriculaire (ANP), qui vient d'être découvert par un chercheur canadien isolé, le docteur Adolfo de Bold. De manière surprenante, c'est une hormone sécrétée par le cœur, dont on ne soupçonnait pas jusqu'alors que c'était un organe endocrine. L'ANP exerce des actions diurétique et natriurétique (augmentation de l'excrétion d'eau et de sodium) visant à soulager le cœur, notamment en cas de surcharge pathologique : sa sécrétion est fortement accrue en cas d'insuffisance cardiaque.

Plusieurs laboratoires ont montré que, *in vitro*, « en tube à essais », plusieurs peptidases (aminopeptidases, ACE), outre la néprilysine, étaient susceptibles d'hydrolyser l'ANP. Mais lesquelles d'entre elles sont effectivement responsables de l'inactivation *physiologique*, *in vivo*, du peptide natriurétique après sa sécrétion par le cœur ?

En 1988, avec son premier inhibiteur sélectif, nous sommes les seuls à pouvoir vérifier chez l'homme si la néprilysine joue ce rôle – ce que nous entreprenons, dès lors, de réaliser. En effet, dans le cadre du développement de thiorphan comme médicament dans le traitement de la diarrhée, nous procédons à un essai clinique de phase 1 chez des volontaires sains en mesurant le taux du produit dans le plasma sanguin (indirectement en dosant l'activité enzymatique résiduelle de la néprilysine circulante). Nous profitons de cet essai pour mesurer les taux d'ANP dans une petite partie des échantillons de plasma et observons, à notre grande joie, un doublement des taux circulants de l'hormone chez les sujets ayant pris du thiorphan. Cet effet s'accompagne d'une augmentation du volume urinaire et de l'excrétion de sodium, un effet natriurétique modéré mais significatif. Les taux d'ANP circulants sont connus pour être déjà fortement accrus, sans doute de manière compensatoire, chez les patients en insuffisance cardiaque. Ils devraient l'être plus encore en traitant ces patients par un inhibiteur de néprilysine. Évidemment, cela suggère que ce nouvel agent devrait être utile dans le traitement de diverses affections cardio-vasculaires très répandues, telles que l'insuffisance cardiaque ou l'hypertension artérielle.

C'est un résultat important pour Bioprojet. Aussi, peu de temps après que nous l'avons obtenu, Jean-Charles ne peut s'empêcher de le dévoiler publiquement au cours d'un congrès à Las Vegas. Au cours de ce congrès, la chance avait souri à Jeanne-Marie dès la salle d'embarquement de l'aéroport puisqu'une machine à sous magique livra sous les yeux de joueurs éberlués son chargement complet de pièces soit trois grands sacs de *quarters.* Jeanne-Marie, qui pense avant tout à préserver, aussi longtemps que possible, le secret de notre découverte vis-à-vis de potentiels compétiteurs de Bioprojet, aimerait que nous nous abstenions d'en parler en public, notamment pour préserver nos droits à la protéger par une prise de brevet. Pour sa part, Jean-Charles voit mal comment on pourrait prendre un tel brevet et résiste mal à l'envie, commune à tout chercheur, de « raconter une belle histoire » de découverte. Il a donc préparé une diapositive décrivant ce résultat et l'a placée après celles prévues initialement pour son exposé, se laissant la possibilité soit de l'ignorer, soit de la présenter au dernier moment. Arrivant à la fin de l'exposé, il tourne un regard interrogateur vers Jeanne-Marie qui a pris place dans l'assistance et qui répond par un signe négateur. Néanmoins, l'envie est trop forte et, au dernier moment, il passe outre et présente la diapositive… avec un certain succès, dont témoigne l'empressement du public à photographier les résultats projetés et à griffonner des notes. Quelque temps après, un chercheur du laboratoire Bristol Myers Squibb (BMS) nous racontera que c'est à la suite de cette séance qu'ils ont lancé le *screen* (le « tri ») parmi leurs milliers d'inhibiteurs d'ACE (ils étaient à l'origine du premier d'entre eux, le captopril). Cela leur permettra de sélectionner l'omapatrilat, un inhibiteur mixte d'ACE et de néprilysine, dont l'histoire sera liée à la nôtre, comme on le verra plus tard.

Quant à nous, désireux d'explorer les indications cardiovasculaires potentielles du thiorphan, il nous semble difficile d'envisager pour une même molécule un emploi à la fois dans le traitement de la diarrhée et dans celui de l'insuffisance cardiaque. Cependant des circonstances heureuses vont nous éviter un choix difficile.

Nous avions commencé une collaboration avec un laboratoire de la faculté des sciences de Rouen dirigé par un couple de deux excellents chimistes, de réputation internationale pour avoir notamment découvert plusieurs voies de synthèse très originales, les professeurs Pierre et Lucette Duhamel. Ni l'un ni l'autre n'ont d'expérience en chimie pharmaceutique, même si Pierre a une formation initiale de pharmacien. Pierre est un homme modeste, d'une politesse exquise, doué d'une grande curiosité intellectuelle. En tant que chimiste, ce qui le caractérise c'est une vive imagination notamment pour inventer de nouvelles voies de synthèse. Son épouse, aussi modeste que son compagnon, a, plus que lui, « les pieds sur terre » et c'est une travailleuse acharnée. Tous deux sont profondément admirés par leurs collaborateurs et leurs étudiants auxquels ils se dévouent sans compter. Bioprojet a offert à l'un d'entre eux, Denis Danvy, une bourse de thèse. À l'issue de celle-ci, Denis viendra nous rejoindre lorsque nous créerons à Rennes un centre de recherche comportant un laboratoire de chimie. Nous allons vivre périodiquement, avec les Duhamel et leurs collaborateurs, des séances de travail chaleureuses, fructueuses et d'autant plus agréables qu'elles se déroulent souvent dans les salles de réunion de châteaux-hôtels de la belle campagne normande.

La première réalisation de ces chimistes, spécialistes reconnus de ce type d'opérations, a été le dédoublement de thiorphan. On sait, depuis les travaux de Pasteur, qu'un composé possédant un atome de carbone asymétrique (ayant quatre substituants différents) est, en réalité, constitué de deux produits chimiques distincts. Ce sont des énantiomères, désignés R et S (pour *rectus* et *sinister* en latin), dont la configuration dans l'espace diffère. Diffèrent également certaines de leurs propriétés physiques ou chimiques. C'est le cas du thiorphan. Étudiant séparément chacun des deux énantiomères, préparés dans le laboratoire des Duhamel, nous découvrons que, si les deux ont une même activité inhibitrice vis-à-vis de la néprilysine, le composé *Sin*, que nous baptisons immédiatement sinorphan (le nom, traduit en français en « orphelin du péché », est-il bien trouvé ?), est bien plus actif sur l'ACE que son frère. C'est donc lui qui est le mieux adapté à une éventuelle utilisation cardiovasculaire, les inhibiteurs d'ACE représentant une des classes de médicaments les plus utilisés dans l'hypertension artérielle et l'insuffisance cardiaque. C'est lui que nous choisirons donc pour cette nouvelle orientation de notre activité.

Pressés de publier cette intéressante découverte, vers la fin de 1987, nous envoyons un manuscrit au *Journal of Experimental Pharmacology and Therapeutics*, où il est immédiatement accepté et programmé pour une publication dans le numéro de novembre.

Le 11 novembre 1987, nous mettons à profit le jour férié chômé pour nous occuper de protéger de nouveaux composés synthétisés, sous forme d'extensions du brevet de thiorphan. Nous rendons donc visite, dans un petit bureau de style XIXe siècle d'un appartement bourgeois du boulevard des Batignolles, à M. Bernasconi. C'est un agent de brevet expérimenté et extrêmement astucieux (entre nous, nous disons de lui « malin comme un singe »). Au cours d'une conversation à bâtons rompus, nous lui racontons l'histoire du dédoublement de thiorphan et l'intérêt potentiel du sinorphan. Il nous arrête : « Savez-vous que vous pouvez très bien protéger cette découverte par un brevet ? » Jean-Charles, confus, baisse la tête et répond que l'article décrivant la découverte a malheureusement dû être publié au début du mois dans une revue américaine… Ce qui, bien entendu, condamne la prise de brevet.

Néanmoins, pris d'un doute, Jean-Charles rejoint vite son laboratoire pour constater que le numéro de novembre de la revue en question ne nous est toujours pas parvenu. Il passe immédiatement un coup de téléphone au périodique aux États-Unis (où, par chance, la victoire du 11 Novembre, à laquelle les Américains ont pourtant largement participé, n'est pas chômée) pour s'enquérir de la date de parution de notre article : « Je suis tout à fait désolé, monsieur, en raison d'une grève de la production, le public ne pourra pas avoir accès à votre article avant le mois prochain. » On ne pouvait pas nous faire plus grand plaisir ! Nous rédigeons fébrilement la demande de brevet dans la nuit et en effectuons le dépôt dès le lendemain.

Une chance inespérée : par la suite, elle permettra la survie de Bioprojet.

En effet, nous commençons à explorer l'utilisation du sinorphan dans les affections cardio-vasculaires. Pour les études précliniques nous nous adressons à Jean Bralet. C'est un ami commun de Jeanne-Marie, qui a fait ses études de pharmacie en sa compagnie et le certificat de pharmacodynamie, où il était son « binôme », et de Jean-Charles, qui a partagé sa paillasse pendant leurs travaux de thèse. Jean est un homme réservé, sans ambition personnelle démesurée, malheureusement peu confiant en ses qualités scientifiques, qui sont pourtant grandes. Professeur de physiologie à la faculté de pharmacie de Dijon, il est très accaparé par son enseignement. Il a publié des articles solides, mais de portée assez modeste jusqu'ici. C'est avec plaisir qu'il accepte notre proposition de collaborer sur un sujet original. Il va, notamment, montrer l'intérêt du sinorphan chez le rat hypertendu. Notre collaboration durera plusieurs décennies et Jean rejoindra même Bioprojet lorsqu'il prendra sa retraite universitaire. Jusqu'à son décès, il continuera à nous faire bénéficier de son excellente connaissance de la littérature cardio-vasculaire. Il déclarera un jour à Jeanne-Marie que « ses années à Bioprojet furent les plus belles de sa vie ».

D'emblée trois indications majeures se profilaient pour le sinorphan, l'hypertension artérielle, l'insuffisance cardiaque et l'hypertension artérielle pulmonaire, sans oublier l'insuffisance rénale. Nous étions surexcités à l'idée de nous lancer dans les domaines cardio-vasculaire et rénal qui nous paraissaient plus nobles que la gastro-entérologie.

Sans attendre, Jeanne-Marie, bravant l'interdiction de faire des essais cliniques en dehors d'une étude officielle à l'hôpital, décide d'essayer le produit sur elle-même (l'aveu est véniel : quarante ans plus tard, il y a prescription…). Durant deux week-ends consécutifs, elle mesure précisément sa consommation d'eau et le volume d'urines émises en vingt-quatre heures après la prise de sinorphan puis celle de placebo. Quelle heureuse surprise que de constater le doublement de la diurèse sous sinorphan !

Dès le lundi, elle court rencontrer le professeur Raymond Ardaillou, éminent néphrologue, directeur d'unité Inserm à l'hôpital Tenon où il dirige le service d'exploration fonctionnelle. La physiologie du glomérule et l'urémie chronique sont ses grands thèmes de recherche. Avec une extrême gentillesse il écoute attentivement la présentation du sinorphan, son mécanisme d'action… et l'histoire de l'essai « sauvage et iconoclaste ». Ses yeux brillent d'intérêt et il propose de vérifier chez des malades graves l'effet du sinorphan. Sitôt dit sitôt fait, un essai contrôlé chez douze patients cirrhotiques en insuffisance rénale sévère met en évidence une augmentation des taux d'ANP plasmatiques et une stimulation de la diurèse sous traitement. Parallèlement, Thierry Hannedouche, qui préparait sa thèse sur certaines fonctions rénales à l'hôpital Cochin, organise un essai chez dix volontaires sains sans trouble de la tension artérielle. Il démontre qu'une administration unique de sinorphan double les taux d'ANP circulant et augmente très significativement les taux de filtration glomérulaire une heure après la prise du médicament.

En dépit de notre enthousiasme, nous ne pouvons envisager de développer toutes les indications potentielles du sinorphan. Les études du marché et la connaissance des domaines de prédilection des groupes pharmaceutiques internationaux nous incitent alors à privilégier l'hypertension artérielle, l'insuffisance cardiaque et éventuellement l'hypertension artérielle pulmonaire, cette dernière étant une maladie extrêmement grave (car sans traitement, elle est mortelle à moins d'une greffe totale cœur-poumon). C'est ainsi que trois amis de Jeanne-Marie, cardiologues des hôpitaux, Jean-Claude Khan à Poissy, Denis Duboc à Cochin et Jean-Luc Dubois-Randé à Créteil, se déclarent heureux de participer au développement clinique de ce qui apparaît constituer une nouvelle classe thérapeutique. Ils acceptent de traiter quatorze malades souffrant d'insuffisance cardiaque sévère pendant dix jours. Leurs taux d'ANP, bien que déjà trente fois supérieurs à la normale, triplent dès le premier jour du traitement, et la précharge cardiaque, évaluée au moyen d'une sonde de Swan-Gang, diminue significativement. Ces résultats très favorables sont confirmés à l'hôpital Cochin chez douze malades en insuffisance cardiaque chronique stabilisée. Tous ces résultats sont publiés dans une lettre au *Lancet*, laquelle est ensuite reprise dans plusieurs journaux de vulgarisation scientifique. Des chercheurs de différents pays continuent par ailleurs à nous proposer des essais dans des domaines variés. Ainsi à St George's Hospital de Londres, Donald Singer utilise le sinorphan dans la prévention du glaucome pour diminuer la pression intraoculaire. L'ANP et le sinorphan stimulent décidément les imaginations !

Toute cette activité, qu'en bons scientifiques (*publish or perish*) nous dévoilons publiquement, ne va pas manquer d'attirer l'attention de plusieurs multinationales qui se sont illustrées dans la création et la commercialisation à grande échelle de médicaments cardio-vasculaires. Depuis quelques années, elles recherchent infructueusement des pistes nouvelles. Nous l'avons vu avec BMS et nous n'allons pas tarder à le voir avec Bayer, connu pour avoir développé dans le passé la classe des bloquants calciques qui ont rencontré un succès mondial mais dont la recherche est en train de s'essouffler.

Jean-Charles reçoit un matin un appel téléphonique d'une chercheuse d'un laboratoire de recherche de Bayer à Leverkusen qui essayait en vain de mettre au point un dosage de la néprilysine. C'est bien volontiers, et gracieusement, que nous répondons à sa demande de conseil et nous acceptons même de l'accueillir pour un bref stage au laboratoire. Les liens sont noués et, peu de temps après, à leur demande, nous recevons au domicile de Jeanne-Marie, dans un bel hôtel du Marais devenu en partie le siège de Bioprojet, des responsables de Bayer pour une première prise de contact.

Nous sommes très attentifs à leurs offres de collaboration. En effet, Bayer a une forte expérience dans le domaine cardiovasculaire et nous savons que le développement de médicaments dans ce domaine requiert des études de longue durée, sur plusieurs milliers de patients. De toute évidence, c'est hors de portée de la petite société Bioprojet qui, à l'époque, compte cinq employés.

Nous nous engageons dans la négociation d'un contrat de collaboration. Elle sera longue, ardue, souvent tendue, égrenant les réunions dans des lieux divers. Deux épisodes furent particulièrement pénibles, en Allemagne. Le premier a eu lieu au siège de Bayer, où l'on nous a pourtant déroulé le tapis rouge, nous faisant visiter le musée de l'entreprise et la riche cave des vins, français pour la plupart, réservée aux cadres de l'entreprise. Malgré l'accueil chaleureux, Jean-Charles se sent mal à l'aise à la pensée de ce qui se passait dans ces lieux pendant la dernière guerre et la participation de l'IG Farben, dont dépendait Bayer, aux expérimentations sur des déportés, peut-être des membres de sa famille, largement décimée à cette époque.

Comme il est clair que la compagnie a grand besoin d'un produit innovant, nous n'hésitons pas à élever nos prétentions

– peut-être au-delà de ce qui serait réaliste : nous exigeons, par exemple, de lui vendre la matière première du sinorphan, que nous avons l'intention, très patriotique, de faire fabriquer en France, alors que Bayer est l'un des premiers chimistes mondiaux et que nous n'avons pas la moindre usine... De plus, nous souhaitons réserver à Bioprojet la commercialisation du médicament en France. En outre, nous sommes en train de négocier en parallèle un accord pour la commercialisation au Japon avec la société Shionogi, alors que Bayer aurait préféré une licence mondiale. Les pourparlers s'étirent donc en longueur. Désireux d'en finir, nos partenaires nous proposent une négociation « au finish » dans un lieu calme et isolé et nous convient dans un hôtel luxueux, au milieu des bois de la Forêt-Noire. Nous nous y rendons tous deux avec Philippe Goupit, un pharmacien qui vient de rejoindre Bioprojet.

Difficile de ne pas voir, avec le recul, à quel point nous étions alors des néophytes : nous étions accompagnés par un avocat franco-français, bredouillant un peu d'anglais, buvant sec et, surtout, inquiétant fortement nos futurs partenaires par des propositions financières pour le moins insolites.

Ce séjour a duré près d'une semaine. Il demeure l'un de nos pires souvenirs professionnels. En effet, étant celui d'entre nous qui parlait le mieux anglais, Jean-Charles est constamment sur la sellette, alors que ses connaissances sur la fabrication, le développement et la réglementation des médicaments sont pour le moins succinctes à cette époque et que nous avons face à nous des gens bien plus expérimentés. Nous demandons souvent des interruptions de séance pour convenir, entre nous, des réponses, et nous nous accordons parfois avec difficulté. Les négociateurs de Bayer tentent de nous imposer diverses conditions techniques contraignantes afin de limiter celles de nos exigences qu'ils avaient été obligés d'accepter. De jour en jour, la tension monte entre nous et si, au début, nous partagions courtoisement nos repas à la même table, par la suite, d'un commun (dés)accord, nous avons résolu de le faire en deux tables séparées. Dès lors, les convives prennent leur repas dans cet hôtel de luxe à la nourriture trop riche en se regardant de loin en chiens de faïence. Le seul moment de détente, Jean-Charles et Philippe le trouvent en allant, de bon matin, courir dans la forêt mais le reste de la journée est une épreuve car nous sentons avec angoisse s'éloigner la conclusion d'un accord pourtant critique pour l'avenir de Bioprojet.

Après un ultimatum de nos partenaires (nous allions écrire nos adversaires, tant la tension entre nous était devenue forte !) sur un point dont nous nous souvenons mal, nous nous concertons longuement et refusons de céder, jouant ainsi le tout pour le tout… et provoquant la fin de la négociation, qui s'arrête *sine die*.

Si, en un sens, nous sommes soulagés d'arrêter ces séances pénibles, cette issue nous laisse cependant un goût amer et il nous faudra plusieurs jours pour nous en remettre. Notre intransigeance, une évaluation erronée de l'envie des responsables de Bayer nous ont conduits à un échec d'autant plus regrettable que la collaboration que nous avions avec l'Institut Mérieux pour développer Tiorfan® vient de s'arrêter et, avec elle, le financement du personnel de Bioprojet et des recherches en cours.

Toutefois, notre angoisse et nos regrets sont de courte durée : peu après, nous recevons un appel au téléphone du responsable en chef des négociations de Bayer, très conciliant, très souriant – du moins l'imaginons-nous (nous le surnommons entre nous « dents blanches »). Il nous propose de reprendre les négociations sur une base nouvelle, ce que nous acceptons avec soulagement. Nous nous faisons alors assister par maître de Suremain, un avocat d'affaires expérimenté, de la très réputée firme américaine Baker et McKenzie, recommandé par la belle-fille de Jeanne-Marie. Cet homme calme, habile négociateur arrondissant astucieusement les angles, se révèle nettement plus rassurant pour Bayer que les néophytes en négociations internationales que nous sommes. Dès lors, les concessions se multiplient des deux côtés et, en peu de temps, un accord est signé. À notre grand soulagement, il prévoit une avance financière suffisamment confortable pour assurer la survie de Bioprojet. Grande émotion au moment où, scrutant l'écran de notre ordinateur, nous avons vu apparaître le premier versement libérateur ! Suivit une invitation pour assister aux ballets de Pina Bausch, résidente à Wuppertal, dont Bayer était le mécène principal. Tout allait pour le mieux, d'autant plus que, peu après, nous donnons licence du sinorphan à la société japonaise Shionogi, là encore avec une bonne avance financière.

Les deux premières années du partenariat sont idylliques. Nos échanges scientifiques tripartites à Paris, à Osaka ou à Leverkusen sont fructueux et agrémentés de soirées où chacun rivalise d'attentions : réceptions et dîners de rêve chez Shionogi à Osaka ou chez Bayer à Wuppertal, récitals de piano chez Jeanne-Marie, échanges de cadeaux, visites à Osaka le soir de la fête des cerisiers en fleurs.

Un développement coordonné du produit entre nos deux licenciés, sous notre contrôle, tel que prévu dans les deux contrats, s'organise. Il se déroule comme prévu, de manière relativement harmonieuse, avec des réunions de travail pour lesquelles les représentants des trois parties se retrouvent alternativement dans chacun des trois pays. Mention particulière pour l'une de ces réunions à Osaka, capitale de l'industrie pharmaceutique nippone. La ville a pour principal intérêt touristique un château « médiéval »... en béton. En revanche, nous, qui ne connaissions de la gastronomie nippone que la version bien médiocre des restaurants parisiens, nous y avons découvert la subtilité exquise des plats traditionnels. La réunion s'est terminée par une réception au cours de laquelle, après les toasts d'usage, nous avons été entraînés dans un karaoké, contraints de chanter en français avec les Japonais qui, eux, la connaissaient par cœur, la chanson « Poupée de cire, poupée de son », qui ne faisait pas vraiment partie de notre répertoire.

Hélas, un essai international en double aveugle, d'ampleur respectable, sur l'insuffisance cardiaque, lancé par Bayer, se révéla négatif. La seule augmentation, somme toute assez modeste, du taux de peptide natriurétique que produit le sinorphan ne suffit vraisemblablement pas à provoquer une amélioration perceptible dans cette indication. Dès ce résultat paru, notre partenaire Bayer nous demande de venir à Wuppertal. Étonnée par le ton inhabituel de la demande, Jeanne-Marie prend l'avion avec Antoine Tarral, un médecin nouvellement arrivé à Bioprojet et qui parle allemand. À l'aéroport de Cologne, où d'ordinaire nous attend un chauffeur, personne : ni pancarte au nom de Bioprojet ni belle limousine... Antoine comprend plus vite que Jeanne-Marie, abasourdie par ce très nouveau manque d'égards, et loue une voiture pour parvenir au rendez-vous. La douche froide s'abat alors sans ménagement : Bayer annonce brutalement son retrait. Et tout comme l'arrivée, le retour est solitaire et sans égards.

La roche Tarpéienne était proche du Capitole : « l'enfant du péché » avait apparemment un défaut génétique. Il est mort-né.

Pendant ce temps, notre collaboration avec le laboratoire rouennais du couple Duhamel se poursuit afin d'améliorer les inhibiteurs de néprilysine en en synthétisant de nouveaux. Nous constatons alors que certains composés synthétisés possèdent, outre leur propriété principale, une certaine activité inhibitrice de l'ACE. Dans un premier temps, nous essayons de supprimer cette activité ACE dans les composés synthétisés : celle-ci peut s'avérer gênante car conduisant à une diminution de pression artérielle non souhaitée pour des composés utilisés en gastro-entérologie. Mais après réflexion, il nous apparaît que ce que nous voyons comme un défaut pourrait être transformé en avantage. En effet, si nous réussissons à réunir dans une même molécule les pouvoirs inhibiteurs des deux enzymes, néprilysine et ACE, nous devrions agir simultanément et bénéfiquement sur deux systèmes hormonaux régulant le système cardio-vasculaire : le système rénine-angiotensine qu'il convient d'inhiber et le système des peptides natriurétiques, qu'il convient de favoriser.

La difficulté, dans une telle entreprise où la molécule doit agir simultanément sur deux cibles différentes, est d'obtenir qu'elle présente une même affinité vis-à-vis de chacune des cibles, faute de quoi l'intérêt par rapport à l'administration simultanée de deux molécules distinctes disparaît. Assez rapidement nous réussissons cet exploit en obtenant le fasidotril, un composé original (donc brevetable), strictement équipotent sur l'ACE et la néprilysine, actif par voie orale. Nous venons de créer une nouvelle classe, très prometteuse, de médicaments cardio-vasculaires. Ils seront, par la suite, baptisés « inhibiteurs de vasopeptidases ». Quelle pourrait être leur meilleure utilisation ?

L'insuffisance cardiaque nous paraît l'indication la plus évidente. En effet, dans cette pathologie, deux systèmes hormonaux ayant des effets opposés sont activés : d'une part, le système rénine-angiotensine responsable de vasoconstriction, hypertrophie cardiaque et de rétention saline et, d'autre part, les peptides natriurétiques ayant des effets relaxants des vaisseaux et des effets diurétiques avec élimination de sel. Le fasidotril, en bloquant le premier et favorisant le second, devrait avoir un grand intérêt dans cette pathologie très répandue et souvent mortelle.

C'est encore Jean Bralet qui, dans son laboratoire universitaire dijonnais, montre l'intérêt du fasidotril sur un modèle d'insuffisance cardiaque chez le rat. Celui-ci consiste à provoquer des infarctus par ligature de coronaire, laquelle entraîne, chez les rats survivants, une hypertrophie cardiaque et une survie limitée. Sans hésiter et avec notre aide financière, Jean et son équipe mettent en œuvre un plan expérimental ambitieux : deux cents rats sont opérés et suivis pendant plusieurs mois. Comme nous l'espérions, un traitement précoce de ces animaux par fasidotril réduit l'hypertrophie de leur cœur et prolonge significativement leur survie. À Rouen, Christian Thuilliez, élève du professeur Giudicelli, compagnon d'études de Jeanne-Marie et d'internat de Jean-Charles, et recommandé par celui-ci, compléta ces études sur le chien.

Très enthousiasmés par ces résultats, nous entamons le développement du fasidotril comme médicament. C'est ainsi que nous commandons une synthèse chimique industrielle de la matière première et des études réglementaires de sa toxicité chronique chez deux espèces animales, ce qui nous autorise à démarrer l'étude de fasidotril en phase 1, sur volontaires sains. Ces diverses études sont, certes, relativement coûteuses pour la petite société Bioprojet, qui prend un risque certain à cette occasion. Nos tempéraments diffèrent, mais ils s'accordent. Jeanne-Marie manifeste sa capacité à prendre immédiatement des décisions qui engagent l'avenir de notre entreprise : elle-même se qualifie ironiquement d'« hyperactive primaire ». Jean-Charles est plus hésitant par nature, mais il est, comme elle, convaincu du très grand intérêt du projet. C'est donc d'un commun accord que nous nous engageons avec enthousiasme dans le développement de fasidotril.

Les études toxicologiques réglementaires sont rapidement menées pour commencer les études cliniques dans l'hypertension artérielle. En effet, les preuves d'efficacité nous paraissent déjà acquises avec le sinorphan. L'étude de la tolérance et la pharmacocinétique chez les volontaires sains est accomplie très vite à Rouen dans une nouvelle société (Cemax) créée grâce à l'Agence nationale de valorisation de la recherche (Anvar). Une grande complicité s'établit entre Jeanne-Marie et son créateur, le docteur Chrétien, qui partagent le même esprit entrepreneurial.

La petite équipe dynamique et passionnée de Bioprojet, réunie par Jeanne-Marie, s'élargissait avec des amis de fac comme, en préclinique, Anaïs Krikorian qui avait acquis une expérience industrielle solide chez Pierre Fabre, en clinique, Robert Koen, un ancien chef de clinique de cardiologie et, surtout, Louis de Paillette et, enfin, Philippe Goupit pour le *business développement.*

À ce stade initial du développement, les dépenses sont encore bien couvertes par les apports financiers de Tiorfan® et sinorphan. En effet, les accords de licence conclus pour ces deux médicaments génèrent des bénéfices qui sont intégralement réinvestis dans la recherche. Par contre, le développement complet d'un médicament dans l'hypertension ou l'insuffisance cardiaque nécessite des essais cliniques de longue durée sur des milliers de patients. Ce n'est évidemment pas envisageable pour nous seuls et il nous faut, de nouveau, conclure un accord avec une société pharmaceutique de taille suffisante.

Nous n'avons pas à effectuer une recherche active du partenaire : il se présente de lui-même, attiré par nos publications. L'importante compagnie pharmaceutique bâloise Ciba-Geigy (fusionnée plus tard pour devenir Novartis) est la première à nous contacter. C'est Jean Bralet qui présente aux candidats à une licence les résultats de nos études. Il le fait dans un anglais parfait : bien que peu familier de cette langue, il a appris sa « leçon » par cœur et, si une question se présente, il se tourne vers nous pour faire la réponse. La présentation est convaincante, de même que l'examen des dossiers par le licencié potentiel, et un contrat est rapidement signé, prévoyant un versement initial très bienvenu et non remboursable. Cependant le mariage prometteur n'est pas consommé : avant même que ne s'engage la collaboration pour développer le fasidotril, le licencié nous annonce poliment que, pour des raisons demeurées obscures, il se retire.

Aussi, convaincue que seule une démonstration clinique pourrait décider un licencié, Jeanne-Marie se lance tête baissée dans une large étude contrôlée dans l'hypertension artérielle avec l'aide de Louis de Paillette, jeune médecin enthousiaste, que nous avait présenté Évelyne, sa tante, laquelle avait rejoint Bioprojet auparavant. Nous nous demandons encore comment, avec seulement une jeune assistante de recherche clinique, Isabelle Buffet, nous avons pu, à trois, réaliser en dix-huit mois cette étude (que nous dénommerons par la suite « Fangio »). Elle inclura cent soixante-cinq patients en France et en Hollande et nous en assurerons nous-mêmes le monitoring, la gestion des données et le rapport clinique ! Cet exploit ne serait certainement plus possible aujourd'hui. On peut le regretter : l'excès de réglementation actuelle ne risque-t-il pas de tuer le progrès thérapeutique ?

Nous avons peu de temps pour nous lamenter de l'abandon de Ciba-Geigy : très vite, nous sommes contactés par Eli Lilly, un des premiers laboratoires internationaux. C'est un tournant décisif pour Bioprojet. Même si l'entreprise ne manque pas de ressources, comme le souligne la remarque ironique de Jean Bralet à Jeanne-Marie : « Pourquoi cherches-tu de nouveaux produits puisque tu les vends, chacun, deux fois ! »

L'activité d'Eli Lilly est, à l'époque, essentiellement tournée vers le traitement des affections psychiatriques et du diabète mais ses dirigeants désirent se diversifier en développant des médicaments cardio-vasculaires. Ils sont intéressés par le fasidotril car ils souhaitent aborder ce nouveau domaine avec un médicament innovant. Peut-être aussi ont-ils appris que les laboratoires BMS (Bristol Myers Squibb), très spécialisés dans ce même domaine, sont en train de développer un médicament au même mode d'action que le fasidotril, l'omapatrilat, un produit qui associe, comme le nôtre, les deux activités. Ils furent rapidement prêts à commencer des essais cliniques. C'est alors que Gary King vint de Princeton proposer à Jeanne-Marie d'échanger, sous accords de confidentialité réciproques, toutes les données disponibles sur nos deux produits, afin de nous accorder pour n'en développer ensemble qu'un seul. « Que le meilleur gagne ! », dit-il. Dans leur analyse, ce fut l'omapatrilat… et ils renoncèrent à tout accord avec nous. BMS poursuivit seul un fantastique développement clinique sur plus de cinq mille patients, porté par les prévisions mirobolantes des analystes financiers. Nous avons alors surfé sur cette vague pour le fasidotril et accueilli les propositions d'Eli Lilly, probablement impressionné par les rumeurs boursières sur notre concurrent.

Toujours est-il que nous recevons bientôt la visite d'un négociateur très sympathique, avec un accent marqué du sud des États-Unis, très intéressé par la course automobile – ce n'est pas étonnant, le siège de la compagnie est à Indianapolis –, qui vient entamer des négociations, manifestement décidé à aboutir. Il est suivi par une équipe de spécialistes des divers domaines du développement pharmaceutique qui viennent évaluer nos dossiers, qui sont étalés dans les diverses pièces du domicile de Jeanne-Marie… et siège de Bioprojet. Cette étape de l'examen (la *due diligence*) ayant été franchie avec succès, une équipe de négociateurs financiers prend la suite. Estimant sans doute que le bureau où nous offrons de les accueillir chez Jeanne-Marie, pourtant très spectaculaire car il est meublé d'une belle apothicairerie du XVIIe siècle, n'est pas suffisamment confortable, ils nous invitent à poursuivre ces négociations dans un des luxueux hôtels de la capitale, l'Intercontinental, près de la place Vendôme, où toute l'équipe est descendue. Les négociations avancent assez rapidement, nos prétentions sont aisément acceptées et le processus est accéléré par la visite que nous rend Sydney Taurel, le P-DG. Originaire du Maroc, il est francophone, ce qui facilite les choses. Nous le recevons chez Jeanne-Marie qui a eu à cœur de le servir royalement : il y a du homard au dîner ! Le homard n'y est sans doute pour rien, mais le contrat est rapidement signé. Il est vrai qu'il est rare de trouver à vendre des projets de molécules « *first-in-class* » ayant déjà fait leurs preuves en clinique, dans des domaines où le marché est aussi large que ceux de l'hypertension et de l'insuffisance cardiaque.

Entre-temps, la concurrence de BMS nous y ayant poussés et Jeanne-Marie ayant senti que cela ne peut que faciliter la décision de licenciés potentiels, une large étude avait été entamée. Eli Lilly prend « le train en marche », constitue une large équipe opérationnelle et c'est à ce moment que l'étude est baptisée « Fangio », du nom du célèbre pilote de voiture de course : aucun doute, tout le monde est pressé d'aboutir !

À la même époque nous avons des nouvelles de l'omapatrilat, le composé concurrent développé par Bristol Myers Squibb (BMS). Comme le fasidotril, il s'agit d'un inhibiteur mixte d'ACE et néprilysine, mais plus puissant sur l'ACE que sur la néprilysine alors que fasidotril est strictement équipotent sur les deux enzymes. BMS a entamé de grosses études dans l'hypertension artérielle et l'insuffisance cardiaque, avec des nombres de patients impressionnants. Fin 1999, BMS dépose devant l'agence américaine du médicament, la Food and Drug Administration (FDA), une demande d'autorisation de mise sur le marché pour omapatrilat. Cependant, au cours de l'examen du dossier, l'Agence soulève des difficultés : elle a décelé la survenue lors des essais cliniques d'un effet secondaire rare mais très grave, l'angiœdème ou œdème de Quincke. C'est un gonflement brusque des muqueuses et tissus sous-cutanés, notamment au niveau de la langue et de la gorge, qui, dans les cas les plus graves, est susceptible d'entraîner une asphyxie. Les responsables de BMS attribuent ce rare effet secondaire au hasard et restent confiants, considérant qu'il ne devrait pas se reproduire de manière significative sur un plus grand nombre de patients. BMS retire donc sa demande d'autorisation et prépare une très large étude sur vingt-cinq mille patients dont la fin est programmée en 2002. À ce moment les analystes boursiers prévoient pour omapatrilat un avenir radieux de blockbuster, c'est-à-dire un médicament dont la vente devrait produire un chiffre d'affaires annuel de plusieurs milliards de dollars. Inutile de le préciser, de notre côté, ces chiffres nous laissent espérer pour le fasidotril un avenir commercial tout aussi radieux...

Il faudra rapidement déchanter : le développement d'omapatrilat est brusquement interrompu, vraisemblablement à la suite de la survenue de nouveaux cas d'angiœdème. L'explication scientifique de cet effrayant effet secondaire réside dans une augmentation des taux de bradykinine, un peptide inflammatoire vasoactif qui dilate les vaisseaux et augmente leur perméabilité. La bradykinine est dégradée principalement par l'ACE et, également, quoiqu'à un moindre degré, par la néprilysine. L'inhibition conjointe des deux enzymes prévient l'inactivation du peptide vasoactif et produit une forte augmentation de son taux, particulièrement dangereuse chez un petit nombre de sujets.

Nous n'avons pas observé de cas d'angiœdème dans nos études avec le fasidotril, peut-être parce que, contrairement à l'omapatrilat, il ne présente pas une activité préférentielle sur l'ACE. Toutefois le nombre de sujets ayant reçu le fasidotril étant plus limité, il n'est peut-être pas suffisant pour observer ce rare effet secondaire. En tout état de cause, ni Eli Lilly ni nous-mêmes ne voulons prendre le risque de continuer les traitements : omapatrilat entraîne dans sa chute le fasidotril et le développement des deux produits est interrompu. Rideau.

La recherche pharmaceutique est assurément un exercice à double tranchant. L'enjeu est élevé : pour les patients, c'est la santé, et parfois la survie, pour les entreprises pharmaceutiques, des coûts et profits parfois considérables. C'est aussi un exercice à haut risque : pour les patients au premier chef, bien sûr, quand les effets secondaires s'en mêlent, mais aussi pour les entreprises pharmaceutiques – et une proportion élevée de candidats médicaments disparaît prématurément à l'occasion de la survenue d'un effet secondaire grave, souvent imprévisible au moment des études précliniques.

Cependant les bons résultats de Fangio, joints à notre volonté affirmée, ont été largement récompensés. Outre l'apport financier salvateur, les deux années de collaboration avec Eli Lilly, pendant lesquelles les échanges franco-américains ont été réguliers et chaleureux, nous ont appris le fonctionnement, par équipe pluridisciplinaire, des Big Pharma.

Certes, nos tentatives successives d'aborder le traitement des affections cardio-vasculaires par deux produits innovants se sont soldées par un double échec. En réalité, c'est le sort d'une proportion élevée de molécules nouvelles (93 % d'entre elles, entrées en développement, n'atteignent pas l'autorisation de mise sur le marché). C'est particulièrement le cas lorsqu'elles appartiennent à une nouvelle classe thérapeutique.

Toutefois notre entreprise n'a pas été inutile, et ce d'un double point de vue.

Tout d'abord, notre découverte d'un moyen de mettre en œuvre les effets cardio-vasculaires bénéfiques des peptides natriurétiques endogènes en inhibant leur dégradation par la néprilysine a ouvert la voie, par la suite, à une belle application thérapeutique. En effet, en associant d'une manière très astucieuse un inhibiteur de néprilysine avec un antagoniste de l'angiotensine plutôt qu'avec un inhibiteur d'ACE comme BMS et nous l'avions fait, les laboratoires Novartis ont réussi, comme nous, à agir simultanément sur les deux voies hormonales du contrôle cardio-vasculaire mais, cette fois, en évitant, dans une large mesure, de mettre en jeu la bradykinine. Le médicament issu de cette démarche, Entresto®, est, quant à lui, apparemment assez bien toléré et couramment utilisé aujourd'hui dans le traitement de l'insuffisance cardiaque. Nous sommes assez fiers d'avoir ouvert la voie.

Par ailleurs, les débuts de développement du sinorphan et du fasidotril, les licences accordées à des multinationales pharmaceutiques sur ces deux produits avant leur échec, ont apporté à Bioprojet un bol d'air, une certaine aisance financière. C'est elle qui a permis à notre jeune société de continuer à prendre des risques et de se lancer dans le développement de nouveaux produits « *first-in-class* », c'est-à-dire très innovants car fondés sur un nouveau mécanisme d'action. C'est là un nouveau chapitre de notre aventure : celui de l'histamine.

L'histamine ou la mauvaise réputation

Jean-Charles Schwartz

Je me serai intéressé à cette substance durant toute ma vie scientifique...

Au moment où je fais connaissance avec cette substance (imidazole éthylamine) endogène qu'est l'histamine, elle est connue essentiellement pour son rôle nocif. En effet, elle est largement responsable du déclenchement des manifestations allergiques, notamment du choc anaphylactique. C'est une chute brutale de la pression artérielle, accompagnée d'une dépression cardiaque, survenant chez des sujets présentant un terrain allergique : un phénomène d'exagération pathologique de la réponse immunitaire face à un antigène généralement étranger à l'organisme (cacahuètes, venin de guêpes, etc.). Ces manifestations graves, pouvant conduire au décès, résultent principalement d'une libération massive d'histamine dans la circulation à partir des mastocytes. Ces cellules stockant l'histamine sont dispersées dans l'organisme, principalement dans l'intestin où on suppose que l'évolution les a mises en place pour lutter contre l'invasion des helminthes et autres parasites. Par ailleurs, on connaît bien l'action de l'histamine sur les cellules pariétales de l'estomac : elle déclenche la sécrétion d'acide chlorhydrique, et on soupçonne, autre action nocive, qu'elle pourrait intervenir dans la production des ulcères gastriques, mais cela reste à démontrer.

Je me suis marié, de manière irrévocable, à l'histamine le jour où j'ai décidé d'entamer une thèse de sciences, à l'issue de cinq années d'études de pharmacie suivies d'un certificat de spécialisation en pharmacodynamie. Ce certificat élitiste (nous étions seulement six pharmaciens, admis sur concours) durait une année complète au cours de laquelle, étroitement encadrés par des chercheurs, nous étions entraînés à diverses disciplines autour de la recherche sur le médicament, notamment par des expérimentations quotidiennes sur l'animal d'expérience. Des conférences données par des experts extérieurs et des recherches bibliographiques personnelles sur des sujets récents de pharmacologie complétaient cet enseignement de qualité qui a entraîné vers la recherche pharmaceutique nombre de ceux qui en ont bénéficié. C'est là, en 1960, que je me suis lié d'amitié avec le plus brillant d'entre eux, Jacques Glowinski, une relation qui a eu une influence déterminante sur ma carrière. Nos origines semblables (parents commerçants juifs, rescapés de la Shoah, parlant le yiddish, dont nous ne pouvions échanger que les quelques bribes que nous avions pu en retenir) et nos opinions politiques communes (nous avons manifesté ensemble sur le Boul' Mich' contre la poursuite de la guerre d'Algérie) ont favorisé la naissance d'une amitié qui s'est étendue à nos compagnes. Ensemble, nous avons décidé d'entamer, à l'issue du certificat, une thèse en pharmacologie, Jacques à l'Institut Pasteur, moi à la faculté de pharmacie.

Pour ma part, je choisis le laboratoire de pharmacodynamie de la faculté parisienne de pharmacie, où une partie des recherches sont dirigées par Yves Cohen. Pourquoi ce laboratoire ? La pharmacologie, discipline conduisant à l'invention de nouveaux médicaments, m'attire mais le choix d'un directeur de thèse par un jeune qui ne connaît aucun scientifique obéit souvent à des motivations peu rationnelles. Yves Cohen a introduit en France l'emploi des molécules radioactives en pharmacologie, et cela m'apparaît comme un gage de modernité. En outre, il dirige à Saclay un service du Commissariat à l'énergie atomique, le CEA, et, pourquoi ne pas l'avouer, j'espérais pouvoir, comme quelques-uns de ses thésards, y continuer ma thèse à l'expiration de mon sursis militaire et échapper ainsi à la « pacification » de l'Algérie pour laquelle je n'avais pas la moindre attirance.

Yves Cohen me donne comme sujet d'étudier la liaison de l'histamine à des homogénats de rein de rat, processus considéré comme étant potentiellement un mécanisme de « détoxication », d'inactivation de l'amine. Le projet dérive d'une notion mise à la mode par un médecin parisien, le professeur Parrot : l'« histaminopexie », la liaison de l'histamine aux protéines plasmatiques. L'histaminopexie est considérée alors comme un mécanisme de détoxication de l'histamine circulante et elle est évaluée, dans un but diagnostique, chez les patients allergiques, un test qui ne se pratique plus couramment.

Je me vois donc confier le soin de déterminer si un processus analogue, la fixation de l'histamine sur les protéines rénales, n'était pas en jeu dans la détoxication de l'histamine par le rein.

Très rapidement, il m'apparaît qu'il est improbable qu'un tel processus puisse rendre compte de la fonction éventuelle du rein dans la détoxication de l'amine nocive. Je suis, jusqu'à un certain point, assez familier de la physiologie rénale grâce à un certificat de physiologie obtenu à la faculté des sciences et aussi grâce à mes visites, en compagnie de mon ami Pierre Pignard, qui y est attaché, au service de dialyse rénale du professeur Maurice Dérot à l'Hôtel-Dieu, un des premiers en France, où je suis interne en pharmacie.

Au bout de moins de deux mois de travaux effectués en respectant scrupuleusement le schéma proposé par mon mentor, je suis convaincu qu'il est absurde de faire abstraction de la physiologie rénale en commençant par broyer la fine architecture rénale, en l'homogénéisant pour en extraire les protéines susceptibles de s'associer à l'histamine. En deux mots, je pressens que je perds mon temps à la résolution d'un problème mal posé et cela m'inquiète profondément.

Avec Jacques Glowinski, nous nous rencontrons souvent à déjeuner et partageons notre déception, voire notre angoisse, concernant la manière dont nous sommes encadrés par nos directeurs de thèse respectifs et nous nous encourageons mutuellement à sortir de cette situation qui est en train de compromettre nos carrières de chercheur.

Tous deux, nous décidons donc de réagir, suivant l'adage : *quand un problème est insoluble, il faut en changer les données.* Nous le faisons de manière très différente. Jacques bénéficie du conseil de Denise Albe-Fessard, une neurophysiologiste réputée et visionnaire, qui entrevoit l'importance, pour la connaissance du cerveau, de la neurochimie, une discipline naissante mais non encore représentée en France. Elle décide Jacques à partir aux États-Unis où il rejoint au NIH (National Institutes of Health) de Bethesda le laboratoire de Julius Axelrod, un attachant ancien laborantin qui, quelques années plus tard, obtiendra le prix Nobel. Jacques va y réaliser des découvertes importantes et entamer une carrière prestigieuse qui, à son retour, le mènera au Collège de France, d'abord comme chercheur, puis comme professeur et, enfin, comme administrateur de la prestigieuse maison.

Pour ma part, retenu en France, comme Ketty, mon épouse, par mes fonctions hospitalières, ma réaction est différente : je décide de rester dans le même laboratoire de la faculté de pharmacie, mais de tenter de me diriger moi-même – une décision ambitieuse, qui ne va pas faciliter mes rapports avec mon mentor... Néanmoins, au détour d'une recherche bibliographique, je découvre que des travaux récents ont mis au jour l'existence d'un système de transport actif des molécules basiques dans le rein et je décide de vérifier si l'histamine est reconnue par ce système. En résumé, les expériences que je mettrai en œuvre au cours des années qui vont suivre et conduire à la soutenance de ma thèse montrent que l'histamine est transportée activement (c'est-à-dire par un processus requérant une dépense énergétique) au niveau du tubule proximal du néphron où, après avoir été méthylée et oxydée (ce qui l'inactive), elle est sécrétée dans l'urine. De toute évidence, ce mécanisme double (métabolisme et excrétion) est très efficace pour débarrasser l'organisme des excès d'histamine libérée dans le sang, par exemple au cours de chocs anaphylactiques, excès qui risquent de provoquer une chute brutale de la pression artérielle et un arrêt cardiaque.

Pour obtenir ce résultat final, un scénario cohérent, il m'a fallu choisir l'enchaînement des expériences, sélectionner un certain nombre de techniques à partir de publications puis les mettre en œuvre, interpréter les résultats, écrire les publications : c'est là, tout seul, « sur le tas » et avec une certaine exaltation, que j'ai appris mon métier de chercheur. J'ai fait l'apprentissage des embûches de ce métier et aussi de la joie incomparable que procure une expérience réussie, c'est-à-dire la confirmation d'une hypothèse que l'on a été apparemment le premier à formuler. La satisfaction, aussi, de partager avec d'autres scientifiques, par la publication écrite ou orale, l'exposé d'une découverte, une satisfaction d'amour-propre assez primitive qui doit s'apparenter à celle du Néandertalien ramenant un gibier dans sa caverne pour le montrer à son groupe.

La thèse, pour un chercheur scientifique, constitue l'essentiel de son apprentissage. Le mien a été un peu particulier puisque les circonstances, et aussi, je le confesse, mon caractère très indépendant, ont fait que je l'ai réalisé pratiquement sans encadrement. Je ne regrette pas cet apprentissage unique : il me sera très utile dans le futur, lorsque j'aurai à partager mon savoir-faire avec l'équipe jeune et encore inexpérimentée que je dirigerai.

Quoi qu'il en soit, j'estime que la question scientifique qui m'a été initialement posée, celle du rôle du rein dans l'inactivation de l'histamine, a maintenant reçu une réponse cohérente, rationnelle. Pour moi, à ce stade, la question ne mérite donc plus de s'y attarder.

En effet, comme aujourd'hui encore, je considère que la capacité à juger qu'un sujet ne vaut plus la peine de s'y attarder et à prendre la décision parfois difficile de l'abandonner, maturité atteinte, pour « passer à autre chose », fait partie des qualités d'un bon chercheur. Elle n'est pas toujours partagée par nombre de scientifiques qui, en pratique, continuent à travailler toute leur vie sur leur sujet de thèse pour en préciser des détails. Par contre, je me suis attaché à l'histamine et ai pu constater dans la littérature scientifique qu'il reste encore beaucoup à éclaircir quant à ses multiples fonctions dans l'organisme.

En particulier, dans les années soixante, on sait qu'elle est présente dans l'estomac, qu'administrée elle y accroît la sécrétion d'acide chlorhydrique, et même qu'à forte dose elle provoque des ulcères gastro-duodénaux. On peut, dès lors, soupçonner que l'histamine endogène participe à la genèse des lésions ulcéreuses, mais ce rôle n'a pas encore été formellement établi. Et même, à l'inverse, les gastro-entérologues de l'époque écartent généralement cette hypothèse. En effet ils ont constaté que les malades porteurs d'ulcère ne sont pas améliorés par des antihistaminiques. Ces derniers sont des antagonistes du récepteur H1 de l'histamine, le seul récepteur connu à l'époque, une classe de médicaments très largement utilisée et découverte à l'Institut Pasteur de Paris par Daniel Bovet en 1937 (et prix Nobel vingt ans plus tard).

C'est pourtant cette hypothèse qu'en 1965 je me propose de vérifier chez l'animal : l'histamine gastrique est-elle impliquée dans la genèse des ulcères gastro-duodénaux ?

On peut aisément, en seulement quelques heures, provoquer un ulcère expérimental chez le rat, notamment par un simple « stress de contrainte ». Il suffit pour cela d'immobiliser complètement l'animal pendant quelques heures, sans aucune douleur, en l'emprisonnant dans un manchon serré autour du corps, un modèle expérimental mis au point par Serge Bonfils, chef d'un service de gastro-entérologie de l'hôpital Bichat de Paris. Je mets en œuvre ce modèle de la maladie humaine qui, elle aussi, peut être déterminée par des chocs psychologiques. Je vérifie qu'effectivement, en quelques heures, apparaissent chez le malheureux animal des lésions hémorragiques dans la partie sécrétrice de l'estomac, qui ne sont pas prévenues par les antihistaminiques disponibles à cette époque. Néanmoins, je découvre alors que l'histamine pourrait bien être impliquée car je montre que l'activité de l'histidine décarboxylase, l'enzyme responsable de sa formation locale, est fortement accrue. Un même accroissement de la formation d'histamine accompagne les ulcères gastriques induits par divers traitements médicamenteux (anti-inflammatoires, réserpine), connus pour avoir ce même effet chez l'homme.

Je propose donc, dans plusieurs articles, que ce processus physiopathologique est en jeu dans la maladie ulcéreuse humaine. Qui plus est, de manière prédictive, je conclus une revue que j'écris sur ce sujet en suggérant que, si l'on disposait d'un agent pouvant bloquer les actions de l'histamine au niveau de l'estomac, ce que ne réalisent pas les antihistaminiques de l'époque, on disposerait d'un médicament antiulcéreux efficace. Je reconnais volontiers que cette prédiction ne conduit pas le jeune chercheur que je suis à tenter de mettre au point un tel agent… Il faudra attendre 1972 pour que James Black, Robin Ganellin et leur équipe, au sein de la firme pharmaceutique britannique Smith, Kline & French, découvrent le récepteur H2 de l'histamine, mettent au point le premier antagoniste H2 et montrent, en clinique, sa précieuse activité antiulcéreuse. Un livre décrit cette longue et victorieuse entreprise et, en 1988, le prix Nobel viendra récompenser sir « Jim » Black pour ses découvertes.

J'admire profondément cet homme, esprit original et langue inimitable, qui théorise ses investigations et s'inscrit dans la grande tradition des pharmacologues britanniques, les Gaddum, Dale, Schild. J'admire aussi sa grande ténacité qui lui a permis de découvrir les récepteurs adrénergiques *bêta* et histaminique H2 et leurs premiers ligands, d'en faire des médicaments qui sauvent des vies, après de longues années de recherche au sein de firmes pharmaceutiques. Il est devenu un ami. Son exemple m'impressionne fortement et sa démarche scientifique constitue un exemple que, par la suite, je m'efforcerai de suivre : plutôt que de se contenter de proposer une voie nouvelle de traitement dans une modeste publication (en français, de surcroît, comme on le recommande à l'époque aux chercheurs universitaires), comme je l'ai fait pour l'ulcère gastrique, il est de bien plus grande valeur d'aller jusqu'au bout de l'idée formulée en l'exploitant soi-même et en mettant au point le traitement envisagé.

Très motivé sur le sujet par le cas de ma mère, qui a cruellement souffert, toute sa vie durant, d'un ulcère duodénal, j'ai tenté de poursuivre ces recherches en optant pour un laboratoire spécialisé dans ce domaine. Je prends alors contact avec Serge Bonfils, le pape français de l'ulcère gastro-duodénal, pour lui proposer de constituer, sur le sujet que je viens de défricher, une équipe au sein de l'unité Inserm qu'il dirige à Paris. Cet homme très distingué, comme le sont à l'époque beaucoup de chefs de service hospitaliers parisiens, me reçoit cordialement, se dit tout à fait heureux de m'accueillir chez lui mais « mon jeune ami, voyez-vous, c'est sur la gastrine, pas sur l'histamine, qu'il faut travailler ». Je ne suis, cependant, pas près de quitter l'histamine, ma nouvelle maîtresse, à laquelle je serai fidèle pendant le reste de ma vie scientifique, et je décline poliment sa proposition. Du reste, je n'ai pas regretté ma fidélité, notamment parce que l'avenir donnera tort à Serge Bonfils : les antagonistes du récepteur H2 de l'histamine, comme le Tagamet™, se révéleront les premiers agents antiulcéreux réellement efficaces et sauveront des milliers de vies humaines, tandis que l'on attend toujours des antagonistes de la gastrine, une hormone qui est pourtant un puissant sécrétagogue gastrique.

À ce point, il est temps de faire le bilan de cette première partie de ma vie scientifique. J'ai acquis la conviction que la pratique de la recherche scientifique en biologie me procure une satisfaction unique. Ayant, dans une large mesure, obtenu des résultats originaux sur les deux sujets que j'ai choisis et traités de manière complètement autonome, et malgré quelques hésitations, je me sens conforté dans la conviction que je suis capable d'aborder des sujets neufs. Je sens même qu'il me faut les choisir ambitieux, c'est-à-dire peu ou pas encore explorés – les seuls qui en vaillent la peine. De plus, contrairement à la tradition universitaire française de l'époque, qui valorise la recherche individuelle, il me faut, comme l'enseigne l'expérience des bons laboratoires américains que me rapporte Jacques Glowinski à son retour en France, constituer et former toute une équipe pour aborder de manières complémentaires un sujet difficile. Enfin, je sens qu'il me faut tenter de le faire en toute indépendance, à l'écart des « mandarins » : nous sommes en 1968 et il souffle sur l'université et la recherche un air de liberté auquel je suis extrêmement sensible.

Ainsi se forme dans mon esprit une ligne de conduite fondée sur l'indépendance pour la suite de ma carrière de chercheur. Cependant je ne puis songer à postuler auprès des organismes officiels de recherche, Inserm ou CNRS, pour obtenir la création d'un laboratoire : la liste, encore très courte, de mes publications est loin d'y suffire.

Néanmoins, je décide de quitter le laboratoire de la faculté de pharmacie où, jusqu'alors, j'ai mené toutes mes recherches. Je largue les amarres sans hésitation : désormais, je tenterai de constituer mon propre groupe de recherche, sur un sujet que je choisirai… portant sur les rôles encore inconnus de l'histamine, substance présente dans beaucoup d'organes et présentant une puissante activité biologique.

À quoi sert l'histamine dans le cerveau ?

Jean-Charles Schwartz

À partir de 1968 et pour plusieurs décennies, je vais m'efforcer de comprendre le rôle que l'histamine joue dans le cerveau et, pour cela, je vais constituer une équipe de jeunes chercheurs que je convaincs de s'aventurer avec moi dans ce qui est alors une *terra incognita*.

Pourquoi cela ?

Certains chercheurs avaient montré que l'histamine était présente dans le cerveau, quoiqu'en très petite quantité. À partir de 1959, un chercheur suédois de l'Université de Lund, T. White, avait suggéré que certaines régions du cerveau de plusieurs espèces animales pouvaient synthétiser et métaboliser l'histamine, mais les enzymes responsables n'avaient pas été identifiées, pas plus que le type de cellules qui stockaient, libéraient et métabolisaient l'amine. Ainsi, la raison de sa présence, sa fonction dans le cerveau n'avaient même pas été suggérées.

Par ailleurs on savait que l'histamine exerce une activité biologique puissante sur plusieurs organes. N'en est-il pas de même dans le cerveau ? Un chercheur helvétique, Monnier, a eu la curiosité d'injecter de l'histamine dans les ventricules cérébraux d'un lapin et a observé une réaction d'excitation de l'animal s'apparentant à de l'éveil.

Nous sommes, à la fin des années soixante, à une époque où seules un très petit nombre de substances chimiques, l'acétylcholine, les catécholamines (noradrénaline, dopamine) sont reconnues comme des neurotransmetteurs, c'est-à-dire des substances libérées par des neurones pour affecter d'autres neurones. Toutefois on suspecte que ce ne sont pas les seules à jouer ce rôle, notamment dans le cerveau.

Il m'apparaît que le peu de données dont on dispose alors sur l'histamine dans le cerveau sont compatibles avec l'idée qu'elle pourrait être l'un d'entre eux. En effet, à cette époque, il devient probable que l'évolution, en appliquant un principe général d'économie (le « bricolage » de l'évolution proposé par François Jacob), a mis en place comme neurotransmetteurs cérébraux des substances actives exerçant plusieurs fonctions distinctes de messagers entre cellules. C'est avéré pour les catécholamines, par exemple, à la fois hormones et neurotransmetteurs. Pourquoi pas pour l'histamine, un messager intercellulaire déjà bien connu ? Pourvue d'une forte activité biologique, elle est libérée par les mastocytes (les cellules qui stockent l'histamine dans plusieurs organes et la relâchent au cours d'un choc anaphylactique, provoquant des réactions cardio-vasculaires) ou encore par certaines cellules de l'estomac (cellules *enterochromaffine-like* qui la libèrent pour stimuler les cellules productrices d'acide chlorhydrique au cours de la digestion).

Le projet de vérifier cette hypothèse m'enthousiasme réellement, à plusieurs titres. C'est un sujet neuf, encore peu travaillé, comme me le révèle une recherche bibliographique rapide, mais néanmoins dans l'air du temps. Surtout, fait qui a toujours été important pour moi, il est potentiellement porteur de progrès thérapeutiques. En effet, il apparaît de plus en plus, en cette moitié du XXe siècle, que la compréhension du fonctionnement de cette « boîte noire » qu'est le cerveau et la découverte de nouveaux traitements pour les maladies mentales ou neurologiques, qui en manquent cruellement, reposent largement sur une meilleure connaissance de la chimie de cet organe complexe et mystérieux.

Comment ne pas être fasciné par des exemples récents comme celui de la mise au point du premier traitement réellement efficace de la maladie de Parkinson ? Ce traitement vient d'être révolutionné par la découverte, tout à fait rationnelle, de la DOPA comme médicament : c'est un métabolite précurseur de la dopamine dont l'administration à forte dose va permettre d'en compenser la carence dans le cerveau des sujets parkinsoniens. Cette découverte a rapidement suivi celle de la dopamine elle-même comme neurotransmetteur cérébral (Arvid Carlsson en 1958, prix Nobel en 2000) et celle de sa carence dans le cerveau des malades (Oleh Hornykiewicz, 1960, prix Wolf en 1980).

Je discute de cette idée de l'histamine comme neurotransmetteur cérébral avec Jacques Glowinski, cet ami proche, qui m'a précédé en neurobiologie : il revient des États-Unis où il a passé deux années très fructueuses dans le laboratoire de Julius Axelrod (Nobel 1970) au cours desquelles il a notamment découvert le mécanisme d'action des premiers médicaments antidépresseurs. Il m'encourage à me lancer dans un domaine, celui de la neurochimie, que, contrairement à moi, il connaît déjà et nous projetons même de constituer ensemble une équipe de recherche que nous pensons localiser à la faculté de pharmacie de l'Observatoire, à Paris. Mais l'accueil réservé à cette proposition est plus que froid dans ce milieu universitaire très traditionaliste et nous trouvons ailleurs, chacun de notre côté, des solutions pour mettre à exécution nos projets.

Jacques est accueilli au Collège de France dans le laboratoire du professeur Alfred Fessard, un des fondateurs de la neurophysiologie française avec son épouse Denise Albe-Fessard. Tous deux, et la nombreuse école de chercheurs de qualité qu'ils ont constituée autour d'eux, s'intéressent avant tout aux phénomènes électriques de la transmission nerveuse, mais ils sont convaincus de la nécessité de favoriser l'éclosion en France d'une neurochimie/neuropharmacologie en train de se développer, notamment en Suède et aux États-Unis. Jacques va progressivement développer au Collège de France une large et très productive équipe de recherche consacrée à l'étude de plusieurs monoamines cérébrales (mais pas de l'histamine) et sera élu professeur puis administrateur général de cette prestigieuse institution qu'il contribuera à moderniser de manière remarquable, notamment par d'ambitieux projets architecturaux.

Pour ma part, dans la suite de mon internat en pharmacie, j'ai poursuivi une carrière hospitalière et, en 1967 (non sans mal et après plusieurs tentatives), j'ai été reçu à un concours de pharmacien-chef des Hôpitaux de Paris. Je deviens chef du service de pharmacie de l'hôpital Broca. C'est là que je vais pouvoir acquérir mon indépendance vis-à-vis de la faculté et constituer une équipe de recherche pour tenter de comprendre la fonction de l'histamine dans le cerveau. Rétrospectivement, je regrette un peu l'échec de notre projet commun, avec Jacques, mais, dans le fond, je suis probablement assez heureux de cette indépendance totale qui va me permettre de m'individualiser et de développer un aspect de nos recherches en me consacrant à la mise au point de nouvelles classes de médicaments, aspect que Jacques et son équipe ne développeront pas. Nos laboratoires restent néanmoins liés et, par ailleurs, avec Jacques Glowinski, Jean-Pierre Changeux et quelques autres chercheurs de notre génération, nous mettrons en place au cours des années suivantes un enseignement parisien de neurobiologie, le premier à voir le jour en France. Cet enseignement va former toute une nouvelle génération de chercheurs dont certains rejoignent nos laboratoires pour un stage… ou toute une carrière scientifique. Cette période, qui a vu l'éclosion de la neurobiologie en France, un peu à l'écart des formations universitaires traditionnelles, fut très exaltante. Les programmes de cet enseignement étaient décidés collégialement et dans la bonne humeur, autour d'une table lyonnaise, face à l'ancienne Halle aux vins, à la saison du beaujolais nouveau.

En arrivant dans mon nouveau service de l'hôpital Broca, je fais des constatations mitigées, à la fois encourageantes et inquiétantes. Broca est un hôpital petit et vétuste comportant en tout deux services cliniques (dermatologie et gynécologie-obstétrique) dont les divers pavillons, y compris celui de la pharmacie, sont sur un seul niveau. À l'officine, où s'effectuent la préparation et la dispensation des médicaments, est rattaché un laboratoire chargé des analyses cliniques courantes, très simples, réalisées par quelques internes et une laborantine. Attenant à celui-ci, il y a le « laboratoire du patron », équipé de quelques paillasses mais à peu près dépourvu de matériel de recherche. L'ensemble pourrait servir de piste d'envol à l'équipe de recherche que je me propose de constituer, mais l'équipement scientifique est rudimentaire et vieillot.

Pis encore, allant rencontrer le directeur de l'hôpital, j'apprends que celui-ci doit bientôt fermer pour être démoli puis reconstruit quelques années plus tard. Dans l'intervalle, il n'est pas question de compléter l'équipement du laboratoire, ni d'augmenter son budget de fonctionnement, extrêmement réduit. En outre, le seul poste de laborantine doit être supprimé. Je dois avouer que ce tableau, assez dramatique pour le démarrage d'un projet, commence par me désespérer. Mais mon désir de réussir le plus rapidement possible est tel que ces difficultés me donnent un coup de fouet et je réagis vite. Avec l'énergie du désespoir, je commence par plaider auprès du directeur de l'hôpital la cause du jeune chef de service ayant un projet innovant à développer que je suis. Je suis assez véhément pour que cet homme courtois, tout près d'une retraite qu'il attend paisiblement, me donne l'impression d'être terrorisé par ma fougue. À l'issue de l'entretien, à mon soulagement, il accepte de rétablir le poste de technicienne de laboratoire : une première victoire. Je recruterai pour l'occuper Christiane Rose, une jeune femme très volontaire et motivée, à la sortie de son école de laboratoire d'analyse. Elle travaille de manière habile et très concentrée et je la formerai aisément à la recherche. Quelques années plus tard, lorsque notre équipe entrera à l'Inserm (Institut de la santé et de la recherche médicale), elle deviendra un ingénieur de recherche très talentueux, de plus en plus autonome, premier auteur de publications prestigieuses sur plusieurs sujets différents. Elle fera partie de l'équipe pendant toute sa carrière.

Par ailleurs, je décide d'aller plaider ma cause à l'administration centrale des Hôpitaux de Paris auprès d'un énarque ayant le titre de sous-préfet, responsable, entre autres, de l'ensemble de la recherche hospitalière parisienne. Je rencontre alors Dominique Saglio, un homme affable, très attentif à l'exposé enflammé de mes projets de recherche. Au cours de l'entretien, j'essaie d'être aussi didactique et clair que possible, en insistant sur les applications thérapeutiques potentielles de nos recherches, car mon interlocuteur n'est pas un scientifique. Je dois être assez convaincant puisque Dominique Saglio conclut l'entretien en m'assurant qu'il accepte de faire une entorse à la règle qui veut que l'on interrompe les investissements dans un hôpital promis à une fermeture prochaine, et que je recevrai un crédit d'installation. Celui-ci, relativement modeste, mais inespéré, me permettra d'acquérir un équipement de laboratoire minimum, notamment un petit fluorimètre (fabriqué en France par une connaissance de mon beau-père qui me fait un prix d'ami), appareil indispensable pour doser l'histamine. Une deuxième victoire.

Une cinquantaine d'années plus tard, j'ai le plaisir de rencontrer à déjeuner ce même Dominique Saglio et lui dis toute ma reconnaissance pour son aide qui s'est révélée déterminante pour ma carrière scientifique : ce déjeuner a été organisé par Jeanne-Marie… sa tante par alliance, dont je n'avais fait la connaissance que longtemps après celle de mon bienfaiteur. La boucle est bouclée mais certaines circonstances de la vie vous font douter du simple hasard.

Par ailleurs, je réussis à nous assurer l'accès à deux gros appareils, présents dans l'hôpital mais peu utilisés, tous deux indispensables pour nos expériences : une ultracentrifugeuse et un compteur de radioactivité. L'ultracentrifugeuse, quasiment neuve et inemployée, est présente depuis plusieurs années dans le service de gynécologie et le chef de service, à qui j'explique mon projet, la met bien volontiers à notre disposition. Pour le compteur de radioactivité, nous allons en trouver l'usage dans un laboratoire de l'hôpital Cochin tout proche, dirigé par Philippe Laudat, qui est comme moi un ancien interne en pharmacie et avec lequel je sympathise immédiatement. Nous nous retrouverons quelques années plus tard à l'Inserm, moi-même comme directeur d'unité de recherche, lui comme directeur général de l'organisme qu'il commencera à réformer, avant qu'il soit brutalement mis fin à son mandat à l'arrivée de la gauche au pouvoir en 1981. Il nous permet de venir effectuer les comptages de radioactivité dans son laboratoire, mais cela nous impose de transporter les échantillons radioactifs en cheminant dans la rue, une pratique à la limite de la réglementation des produits radioactifs de l'époque et qui serait, sans aucun doute, impensable aujourd'hui.

J'obtiens également, nouvelle victoire, un contrat de recherche de la commission du Codex pharmaceutique pour mettre au point une méthode de détection chimique de l'histamine dans les médicaments. Ce contrat m'apporte des crédits de fonctionnement et le salaire d'un technicien qui pourra consacrer une partie de son temps à notre propre projet de recherche.

Il nous faut, pour nos expériences, des animaux de laboratoire. Je déniche dans l'hôpital un local inemployé que nous équipons de cages et où nous élèverons des rats dans des conditions relativement correctes, en bénéficiant de l'aide bénévole de la femme de ménage du service que nous avons formée à cette nouvelle activité.

L'équipe elle-même est assez rapidement constituée avec des jeunes gens très motivés par le projet que je leur propose, auquel ils ne vont, toutefois, se consacrer qu'à temps partiel.

Il y a d'abord deux de mes internes en pharmacie, Christiane Lampart, qui quitte l'équipe à la fin de son internat, et Hélène Pollard qui, à l'issue de son internat, intègre l'Inserm comme chercheur et y fera toute sa carrière. Puis deux techniciens, recrutés à la sortie de leur école de laboratoire d'analyse, Christiane Rose, que j'ai déjà mentionnée et qui, le matin, exécute des analyses cliniques pour l'hôpital, et Serge Bischoff, un jeune Alsacien très volontaire, à l'accent prononcé, que j'ai recruté sur le contrat de la commission du Codex. À l'issue de son contrat, souffrant du mal du pays, il poursuivra une carrière de chercheur dans l'industrie pharmaceutique alsacienne et bâloise sur des thèmes de neuropharmacologie, puis fondera à Mulhouse une start-up avec un autre de mes ex-étudiants, Michel Baudry.

C'est cette équipe, jeune, enthousiaste, mais ne consacrant qu'une partie de sa journée à la recherche, dans un lieu mal adapté et avec les moyens du bord, qui obtient les premiers résultats sur le rôle de l'histamine cérébrale et les publie dans des revues internationales. Ces premiers résultats qualifieront l'équipe pour poser, plus tard, sa candidature à la constitution d'une unité de recherche dans un organisme officiel. De fait, en 1972, l'équipe intègre l'Inserm. Étoffée, elle voit ses moyens s'accroître considérablement à l'occasion de sa constitution en unité de recherche numérotée 109 : nous la rebaptisons entre nous « unité sang neuf ».

L'occasion en est l'ouverture d'un petit bâtiment de recherche, à la belle architecture moderne, au sein de l'hôpital psychiatrique Sainte-Anne, dans le sud de Paris. Cet élégant bâtiment de briques claires et d'acier noirci, à larges baies, contraste avec la pierre sombre du reste de l'hôpital. Il donne sur la rue d'Alésia dont il n'est séparé que par un jardinet.

C'est à l'occasion de son érection que le haut mur sombre qui clôturait l'« asile des aliénés » a été abattu. Tout un symbole : la science libérant les « fous » de leurs chaînes !

Cet hôpital psychiatrique est un lieu historique qui a notamment joué un rôle clé dans la naissance de la neuropharmacologie. C'est là qu'en 1952, dans des bâtiments vétustes où les salles des malades étaient fermées à clef, Jean Delay et Pierre Deniker ont découvert que la chlorpromazine, une molécule synthétisée comme un antihistaminique, possédait la propriété inattendue de « calmer » les « fous » : ils ont découvert le premier antipsychotique, lequel a immédiatement révolutionné le traitement de la schizophrénie. Un peu plus tard, on découvre le mécanisme d'action de la chlorpromazine, identifié comme un antagoniste de la dopamine. À la même époque, on trouve le traitement révolutionnaire de la maladie de Parkinson par la DOPA. Cette série de découvertes majeures de la neurochimie, conduisant à des avancées spectaculaires de la neuropharmacologie clinique, toutes réalisées en peu d'années, a attiré l'attention du directeur général de l'Inserm, Constant Burg, sur le potentiel de ces disciplines pour faire progresser le traitement des affections neurologiques et psychiatriques. Constant Burg est un ancien maquisard du plateau des Glières, devenu après-guerre médecin et scientifique. Il a entrepris de moderniser l'Inserm, notamment en l'ouvrant à de jeunes équipes prometteuses choisies sur la base de projets évalués par les commissions scientifiques qu'il vient de créer. Comme il me le confie un jour où il me reçoit personnellement, il est persuadé que le futur du traitement des affections du cerveau se trouve dans le développement de la neuropharmacologie plutôt que dans la psychanalyse, pourtant très à la mode parmi les jeunes psychiatres, à l'époque. Dans cet esprit, il vient d'octroyer à l'équipe de Jacques Glowinski le statut d'unité de recherche, a nommé Jacques, auréolé de ses succès aux États-Unis, dans la commission scientifique spécialisée sur le système nerveux et lui a personnellement confié la mission d'identifier des équipes prometteuses dans son domaine.

À l'ouverture du bâtiment de l'hôpital Sainte-Anne, son occupation est soumise à candidature et Jacques m'engage à nous présenter. Cependant, notre équipe étant alors d'une taille réduite, ses réalisations scientifiques sont encore relativement modestes et elle ne comporte aucun chercheur ni technicien de métier. Il me conseille donc, pour compenser ces inconvénients, de nous associer avec l'équipe d'un de ses amis avec lequel il collabore déjà. C'est celle de Claude Kordon, un chercheur du CNRS travaillant à l'Institut Marey dirigé par Alfred Fessard et son épouse Denise Albe-Fessard. Claude peut compter, pour l'accompagner et constituer une équipe, sur plusieurs chercheurs et techniciens de l'Institut Marey désireux de le suivre dans cette aventure. Son niveau de notoriété scientifique (nombre et qualité des publications) est voisin du nôtre et l'association des deux équipes constitue un ensemble convaincant. Claude est un neuroendocrinologue qui s'intéresse à la régulation des sécrétions hormonales par les neurotransmetteurs cérébraux, notamment hypothalamiques, et notre future collaboration scientifique a du sens (même si elle ne débouchera finalement sur aucune publication commune). Outre ces éléments objectifs et ses qualités scientifiques complémentaires, Claude apporte à notre candidature commune sa notoriété dans le milieu des syndicats de chercheurs. C'est un élément non négligeable car les représentants des syndicats se coordonnent pour jouer, en bloc, un rôle de poids au moment des votes des commissions scientifiques.

Claude est un homme de mon âge, qui attire la sympathie par sa facilité à arrondir les angles, une qualité qui, je le reconnais volontiers, me fait passablement défaut. De plus, il possède une meilleure connaissance des milieux scientifiques français que la mienne. Nous nous mettons immédiatement au travail pour rédiger ensemble un dossier de candidature commun comportant des recherches sur chacun de nos thèmes ainsi que des projets communs (rôle de l'histamine dans les contrôles hormonaux). Relisant ce dossier au moment d'écrire ces lignes, je le trouve toujours assez convaincant. De fait, notre projet est classé premier, ce qui nous ouvre l'accès à tout un étage du nouveau bâtiment.

Avec Claude, nous avions convenu d'une direction administrative alternée de cette nouvelle unité 109 de neurobiologie dont il serait, pour les quatre premières années, le premier titulaire, ce qui est proposé à la direction de l'organisme et accepté. Toutefois les choses ne vont pas se passer comme prévu.

Première surprise, dès la décision favorable de l'Inserm connue, Claude m'annonce inopinément qu'il a obtenu une bourse lui permettant d'effectuer un stage de recherche d'une année dans un laboratoire californien de sa spécialité. Il va immédiatement s'y rendre, sans toutefois renoncer à la direction de l'unité qu'il n'exercera effectivement qu'à son retour. Cette décision me surprend car elle suppose d'abandonner l'équipe à un moment décisif, alors qu'elle n'est pas encore soudée, mais je ne puis que l'accepter.

La deuxième surprise survient immédiatement après le départ de Claude : la direction de l'Inserm, après enquête, a constaté que celui-ci n'a pas encore le grade de directeur de recherche au CNRS, comme il l'avait indiqué sur notre dossier. Il n'est encore que chargé de recherche et, de ce fait, ne peut prétendre à la direction d'une unité. Cette règle est formelle à l'époque (elle changera par la suite) et je suis convoqué par Constant Burg dans le petit hôtel particulier du XVIe arrondissement, assez luxueux mais exigu et peu pratique, où réside alors le siège de l'Inserm.

Cet homme d'une simplicité et d'une gentillesse profondes me propose de prendre cette direction d'unité, ce que mon grade de maître de conférences des universités autorise. J'accepte sans états d'âme, même si la perspective d'organiser l'installation des deux équipes, l'une d'entre elles m'étant inconnue et son directeur absent, ne m'emballe pas du tout. Claude, apprenant ce changement, fait appel de cette décision, sans succès. Il demeurera persuadé que j'ai manigancé pour obtenir un poste dont le prestige ne m'impressionne pourtant pas. Ce soupçon créera un certain froid entre nous, bien que je pense avoir, par la suite, joué honnêtement le jeu de la direction collégiale, lui laissant toutes initiatives concernant son équipe, y compris lors de cette première année au cours de laquelle ses initiatives et directives nous parvenaient depuis la Californie.

Dans ce petit bâtiment de l'hôpital Sainte-Anne, nous côtoyons, aux différents étages, plusieurs unités de recherche sur le système nerveux central, toutes d'orientation clinique. L'une est dirigée par Jean Bancaud et se consacre à la chirurgie des épilepsies graves, appuyée sur une localisation stéréotaxique des lésions. Celle-ci s'accompagne de l'utilisation du premier atlas du cerveau humain en trois dimensions développé par Jean Talairach, un neurochirurgien à la retraite, mais qui revient assez souvent à l'hôpital pour suivre ses malades. Les autres unités sont dirigées par Raymond Sadoun, épidémiologiste des troubles psychiatriques, et Henri Hecaen, médecin, spécialiste réputé des troubles du langage. Compte tenu de sa spécialité, ce dernier m'apporte son appui lorsque je propose de baptiser notre bâtiment « Centre Paul-Broca », ce qui est accepté par tous. Pour Hecaen, il s'agit de rappeler que Broca a découvert et donné son nom à la région du lobe frontal contrôlant le langage, pour moi c'est, plus prosaïquement, une manière d'illustrer la continuité de notre équipe depuis l'hôpital Broca jusqu'au Centre Paul-Broca.

Cet accès à une unité Inserm est le Graal de la toute jeune équipe à laquelle il procure pour plusieurs années locaux de recherche adaptés, budget régulier, personnel technique et chercheurs (ces derniers sur concours). Cela nous apporte tout d'abord des moyens matériels et budgétaires décents : laboratoires modernes, équipements de recherche, animalerie réglementaire, personnel technique. Notre équipe s'étoffe en s'adjoignant plusieurs chercheurs se consacrant, cette fois, complètement à leur projet. C'est ainsi que nous rejoint, jusqu'à sa retraite, Monique Garbarg, attachée de recherche CNRS. Avec elle, nous avions sympathisé et échangé nos « tuyaux » techniques alors que nous préparions tous deux une thèse sur l'histamine. Monique la préparait sous la direction de Bernard Halpern, allergologue réputé. Au cours des années, notre amitié s'est développée et je suis heureux d'avoir contribué indirectement à la constitution du couple qu'elle va former, quelques années plus tard, avec Robin Ganellin. Robin est le chimiste du Tagamet™, premier antagoniste H2 qu'il a découvert chez Smith, Kline & French (SKF) et, lorsqu'il est devenu professeur au réputé University College London, nous avons entamé une collaboration fructueuse sur divers sujets. Monique est la fille d'une chercheuse qui a développé un atlas stéréotaxique du cerveau de rongeurs et, tout naturellement, un de ses premiers projets avec nous va l'amener à utiliser l'outil mis au point par sa mère pour réaliser des lésions cérébrales focalisées.

Nous rejoint également Michel Baudry, fraîchement sorti de l'École polytechnique et attiré par la recherche en biologie. Ce jeune homme enjoué est très atypique, si l'on considère la formation que reçoivent les ingénieurs de cette école militaire réputée, ainsi que les carrières que choisissent la plupart d'entre eux. Mais, depuis les événements de 1968, les mentalités des jeunes gens ont beaucoup évolué et Michel est un garçon peu conventionnel. Il va notamment apporter son savoir-faire mathématique en l'appliquant au traitement de nos données expérimentales et développer avec nous l'étude des récepteurs de l'histamine et de la dopamine par des techniques de radio-liaison. Comme les autres, il va s'attacher à comprendre la fonction de l'histamine cérébrale mais, en nous quittant après sa thèse pour devenir, après quelques années, professeur de neurobiologie en Californie, il me confiera qu'il ne croyait pas que l'histamine soit un neurotransmetteur et il changera de sujet pour mener une belle carrière de chercheur américain.

Quoi qu'il en soit, l'expansion prise par notre jeune équipe, son installation dans l'environnement favorable de l'Inserm, son accès à des moyens accrus, tous progrès qui ont suivi sa naissance dans les conditions périlleuses de l'hôpital Broca, nous ont permis progressivement et pendant environ une décennie de largement dévoiler la fonction de l'histamine cérébrale.

L'histamine dévoilée : un neurotransmetteur

Jean-Charles Schwartz

Notre point de départ dans cette aventure, c'est la constatation que, l'histamine étant présente dans le cerveau, la question qui se pose immédiatement est : *y est-elle formée ou est-elle apportée par la circulation ?*

En d'autres termes, peut-elle franchir la barrière hémato-encéphalique, cet ensemble de cellules protégeant le cerveau contre des molécules bioactives circulant dans le sang et qui seraient susceptibles d'en troubler le fonctionnement ? Ayant injecté à des rats de l'histamine radioactive dans la circulation, nous constatons que la radioactivité ne pénètre pratiquement pas dans le cerveau et nous en concluons, évidemment, que l'histamine cérébrale doit être synthétisée localement.

La question qui vient immédiatement après est : *quelle est l'enzyme responsable ?*

Pour y répondre nous mettons au point une méthode très sensible pour la doser et nous caractérisons alors, pour la première fois, l'histidine décarboxylase cérébrale, la différencions clairement de la décarboxylase des acides aminés aromatiques (responsable de la synthèse de diverses autres amines) et, surtout, en découvrons deux caractéristiques intéressantes : elle n'est pas saturée par son substrat endogène, l'acide aminé histidine, et elle est distribuée de manière très hétérogène entre les différentes régions cérébrales.

La non-saturation de l'histidine décarboxylase par son substrat endogène suggère que l'administration d'histidine en fortes doses devrait provoquer une synthèse accrue d'histamine, ce qui se vérifie immédiatement. Nous pensons alors utiliser ce procédé pour révéler chez l'animal les actions de l'histamine endogène sur divers comportements. Je le propose à Jean Costentin qui, à la faculté de médecine et pharmacie de Rouen où je suis alors maître de conférences, vient d'entamer sur ma proposition une thèse sur le rôle de l'histamine cérébrale. Malheureusement, tous ses efforts utilisant cette approche, comme un certain nombre d'autres, pour déceler un changement de comportement chez le rongeur seront assez vains : sa thèse comportera quelques résultats positifs et un grand nombre de résultats négatifs. Cet échec pourrait s'expliquer, en partie, par le fait que la charge en histidine produit surtout un métabolite sédatif, l'acide imidazole acétique, dont l'action vient obscurcir les éventuels effets de l'histamine. Tentative prématurée : nous n'avons apparemment pas encore l'outil pharmacologique idéal pour comprendre quelle est la fonction de l'histamine cérébrale.

Pour établir la répartition de l'enzyme synthétisant l'histamine entre différentes régions du cerveau, à un moment où nous ne possédons aucune technique pour la visualiser, pas plus que pour visualiser l'histamine elle-même, nous employons un processus standardisé de dissection du cerveau de rat.

Au cours de leur séjour aux États-Unis, dans le laboratoire de Julius Axelrod, Jacques Glowinski et Leslie Iversen, un chercheur britannique, distingué, d'une réserve très oxfordienne, avaient eu, ensemble, l'idée de mettre au point pour l'étude des catécholamines un schéma simple et reproductible de dissection du cerveau de rat en sept régions. Ce schéma standardisé a, ensuite, été appliqué à une variété d'études de neurochimie, dans de nombreux laboratoires, et a ainsi eu un rôle déterminant sur le développement initial de la neurochimie du cerveau. C'est l'application de cette méthode de dissection et l'utilisation de la technique de dosage que nous venons de développer qui nous révèlent que l'histamine et l'histidine décarboxylase ont une distribution parallèle dans le cerveau et qui ressemble à celles, récemment publiées, de la noradrénaline ou de la sérotonine. Ce sont deux neurotransmetteurs dont les voies neuronales ont été mises au jour au début des années 1960 par les expériences révolutionnaires de Falck, Hillarp, Dahlström et Fuxe, un ensemble de chercheurs suédois à l'origine de la visualisation des neurotransmetteurs dans les tissus, notamment du cerveau (par des procédés d'histochimie induisant des colorations des tissus). La disposition des neurones qui contiennent ces deux amines correspond approximativement à celle des neurones de la « formation réticulée ascendante activatrice », un ensemble de neurones identifié en 1949 par Horace Magoun et Giuzeppe Moruzzi comme étant impliqué dans le contrôle de la vigilance. Ce parallélisme nous suggère, dès que nous le constatons, que des neurones à histamine, s'ils existent, pourraient avoir une disposition analogue et, peut-être, des rôles voisins de celui de ces deux amines. Un peu plus tard, nous voudrons vérifier cette hypothèse en effectuant des lésions cérébrales focalisées puis en tentant de visualiser l'histidine décarboxylase par une méthode histochimique.

Au début des années 1970, en l'absence d'une méthode pour visualiser les neurones à histamine, qui ne sera développée, par d'autres, qu'une dizaine d'années plus tard, comment s'assurer de ce que l'histamine et son enzyme de synthèse sont bien localisées dans un système de neurones, comme nous le soupçonnons ?

Pour cela, nous faisons appel à une technique de fractionnement subcellulaire du tissu cérébral mise au point au début des années 1960 par Victor Whittaker à Babraham en Angleterre. Celui-ci avait constaté que lorsque l'on homogénéise précautionneusement du tissu cérébral dans un milieu iso-osmotique il se forme des petits sacs qu'il baptise « synaptosomes ». Son collègue Gray, les ayant examinés au microscope électronique, montre qu'ils sont constitués des terminaisons nerveuses détachées et refermées sur elles-mêmes. Ces synaptosomes renferment notamment le cytoplasme et les vésicules synaptiques, des minuscules paquets stockant le neurotransmetteur. En résumé, ces synaptosomes sont, en quelque sorte, de petits neurones, dont le fonctionnement peut être commodément étudié en tube à essais, dont les composants peuvent être isolés par ultracentrifugation, en fonction de leurs densités respectives, et dont les composants chimiques peuvent être analysés. À ce titre la découverte de Whittaker a eu un grand impact dans le développement initial de la neurochimie, une discipline encore balbutiante à cette date.

Pour mettre en œuvre cette technique, assez délicate, nous bénéficions des conseils de Maurice Israël, un jeune neurobiologiste revenu à Paris après un stage dans le laboratoire de

Victor Whittaker. Là encore, n'ayant pu nous-mêmes effectuer de séjour à l'étranger dans des laboratoires spécialisés, nous bénéficions des aides généreuses de jeunes collègues à leur retour de ces séjours.

Avec Michel Baudry, nous isolons assez facilement des synaptosomes du cortex cérébral de rat et en fractionnons le contenu pour découvrir que l'histidine décarboxylase est présente dans leur cytoplasme tandis que l'histamine est présente dans les vésicules synaptiques. Indubitablement, cela implique un rôle de neurotransmetteur pour l'histamine : elle doit être synthétisée dans le cytoplasme des terminaisons nerveuses et stockée dans les vésicules synaptiques, ces organites qui, à l'arrivée du potentiel d'action, peuvent fusionner avec la membrane cellulaire pour libérer le neurotransmetteur dans la fente synaptique.

L'étape suivante va précisément consister à vérifier si, et comment, l'histamine est libérée à partir de ses terminaisons nerveuses. Martine Verdière, une jeune assistante de la faculté des sciences, encore peu expérimentée au laboratoire, est venue nous rejoindre et va bénéficier de l'aide technique de Christiane Rose pour se saisir de la question. Elles incubent des coupes de cortex cérébral de rat dans un liquide de survie oxygéné, marquent les stocks d'histamine endogène à l'aide du précurseur radioactif (histidine tritiée). Ayant dépolarisé ces tissus par adjonction de potassium (ce qui mime l'effet de l'arrivée de l'influx nerveux, c'est-à-dire d'une onde de dépolarisation), elles constatent que l'histamine a été libérée par un processus qui requiert des ions calcium. Cela s'accompagne d'une synthèse accrue d'histamine à partir de son précurseur. C'est tout à fait ce à quoi on doit s'attendre pour un neurotransmetteur car sa libération correspond à une fusion des vésicules synaptiques stockant le neurotransmetteur avec la membrane des neurones, qui requiert l'intervention du calcium. De plus, on sait que la libération du neurotransmetteur est compensée par un accroissement de sa production pour en rétablir le stock en réserve.

Ainsi tous ces éléments de la « machinerie histaminergique », que nous découvrons progressivement, correspondent bien à ce à quoi on doit s'attendre pour un transmetteur : nous sommes en train de confirmer notre hypothèse de départ.

Martine et Christiane font aussi, sur ce même modèle expérimental, une constatation intéressante mais que, à l'époque, nous expliquons mal : l'addition d'histamine non radioactive dans le milieu, avant déclenchement de la libération, réduit nettement la quantité d'histamine radioactive endogène libérée. Nous mettons ainsi en évidence un rétrocontrôle du processus de libération dont le mécanisme ne sera découvert que, plusieurs années plus tard, avec la découverte, par d'autres, de l'existence des autorécepteurs présynaptiques sur les neurones catécholaminergiques, et celle, par nous-mêmes, du récepteur H3 – mais cela est une autre histoire, nous y reviendrons plus loin.

Par ailleurs, nous identifions les mécanismes d'inactivation rapide de l'histamine dans le cerveau, une nécessité pour le fonctionnement d'un neurotransmetteur, lequel doit être rapidement « nettoyé » après sa libération pour « laisser la place » au message suivant. Il s'agit d'une méthylation, par une enzyme découverte par Julius Axelrod quelques années auparavant (l'histamine N-méthyltransférase), suivie d'une oxydation. Michel Baudry (encore lui !) va explorer le mécanisme de cette méthylation en compagnie de François Chast, un de mes internes en pharmacie. Ce dernier, à l'issue de son DEA (diplôme d'études approfondies) préparé dans notre laboratoire, va opter pour une brillante carrière hospitalière. Nous montrons aussi que les mécanismes de recapture des autres amines dans les terminaisons nerveuses qui viennent de le libérer, mécanismes qui jouent un grand rôle dans leur inactivation, sont absents dans le cas de l'histamine.

Ainsi, ayant peu à peu décrit toute la machinerie des neurones histaminergiques, la question qui se pose à nous est : *comment ces neurones sont-ils disposés dans le cerveau ?*

Une étape décisive pour le comprendre est franchie, en 1974, par Monique Garbarg aidée par Gilles Barbin, jeune médecin venu réaliser une thèse de sciences dans notre laboratoire. Ils sont conseillés techniquement par Jean Féger, électrophysiologiste élève de Mme Albe-Fessard, mais qui ne fait pas partie de l'équipe. Ils réalisent par électrolyse une lésion unilatérale qui interrompt le faisceau médian du télencéphale, dont on sait qu'il comporte les fibres ascendantes des neurones catécholaminergiques et sérotoninergiques qui projettent de manière diffuse, notamment sur le cortex cérébral. La comparaison des taux de l'histidine décarboxylase, marqueur fidèle des neurones histaminergiques, dans le cortex cérébral du côté lésé et du côté intact doit nous montrer si ce faisceau comporte aussi des fibres histaminergiques.

Je me souviens bien du jour où cette expérience a été réalisée pour la première fois, avant d'être répétée pour confirmation. L'expérience se terminait par un comptage de radioactivité. Monique et moi étions anxieusement réunis devant le compteur où se succédaient, l'un après l'autre, les échantillons correspondant alternativement au côté lésé et au côté témoin de chacun des dix animaux de l'expérience. Dès le passage des deux premiers échantillons, la différence était flagrante, s'inscrivant sur le compteur de radioactivité, mais nous sommes restés anxieusement jusqu'à la fin du comptage de l'ensemble des échantillons, pour en avoir la confirmation. Transportés par ce résultat, nous nous sommes félicités l'un l'autre et je me souviens avoir pensé, en toute naïveté et sans la moindre modestie, « nous venons de découvrir le premier groupe de neurones histaminergiques cérébraux, une étape clé de notre projet et qui devrait marquer l'histoire de la neurobiologie ». Naïveté de jeunesse : je sais, aujourd'hui, après plusieurs décennies, combien les découvertes sont vite oubliées, dépassées par de nouvelles découvertes qui enterrent les précédentes sur le terrain de la renommée ! Mais le chercheur conserve le souvenir de la joie profonde qui accompagne l'obtention d'un tel résultat et qui imprégnera sa présentation aux autres scientifiques.

Persuadés que nous sommes de l'importance du résultat que nous venons d'obtenir, nous décidons d'essayer de le publier dans *Science*, une des deux revues généralistes les plus prestigieuses et les plus sélectives, qui refusent la très grande majorité des manuscrits qui leur sont soumis. La parution d'un article dans ces journaux élitistes friands de vraies découvertes que sont *Science* ou *Nature* est d'un grand prix pour de jeunes chercheurs : il établit leur réputation et facilite l'obtention future de moyens de recherche accrus. Le manuscrit est très soigneusement écrit, soumis à la revue et nous attendons le verdict, pleins d'espoir, tant le résultat nous paraît indubitablement important. Douche froide à la réception du courrier : il contient les évaluations, élogieuses, par trois experts anonymes, accompagnées d'une lettre de l'éditeur en chef… refusant le manuscrit, par manque de place dans la revue, etc. L'injustice me paraît tellement criante que je décide de prendre mon courage à deux mains et de faire appel de cette décision. Je prends mon téléphone, demande à parler au rédacteur en chef, ce qu'avec une certaine surprise j'obtiens assez facilement. Je lui résume ce que je pense être une découverte majeure, reconnue comme telle par les évaluateurs du journal, et, surtout, me plains d'une manière assez véhémente de la décision injuste que je vais jusqu'à attribuer à l'ostracisme bien connu des Américains. Mon interlocuteur proteste sur ce dernier jugement mais me donne finalement raison et, dès la fin de l'entretien et à ma grande joie, m'annonce que la publication est acceptée.

Par la suite, Monique tentera de localiser le groupe de corps cellulaires histaminergiques dont émanent les fibres qui cheminent dans le faisceau médian du télencéphale et vont se terminer de manière diffuse dans l'ensemble du télencéphale. Elle effectue pour cela une série de lésions de petite taille, détermine comme précédemment leur effet à distance sur le cortex cérébral et définit ainsi une zone de probabilité assez réduite entre hypothalamus postérieur et mésencéphale antérieur. Cette approche expérimentale se révèle cependant trop grossière pour identifier le petit groupe de neurones histaminergiques qui seront ensuite localisés, par d'autres, dans le minuscule noyau tubéromamillaire de l'hypothalamus postérieur.

Ce sont deux groupes d'immunohistochimistes qui obtiennent ce résultat important en 1984. Pour l'obtenir, Takehiko Watanabe, un biochimiste de l'Université de Sendai au Japon, a purifié l'histidine décarboxylase et généré des anticorps polyclonaux en l'injectant à des lapins : les images obtenues, en visualisant ces anticorps appliqués sur des coupes de cerveau, sont de qualité moyenne mais le petit noyau est clairement identifié.

Au même moment, Pertti Panula, un jeune chercheur finlandais, a préparé des anticorps polyclonaux contre l'histamine elle-même et, au cours d'un stage postdoctoral dans le laboratoire d'Erminio Costa, à Washington, il obtient des images de grande qualité. Elles révèlent très nettement les quelques milliers de neurones constituant ce petit noyau tubéromamillaire ainsi que les longues fibres qui en émanent et dont la disposition confirme celle qu'indiquaient les expériences de lésion de Monique. J'en reçois la nouvelle, en primeur, dans une lettre d'Erminio Costa, un neuropharmacologue américain réputé. Il exerce une influence majeure en Italie, son pays d'origine, où quasiment toutes les chaires universitaires de pharmacologie sont occupées par ses anciens élèves. Je l'ai connu à l'occasion d'un séminaire que j'ai donné dans son laboratoire. Plus qu'à l'histamine, il s'intéresse à d'autres neurotransmetteurs comme le GABA et désire, avant de publier les images de Pertti Panula, vérifier auprès de moi que celles-ci ne sont pas des artéfacts. Je ne peux que le rassurer et les féliciter tous deux : en effet, cette localisation correspond approximativement à la zone du cerveau mise en évidence par Monique. Je dois avouer cependant que cette nouvelle a un goût amer, car depuis plusieurs années, avec Hélène Pollard, nous poursuivons le même but par une stratégie différente, la préparation d'anticorps monoclonaux contre l'histidine décarboxylase. Mais les images qu'Hélène obtient sont de qualité assez médiocre, n'autorisant pas une localisation précise, vraisemblablement en raison de la trop faible affinité des anticorps sélectionnés. Cet échec est attribuable à une erreur stratégique, sans doute liée à notre faible expertise en immunohistochimie : peut-être aurions-nous dû nous appuyer sur des laboratoires plus expérimentés plutôt qu'aborder seuls un métier nouveau.

Nous avons donc perdu cette course internationale, alors que, jusque-là, notre laboratoire était à la pointe de la compétition sur ce sujet : la déception est donc forte, même si cette découverte confirme tout ce que nous avons dévoilé précédemment sur le sujet.

Dès 1975, nous avions dévoilé toute la machinerie de synthèse, libération et inactivation de l'histamine comme nouveau neurotransmetteur cérébral, décrit la disposition générale des neurones histaminergiques. De plus, réunissant un certain nombre de données éparses, nous avons, dès cette date, proposé dans plusieurs articles de revue que la fonction principale de ces neurones devait être le maintien de l'éveil. C'est ce que suggéraient la disposition des voies neuronales, l'effet éveillant de l'histamine directement injectée dans le cerveau, l'effet sédatif des antihistaminiques, l'arrêt de l'activité des neurones histaminergiques par les hypnotiques (que nous avons montré par mesure de la vitesse de renouvellement de l'histamine radioactive). La localisation des neurones dans l'hypothalamus postérieur est en accord avec leur rôle présumé dans le maintien de l'éveil. En effet, Constantin von Economo, un neurologue viennois, avait identifié dans cette région du cerveau un *Wachzentrum* (« centre de l'éveil ») en constatant qu'elle était lésée chez des malades profondément léthargiques atteints d'encéphalite au cours de l'épidémie de « grippe espagnole » de 1918.

En 1975, il nous restait à comprendre comment l'histamine libérée est reconnue par les cellules du cerveau sur lesquelles elle agit : toute l'activité de l'équipe va désormais être consacrée à l'étude de ses récepteurs.

Deux récepteurs de l'histamine dans le cerveau

Jean-Charles Schwartz

L'existence du premier récepteur de l'histamine, maintenant appelé récepteur H1, a été suggérée à Daniel Bovet, prix Nobel 1957, lorsqu'il a mis au point le premier antihistaminique, en 1937, alors qu'il travaillait avec le chimiste Ernest Fourneau à l'Institut Pasteur de Paris.

Bovet était un médecin féru de sciences naturelles, un chercheur « pragmatique », attachant beaucoup de prix au rôle de la chance dans la découverte scientifique. Admirateur d'Ehrlich (dont il avait pris la suite pour découvrir les premiers sulfamides antibactériens), il avait fait sien son adage sur la recette magique des « quatre G » pour une découverte scientifique : *Geld* (« argent »), *Geduld* (« patience »), *Geschick* (« savoir-faire ») et *Glück* (« chance »). Au cours de recherches sur les antimalariques il avait découvert, parmi les molécules synthétisées par Fourneau, un composé s'opposant à l'action de l'adrénaline, un sympatholytique.

Il avait alors remarqué la similarité de structure chimique de l'adrénaline, de l'acétylcholine et de l'histamine, trois amines biogènes, c'est-à-dire présentes dans l'organisme et exerçant des réponses physiologiques très puissantes. Sur la base de ces quelques analogies, il avait alors fait l'hypothèse « simpliste » qu'il devait être possible d'identifier dans les molécules de Fourneau un composé antagonisant l'histamine, de la même manière qu'ils avaient identifié l'antagoniste de l'adrénaline.

L'histamine avait été isolée en 1917 à partir d'un champignon, l'ergot du seigle, par sir Henry Dale. Celui-ci avait montré qu'elle contractait puissamment les muscles lisses et induisait des réponses s'apparentant à celles observées au cours du choc anaphylactique. Avec Anne-Marie Staub, en 1937, Bovet décrit l'action du premier antihistaminique (thymoxyethyldiethylamine) et ses propriétés anti-anaphylactiques. Celui-ci est, cependant, trop toxique pour être utilisé chez l'homme mais la « recette » pour obtenir ces antagonistes est maintenant connue et plusieurs autres composés utilisables en clinique vont alors voir le jour, en premier lieu dans la firme Rhône-Poulenc à laquelle le laboratoire de Fourneau à l'Institut Pasteur est associé, puis dans plusieurs autres firmes pharmaceutiques.

Cet exploit va avoir des retombées marquantes à plus d'un titre.

En premier lieu, l'efficacité des antihistaminiques H1 dans le traitement des manifestations allergiques soulage des millions de patients qui en souffrent. Cette efficacité démontre indirectement que l'histamine est largement responsable de ces manifestations. Qui plus est, de manière encore plus indirecte, cet exploit constitue une étape clé dans l'histoire de la neuropharmacologie : c'est parce qu'un grand nombre de nouvelles molécules antihistaminiques H1 ont été synthétisées au cours des décennies suivantes que des propriétés nouvelles ont pu être décelées sur certaines d'entre elles, conduisant à la naissance des antipsychotiques et des antidépresseurs. Ce n'est pas la moindre des retombées de la découverte de Bovet car ces deux grandes classes de médicaments restent encore, à ce jour, les plus importantes dans le traitement des affections mentales.

En 1975, la présence de récepteurs H1 dans le cerveau n'est pas très clairement établie : certes l'effet sédatif des antihistaminiques est bien connu, mais la plupart de ces composés sont d'une spécificité limitée. Un certain nombre d'entre eux sont également anticholinergiques, une propriété à laquelle on attribue cet effet sédatif, aussi longtemps que le rôle de l'histamine dans le cerveau n'est pas connu.

D'une manière paradoxale on pourrait dire qu'une mise en évidence claire de la présence des récepteurs H1 cérébraux a aussi été une conséquence de la découverte du récepteur H2 et d'agents sélectifs de chacun d'entre eux.

Cette découverte est révélée, en avril 1972, dans un article de la revue *Nature* signé par Jim Black, Robin Ganellin et leurs collaborateurs. Ils appartiennent à la firme pharmaceutique britannique Smith, Kline & French (SKF, qui va devenir GSK après sa fusion avec Glaxo). Cet article va avoir un retentissement profond à plus d'un titre. Il décrit l'existence, dans l'estomac où il règle la sécrétion d'acide chlorhydrique, d'un récepteur H2 non reconnu par les antihistaminiques connus à cette date, d'où la désignation comme récepteur H1 de celui qui est bloqué par ces produits. Il décrit également un nouveau composé (burimamide) qui, lui, bloque la sécrétion d'acide chlorhydrique qu'induit l'histamine dans l'estomac, un effet dont sont dépourvus les antihistaminiques classiques (désignés depuis antihistaminiques H1). L'importance principale de la découverte est d'ordre thérapeutique car, à sa suite, un antihistaminique H2 utilisable en clinique, la cimétidine (Tagamet™), va montrer son efficacité dans le traitement de l'ulcère gastro-duodénal, une affection quasi incurable avant cela.

Son importance est également d'ordre heuristique et méthodologique. Elle montre, de manière exemplaire, comment une étude pharmacologique fondée sur une évaluation quantifiée stricte de l'interaction d'un composé chimique avec sa cible biologique potentielle (par une mesure d'affinité) peut conduire à la caractérisation chiffrée d'un récepteur, quand bien même la nature de celui-ci est inconnue, et conduire à la mise au point d'un médicament vital. Cette étape clé dans l'histoire de la pharmacologie scientifique s'appuie, en fait, sur les travaux d'un autre Britannique, Heinz Schild.

Heinz Schild était un médecin féru de physique et de mathématiques qui était passé dans les laboratoires de trois autres géants de la pharmacologie britannique, sir Henry Dale, Wilhelm Feldberg et John Gaddum. Ces maîtres lui avaient communiqué leur attrait pour l'histamine, une substance découverte dans l'organisme par le premier d'entre eux. Schild avait joué un rôle de conseil auprès de l'équipe de SKF dirigée par Jim Black. Quelques années auparavant il avait développé des modèles et outils mathématiques (le pA2) pour quantifier l'interaction entre un médicament et sa cible biologique et, à ce titre, avait conseillé Jim Black. Cette quantification de l'interaction entre drogue et cible biologique (récepteur, enzyme) sous-tend la découverte du récepteur H2. Elle est essentielle à tout travail de pharmacologie de qualité. En effet, comme me l'a un jour résumé Paul Janssen : « Tout médicament possède un nom mais aussi plusieurs prénoms. » Il résumait ainsi le fait que l'activité principale du médicament indiquée par un seul qualificatif – antihistaminique H1, par exemple – correspond à l'activité qu'il exerce à la plus faible dose sur sa cible de prédilection (récepteur H1), mais que, le plus souvent, si on l'utilise à une dose plus élevée, il va interagir sur d'autres cibles (par exemple un récepteur cholinergique) pour lesquelles il présente une affinité moindre. En d'autres termes, la spécificité d'un médicament dépend des affinités respectives qu'il peut avoir pour différentes cibles biologiques. Ces caractéristiques vont conditionner son utilisation à la fois comme outil de recherche fiable et comme agent thérapeutique. En effet, la sécurité d'emploi d'un médicament donné dépend de son utilisation à la dose la plus faible nécessaire à son interaction uniquement avec la cible principale, tandis qu'à dose plus élevée il va interagir avec des cibles non désirables et produire ainsi des effets gênants, voire toxiques.

La lecture de l'article de *Nature* sur le récepteur H2 produit sur moi une profonde impression pour différentes raisons.

Quelques années auparavant, lors de mes études sur le rôle de l'histamine gastrique dans la genèse de l'ulcère gastroduodénal, j'avais suggéré l'intérêt d'un composé qui, à l'inverse des antihistaminiques H1, antagoniserait les actions de l'histamine dans l'estomac. Mais je n'avais pas été jusqu'à tenter de mettre au point moi-même un tel composé. Je suis donc heureux de cette confirmation de mon hypothèse effectuée par d'autres, mais en même temps j'en tire une leçon d'humilité et la conclusion qu'il convient, désormais, d'aller au fond de l'exploitation de ses résultats, quitte à y consacrer parfois plusieurs années, pour en tirer tous les bénéfices. La découverte de Jim et de ses collègues a été la récompense de huit années de travaux menés par leur équipe dans un silence complet...

Par ailleurs, ce travail va nous procurer les outils pharmacologiques – agonistes et antagonistes – nécessaires pour vérifier si les récepteurs H1 et/ou H2 sont responsables des effets de l'histamine dans le cerveau, ce à quoi nous nous attacherons. De plus, ce travail nous révèle également des outils mathématiques qui y ont été mis en œuvre et permettent de qualifier rigoureusement un récepteur. Comme nos collègues pharmacologues français de l'époque, nous ignorions ces outils mais la leçon est retenue par le pharmacologue largement autodidacte que je suis et nous les appliquerons désormais à tous nos travaux de pharmacologie, notamment à ceux qui nous conduiront à la découverte d'un troisième récepteur de l'histamine.

Cette publication survient alors que nous nous préparons à accueillir un groupe d'histaminologues dans le cadre de la première réunion de l'Histamine Club européen. C'est un « club » informel qu'avec deux jeunes chercheurs, proeuropéens convaincus comme moi, Wilfrid Lorenz de Munich et Rolf Hakanson de Lund, en Suède, nous avions convenu de lancer. Nous avions sympathisé au cours d'un petit déjeuner, l'année précédente, lors d'un symposium scientifique sur l'histamine tenu à Lodz, en Pologne, et avions partagé notre envie de faire renaître en Europe un Histamine Club qui, avant-guerre, réunissait déjà les chercheurs travaillant sur ce sujet. Ce « club » avait certaines traditions et nous avions notamment retrouvé un « hymne international » qui, avec des vers de mirliton aux rimes approximatives, célébrait notre sujet favori : « *I love histamine, because it's mine* », etc.

Nous avions convenu d'accueillir les réunions du « club » ainsi réanimé chacun à son tour, dans sa ville, en débutant par notre groupe, à Paris. Avec mes collaborateurs, nous avons soigneusement préparé cette première réunion (invitations, programme, rafraîchissements, etc.) qui va se tenir dans le petit auditorium de notre Centre Paul-Broca. Y participeront une cinquantaine de chercheurs provenant de plusieurs pays européens.

Quelques jours avant la date prévue, je tombe sur l'article de Jim Black sur la découverte du récepteur H2 et me dis qu'il est impossible de tenir une réunion européenne sur l'histamine sans inclure dans le programme une présentation de ce qui représente le progrès le plus important du domaine depuis plusieurs années. Je me procure donc le numéro de téléphone de Jim et l'appelle pour l'inviter. Il se déclare « *delighted* » de cette invitation qu'il accepte immédiatement et il viendra nous présenter ses résultats. Il le fera avec le brio et l'élégance que j'admire souvent chez les orateurs britanniques. Nous rencontrons à cette occasion un homme bien en chair, jovial, au rire tonitruant et à l'intelligence brillante, s'exprimant de manière très originale, avec de fréquentes tournures, expressions et citations shakespeariennes. C'est sa première présentation orale publique depuis plusieurs années et, en dépit de sa grande notoriété (il est aussi le découvreur du récepteur bêta-adrénergique et de son premier antagoniste), il doit être un peu ému car, dans l'heure qui précède, de la fenêtre de mon bureau, je le vois arpenter fiévreusement la rue d'Alésia en répétant à haute voix sa prestation pour s'exercer.

De fait, sa présentation est brillante et prend soin, élégance suprême, d'éviter de reprendre exactement les termes et illustrations de l'article de *Nature*. Un bel exemple des avantages de l'éducation britannique qui, très tôt dans le cursus, entraîne les jeunes à la présentation orale. Ce n'est certes pas le cas chez nous : combien de fois, au cours de ma carrière d'enseignant-chercheur, ai-je eu à faire répéter les jeunes avant leurs premières présentations orales...

Cette séance informelle, mais historique, sera la première d'une série de réunions annuelles de cet Histamine Club qui va, après quelques séances, être transformé en une European Histamine Research Society assez formelle dont les activités perdurent.

S'il en était besoin, la présentation de Jim Black nous conforte dans l'idée de rechercher si le récepteur H2 est aussi exprimé dans le cerveau. Avec Michel Baudry et Marie-Pascale Martres, qui vient de nous rejoindre, nous partons d'une observation déjà ancienne selon laquelle l'histamine stimule la synthèse d'AMP cyclique dans des coupes de cerveau, un effet assez mal antagonisé par les antihistaminiques H1. L'AMP cyclique est connue comme un « second messager », un transducteur, que produit, à l'intérieur des cellules, l'activation de certains récepteurs par un neurotransmetteur ou une hormone. Nous découvrons que cet effet de l'histamine sur des coupes de cortex cérébral de rat est partiellement antagonisé par un antihistaminique H1 et partiellement par les nouveaux antagonistes H2, composés que Jim Black nous a procurés. Nous démontrons ainsi, pour la première fois, en 1975, que les deux types de récepteurs interviennent dans les actions de l'histamine cérébrale, un résultat qui est publié dans la revue *Nature*.

Quelques mois plus tard, la même revue publie un travail d'Helmut Haas qui, par une méthode complètement différente, de nature cette fois électrophysiologique et non plus biochimique, confirme l'existence du récepteur H2 cérébral. Helmut est, comme nous, un histaminologue cérébral convaincu, un des rares à l'époque, et il le restera durant toute sa carrière de médecin chercheur. Nous sympathiserons et même collaborerons épisodiquement.

Quelques années passent encore et en 1978 paraît un grand article dans cette même revue sur le même sujet. Il rapporte la formation d'AMP cyclique, mesurée non plus sur des coupes de cerveau, comme dans le nôtre, mais sur des membranes cérébrales (en mesurant l'activité de l'enzyme qui la synthétise) et conclut que la stimulation induite par l'histamine passe exclusivement par le récepteur H2. C'est un résultat visiblement en contradiction avec le nôtre. Qui plus est, il montre que cet effet de l'histamine est puissamment bloqué, non seulement par les antagonistes H2 sélectifs de Jim Black, mais aussi par une série d'antidépresseurs, et propose que là réside leur véritable mécanisme d'action clinique, encore discuté à cette époque. Ce travail est signé par Paul Greengard, un chercheur américain, très réputé pour ses importants travaux sur l'AMP cyclique, sa formation et son rôle (il obtiendra un prix Nobel quelques années plus tard, mais pas pour les travaux de cette publication !). Inutile de le préciser, sa publication, qui pourrait suggérer que nous avons mal travaillé, nous pique au vif. Aucune hésitation : il faut reprendre immédiatement le problème.

C'est un jeune chercheur catalan, Chema Palacios, fraîchement arrivé dans notre laboratoire pour un (fructueux) stage postdoctoral de deux années, qui va s'en charger. Chema est un garçon posé et volontaire, expérimentateur habile. Il est initialement encadré par Monique Garbarg. En nous quittant il effectuera un deuxième stage postdoctoral, cette fois aux

États-Unis, où il participera à la mise au point des premières techniques de visualisation autoradiographique des récepteurs sur coupes de cerveau. Ces techniques vont être utilisées, après lui, par de nombreux laboratoires, y compris le nôtre. Ensuite il va mener une brillante carrière de directeur de recherche dans l'industrie pharmaceutique à Bâle (Novartis) puis à Barcelone, sa ville natale (dans la société Almirall, dont il assurera la direction scientifique).

Chema réussit à « décortiquer » la réponse AMP cyclique de l'histamine sur coupes de cerveau en deux composantes : d'abord, une activation initiale de l'enzyme qui synthétise ce messager, laquelle est strictement attribuable au seul récepteur H2 (en accord avec Paul Greengard), mais qui est ensuite potentialisée sous l'influence d'ions calcium libérés, strictement par activation du récepteur H1, cette fois en accord avec le travail de Michel Baudry. Cela réconcilie les deux études. Par contre, sur ce modèle de cellules intactes, nous ne pouvons confirmer le blocage puissant de la réponse H2 par les antidépresseurs que nous attribuons donc à un artéfact lié aux conditions techniques artificielles du modèle utilisé par Paul Greengard : ce n'est pas en bloquant le récepteur H2 que ces médicaments soignent les patients déprimés !

La présence de récepteurs H1 dans le cerveau est confirmée en 1978 par le Britannique Stephen Hill qui, pour les caractériser, utilise la liaison réversible à des membranes cérébrales d'une sonde radioactive, la mépyramine tritiée, un antihistaminique H1 sélectif.

Nous partons alors de son travail et développons une technique simple de marquage du récepteur H1 cérébral *in vivo*, cette fois : en injectant la mépyramine radioactive par voie intraveineuse à des souris et en mesurant la radioactivité restant attachée aux membranes cérébrales, nous mesurons l'occupation du récepteur H1. L'administration conjointe d'un composé antihistaminique H1 traversant la barrière hématoencéphalique se traduit par une liaison moindre de la sonde radioactive, par compétition avec celle-ci. À l'aide de cette méthode nous montrons qu'un certain nombre de médicaments présentant des effets sédatifs marqués en clinique, comme certains antipsychotiques et certains antidépresseurs, occupent, à faible dose, les récepteurs H1 cérébraux. Nous faisons alors l'hypothèse que leur effet sédatif est lié à cette propriété, c'est-à-dire, en fait, à un blocage des effets éveillants de l'histamine libérée par ses neurones cérébraux.

À cette époque les médicaments antihistaminiques utilisés en allergologie sont tous sédatifs et nous montrons qu'à dose faible, correspondant à celle de leur utilisation en clinique, ils occupent fortement les récepteurs H1 cérébraux. Il est assez probable (du moins je me plais à le penser) que ces résultats, comme notre mise en évidence de l'histamine comme neurotransmetteur de neurones éveillants, aient conduit par la suite plusieurs firmes pharmaceutiques à mettre au point des composés passant mal la barrière hématoencéphalique. Depuis, ces composés, les antihistaminiques H1 de seconde génération, largement dépourvus de cet effet secondaire sédatif si gênant dans la vie courante, sont pratiquement les seuls utilisés.

Par ailleurs, l'occupation forte des récepteurs H1 cérébraux paraît s'accompagner d'une augmentation de la prise alimentaire, d'une propension à l'obésité et au diabète. C'est le cas de plusieurs médicaments utilisés en psychiatrie, des antipsychotiques notamment, comme le révèle notre test chez l'animal, et cet effet secondaire représente une sévère limitation à leur utilisation. Là encore, on donnera désormais la préférence à des composés dépourvus de cet effet secondaire.

Notre résultat sur l'occupation des récepteurs H1 cérébraux nous paraît suffisamment important par ses implications thérapeutiques pour que nous le soumettions à la revue *Nature*. La réponse ne se fait pas attendre : c'est un rejet, principalement dû à l'appréciation d'un des experts qui, de manière anonyme, comme c'est la règle, conclut, sans mettre de gants, que le travail est sans intérêt. Ce genre de lettre déclenche toujours un doute et un stress important chez le scientifique qui la reçoit et qui se demande s'il raisonne bien, s'il est digne de diriger un jeune chercheur (ici Tham Quach, premier auteur du manuscrit dont c'est la première publication). Nous prenons donc acte de ce refus et nous nous contentons de publier ce résultat dans une revue de deuxième ordre, cette fois sans difficulté.

Mais quelques mois plus tard, quelle n'est pas notre surprise de voir paraître un travail tout à fait analogue au nôtre, dans une revue de deuxième ordre. Il est signé par un collègue américain que je connais bien, avec qui j'entretiens depuis longtemps une correspondance scientifique et, même, une relation amicale. Ne serait-ce pas lui l'expert de la revue *Nature* qui aurait évalué si négativement notre article… avant de s'en inspirer ? Je me livre alors à un travail de détective : avec ma loupe de Sherlock Holmes, je compare le texte de l'expertise anonyme à celui d'une lettre que m'a envoyée mon suspect. Le diagnostic est sans appel : non seulement il s'agit des mêmes types de caractères, ceux d'une machine à écrire IBM à boule, mais, plus encore, on décèle un léger défaut sur un des caractères, identique dans les deux échantillons de prose. Le doute n'étant plus permis, saisi d'une sainte colère, je décroche mon téléphone pour admonester violemment ce collègue et lui dire mon indignation devant la grossièreté du procédé. Il reconnaît immédiatement sa culpabilité et présente ses excuses. Ce qui me surprend le plus dans cet épisode désagréable à plus d'un titre, c'est que le chercheur en cause, très célèbre pour nombre de travaux originaux et largement reconnu, ait eu besoin de recourir à un tel stratagème, d'autant plus que, par ailleurs, nous avions eu des rapports amicaux (j'avais même passé une nuit dans sa belle maison où il m'avait reçu chaleureusement). L'ambition de certains chercheurs est parfois sans borne.

Un troisième récepteur : découverte de H3

Jean-Charles Schwartz

Longtemps, le récepteur a été conçu comme une structure exclusivement postsynaptique, c'est-à-dire localisée « de l'autre côté de la synapse », sur les cellules cibles dont il contrôle l'activité. Toutefois, à la fin des années 1970, cette notion avait été battue en brèche par la découverte de récepteurs présynaptiques, localisés sur les terminaisons nerveuses de certains neurones, en l'occurrence les neurones noradrénergiques et dopaminergiques. La fonction de ces récepteurs présynaptiques est de contrôler par rétroaction la libération du neurotransmetteur par lui-même : ce sont des autorécepteurs.

À cet égard, un fait intéressant avait été mis en évidence par Salomon Langer. Salomon est un pharmacologue dont la famille avait échappé à la Shoah en Pologne en émigrant dans les années 1930 en Argentine où il était né et avait fait ses études de médecine avant d'effectuer un stage de pharmacologie dans un laboratoire réputé de l'Université de Cambridge avec

Martha Vogt et Leslie Iversen. Nous avions quelque peu sympathisé lors de son séjour à Paris où il dirigeait les recherches de la firme Synthélabo, laquelle devait, par la suite, fusionner avec Aventis pour devenir Sanofi. En 1978, en Argentine, il avait montré que l'autorécepteur noradrénergique (alpha 2) contrôlant la libération de noradrénaline diffère par ses propriétés pharmacologiques du récepteur noradrénergique postsynaptique (alpha 1) de telle manière que des médicaments sélectifs peuvent agir sur l'un sans affecter l'autre, ouvrant ainsi la voie à des applications thérapeutiques distinctes des deux classes de produits, dans ce cas essentiellement dans le domaine des affections cardio-vasculaires.

Au début des années 1980, il nous paraît intéressant de vérifier s'il n'existerait pas un mécanisme analogue de rétrocontrôle de la libération du neurotransmetteur par des autorécepteurs, opérant cette fois sur les neurones histaminergiques. Plusieurs laboratoires avaient fait des tentatives pour vérifier cette hypothèse en transposant les techniques utilisées pour les récepteurs adrénergiques et dopaminergiques, c'est-à-dire en marquant les neurones histaminergiques par de l'histamine radioactive. Rien de clair n'était ressorti de ces tentatives pour une raison que, dès cette époque, nous comprenons bien : nous avions constaté que, contrairement aux neurones catécholaminergiques, les neurones histaminergiques sont dépourvus d'un système de recapture du neurotransmetteur. Il faut, par conséquent, utiliser le précurseur de l'histamine, l'histidine radioactive qui, elle, va être captée par les neurones histaminergiques. Sous l'action de l'histidine décarboxylase, enzyme qu'ils sont seuls à exprimer, ces neurones vont sélectivement produire l'histamine radioactive qui va venir rejoindre les stocks endogènes, prête à être libérée.

Techniquement parlant, ce processus est assez difficile à mettre en œuvre : pour doser l'histamine radioactive, formée en petite quantité, il faut réussir à l'isoler de grandes quantités d'histidine radioactive. La seule méthode disponible alors pour réaliser cette opération est une méthode de chromatographie (sur colonne échangeuse d'ions) assez délicate et qui, en tout état de cause, demande une mise au point préalable soigneuse. Autre difficulté, l'histidine radioactive commerciale contient une petite quantité d'histamine radioactive qu'il convient d'éliminer avant l'expérience afin de minimiser le « bruit de fond ».

Longtemps, ces difficultés techniques ont rebuté nombre de laboratoires de recherche, particulièrement ceux des firmes pharmaceutiques, ce qui explique leur intérêt tardif pour tout ce qui touche l'histamine cérébrale. Par contre, dès nos débuts à l'hôpital Broca, nous avions mis au point et raffiné cette méthodologie de manière à l'appliquer à des dosages en grandes séries, condition nécessaire pour mener à bien des expériences de pharmacologie : dans cette discipline la belle courbe dose-réponse, construite à partir de multiples échantillons, est un « *gold standard* ».

Ainsi, au début des années 1980, toutes les conditions sont réunies dans notre laboratoire pour aborder de manière rigoureuse la question de l'existence d'un autorécepteur histaminergique.

C'est à Jean-Michel Arrang, un jeune pharmacien venant de terminer son internat et venu préparer une thèse de sciences, qui m'a été chaleureusement recommandé par son « patron » hospitalier, que je vais confier ce projet. Il prépare ses expériences avec un soin extrême, puis les réalise habilement, deux qualités qui vont assurer leur réussite dans une proportion élevée de cas. Il possède, en outre, un don remarquable d'exposition, un didactisme inné qui le font remarquer lors de chacune de ses communications publiques. Il aurait sûrement fait un excellent professeur mais, après une tentative malheureuse pour me succéder à la faculté de pharmacie de l'Observatoire à Paris, il y a renoncé et les futurs pharmaciens sont privés d'un remarquable pédagogue. Il poursuivra l'ensemble de sa carrière comme chercheur à l'Inserm, la terminant comme directeur de notre unité de recherche, quelques années après mon départ.

Jean-Michel nous ayant rejoints sans expérience en recherche neuropharmacologique, Monique Garbarg va l'encadrer et l'aider dans ses expériences. Il acquiert rapidement une grande autonomie et va même perfectionner le modèle dont on lui a confié l'utilisation.

Il réalise la plupart des expériences sur des coupes de cortex cérébral. Cette région du cerveau offre une grande quantité de tissus, ce qui réduit le nombre de rats à sacrifier. En outre des expériences de lésion nous ont montré que le cortex cérébral ne comporte que les terminaisons des neurones histaminergiques. Dès les premières expériences, Jean-Michel et Monique découvrent que la libération d'histamine radioactive à partir des coupes de cerveau est diminuée si on a ajouté au milieu de survie de l'histamine « froide » (non radioactive).

Cet effet de l'histamine ajoutée est-il attribuable à la stimulation d'un récepteur ?

Si tel est le cas on devrait pouvoir l'antagoniser par des antihistaminiques H1 ou H2 et/ou le reproduire par des dérivés de l'histamine, des agonistes de ces mêmes récepteurs. Certains de ces composés sont disponibles sur le marché mais, surtout, nombre d'entre eux ont été préparés et publiés par les chercheurs de la firme Smith, Kline & French. Jim Black a quitté le centre de recherche de cette firme qui est maintenant dirigé par Robin Ganellin. J'ai sympathisé avec Robin qui m'a demandé de venir à Welwyn Garden, près de Londres, pour expertiser un de leurs programmes ayant abouti à la synthèse d'un nouvel antihistaminique H2 ayant la propriété unique de pénétrer facilement dans le cerveau. Pour ce produit se posait la question de son éventuel développement en médicament neurologique ou psychiatrique, mais l'indication précise n'apparaissait pas clairement. J'avais signé un accord de secret et avais participé à une réunion présidée par le nouveau directeur de la recherche qui, au long de la séance, n'a pas arrêté de critiquer le travail de recherche – auquel il n'avait pas participé. De mon côté, j'ai joué le rôle pour lequel Robin m'avait fait venir, c'est-à-dire celui de défenseur d'un projet très innovant. Je n'ai visiblement pas convaincu quelqu'un dont la conviction était faite en entrant dans la réunion et le verdict est tombé : projet abandonné !

À cette occasion je me suis rappelé l'adage que m'avait confié le directeur de recherche d'une multinationale pharmaceutique : « La principale qualité à laquelle on reconnaît un bon directeur de recherche c'est sa facilité à interrompre un projet de recherches. »

Échange de bons procédés, Robin nous avait fourni gracieusement un certain nombre de composés synthétisés par sa firme et non disponibles dans le commerce. Leur utilisation nous révéla rapidement que le frein exercé par l'histamine sur sa propre libération était bloqué de manière compétitive par certains de ces agents et reproduit par d'autres : nous avions ainsi mis en évidence un autorécepteur présynaptique.

S'agit-il d'un des deux récepteurs histaminiques connus, H1 ou H2 ?

Les courbes dose-réponse à multiples points soigneusement établies par Jean-Michel nous permettent de calculer les constantes de dissociation des antagonistes ou les activités relatives des agonistes. Ces outils classiques d'analyse pharmacologique nous ont vite convaincus que nous avions affaire à un récepteur histaminique distinct des récepteurs H1 et H2. En effet, par exemple, la mépyramine, un puissant et sélectif antihistaminique H1, est incapable de bloquer le frein imposé par l'histamine à sa propre libération et l'impromidine, un puissant agoniste H2, se révèle comme un antagoniste assez puissant sur l'autorécepteur. Ces deux exemples, parmi plusieurs autres, renforcent notre conviction que nous avons découvert un nouveau récepteur de l'histamine. Nous l'avons découvert par une approche strictement pharmacologique, c'est-à-dire en le définissant, de manière classique, par la seule mesure de l'affinité que présentent des agents connus. C'est probablement le dernier exemple de cette approche historique de l'ère BC (*Before Cloning*) : dorénavant ce sont les techniques de biologie moléculaire qui vont, en général, identifier de nouveaux récepteurs à partir de leur séquence génomique.

Nous décidons de raconter cette belle histoire dans une lettre à *Nature* dans laquelle nous proposons de nommer H3 cette nouvelle entité. Le prestigieux périodique britannique est le destinataire le plus indiqué de cette démonstration expérimentale : le travail a été réalisé dans le pur style de la pharmacologie britannique, sur un sujet, celui de l'histamine, où se sont illustrés John Gaddum, sir Henry Dale, sir James Black ou Heinz Schild, les fondateurs de la pharmacologie classique du Royaume-Uni.

Les experts de notre manuscrit sont assez élogieux, sauf l'un d'entre eux qui émet quelques réserves et, surtout, insiste lourdement pour que nous nommions ce nouveau récepteur H2b plutôt que H3. Le prétexte est qu'il est reconnu par certaines molécules agissant sur le récepteur H2. Nul besoin de nous livrer à un travail de détective pour identifier l'auteur de la proposition anonyme : elle provient certainement de l'inventeur du récepteur H2 (désirant garder l'exclusivité de la découverte d'un récepteur histaminique), qu'en outre j'identifie aisément comme étant Jim Black tant son style brillant est reconnaissable. Nous résistons fermement à sa proposition en fournissant des arguments expérimentaux convaincants et l'acte de naissance du récepteur H3 est publié tel quel. Je ne tiendrai pas rigueur à Jim de cet incident, tant j'admire ses qualités de chercheur, et je continuerai à le proposer chaque année pour le prix Nobel jusqu'à ce qu'il l'obtienne. Par ailleurs, le clonage des deux récepteurs H2 et H3, quelques années plus tard, nous donnera raison d'avoir persisté dans notre choix de désignation du récepteur H3 : la séquence des deux récepteurs ne présente qu'une homologie très limitée.

Une caractéristique de cet autorécepteur nous frappe d'emblée : il est activé par des concentrations d'histamine faibles, bien inférieures à celles qui sont nécessaires pour activer les récepteurs postsynaptiques H1 et H2. Cela suggère qu'il exerce sur la libération d'histamine un frein continu, tonique, et que, par conséquent, son blocage par un antagoniste H3 sélectif devrait augmenter cette libération. Si nous avions à notre disposition un tel agent, il est vraisemblable que nous pourrions favoriser les transmissions histaminergiques dans le cerveau, ce que nous ne savons pas faire à ce moment-là. Il est probable qu'un tel « outil pharmacologique » serait très utile pour élucider les fonctions de l'histamine cérébrale. Il est, en outre, très possible que cet « outil » pourrait avoir des applications thérapeutiques en devenant un médicament.

Ce sont ces considérations qui, avec Jeanne-Marie, nous font prendre la décision de nous lancer dans le développement de tels outils, avec l'espérance de mettre au point une nouvelle classe de médicaments qui nous paraît pouvoir trouver sa place en neurologie ou psychiatrie.

Des agents sélectifs pour le nouveau récepteur H3

Jean-Charles Schwartz

Comment mettre au point un antagoniste sélectif du nouveau récepteur sans avoir la moindre idée de sa structure ?

Nous aurions pu partir de la structure des agents dont l'affinité nous a permis de le définir et tenter de les modifier afin de leur garder l'affinité H3 mais en les privant de l'affinité H2, propriété pour laquelle ils avaient été synthétisés. Cependant il aurait, en outre, fallu les modifier pour leur permettre de pénétrer dans le cerveau, alors qu'ils n'avaient pas été mis au point à cet effet. Il aurait fallu jongler aussi pour se faufiler entre les brevets les protégeant, afin d'obtenir un produit original.

Avec Jeanne-Marie, nous décidons plutôt de nous affranchir de ces difficultés en choisissant d'emblée un point de départ très différent, entièrement original. Nous sommes tous deux familiers des structures chimiques des neuroleptiques, les antagonistes du récepteur D2 de la dopamine, et voyons comment ces antagonistes dérivent de la structure de la dopamine. Il nous paraît, dès lors, possible de faire dériver la structure d'un antagoniste H3 de celle de l'agoniste correspondant, l'histamine, en la remplaçant par une séquence lipophile pour lui permettre de franchir la barrière hématoencéphalique. Ensemble, nous écrivons donc quelques formules théoriques de composés à synthétiser suivant ce schéma. À quel chimiste proposer ce projet ?

En 1983, les chimistes de l'équipe des professeurs Pierre et Lucette Duhamel, avec lesquels nous travaillons à Rouen, sont déjà très occupés par la mise au point d'inhibiteurs de peptidases à visées gastro-entérologique et cardio-vasculaire. Nous décidons donc de nous adresser à Max Robba. Tous deux, nous connaissons bien ce pharmacochimiste, car il a été notre chef de travaux du certificat de spécialisation de la faculté de pharmacie qu'avec Jeanne-Marie nous avons obtenu, chacun à une année d'écart ; il nous a notamment familiarisés avec des notions d'électronique de la chimie organique moderne, qui ne faisaient pas encore partie de l'enseignement de la Sorbonne, resté traditionnel. Qui plus est, Max a été le directeur de thèse de Jeanne-Marie (ainsi que de Bernard Roques) à l'École polytechnique. Au cours des expériences liées à cette thèse, il avait perdu un œil au-dessus d'un ballon de réaction chimique exothermique qu'il examinait après avoir obligeamment proposé à Jeanne-Marie de le veiller pendant une de ses courtes absences. Son caractère généreux est bien illustré par la remarque qu'il lui avait faite lors de sa visite à l'hôpital où on le traitait pour cet accident : « Je préfère que cela me soit arrivé à moi plutôt qu'à vous ! » Il avait connu un autre accident professionnel malencontreux, alors qu'il travaillait sur la synthèse d'un agent muscarinique hallucinogène qu'il avait eu l'imprudence de goûter : il avait été recueilli dans la rue par la police, à moitié nu et vociférant ! C'est un travailleur acharné qui, au moment où nous lui proposons de collaborer sur notre sujet, est professeur à l'université de Caen, université dont, par la suite, il deviendra président et où il dirige une équipe active de pharmacochimistes.

Il accepte notre proposition et charge l'un de ses collaborateurs, un assistant de la faculté, aidé d'un technicien que Bioprojet a mis à sa disposition, de réaliser le programme dont nous avions dessiné les grandes lignes. Les molécules conservent le noyau imidazole de l'histamine mais celui-ci est relié à des noyaux aromatiques variés par une chaîne qui comporte une fonction thioamide. On peut dire que cette fonction « sent le soufre » (l'oxygène d'une fonction amide y a été remplacé par un atome de soufre pour des commodités de synthèse), car elle sera vraisemblablement à l'origine d'un défaut important du produit que nous déciderons de développer. Les molécules synthétisées sont systématiquement testées par Jean-Michel Arrang qui mesure leur effet sur la libération d'histamine radioactive par des coupes de cerveau de rat dépolarisées ; c'est le dispositif expérimental complexe qui nous avait permis de découvrir le trécepteur H3.

Une des premières molécules testées, baptisée thiopéramide (rappel de la fonction thioamide), se révèle un puissant antagoniste H3 : à de très faibles concentrations il inverse le frein que l'histamine exerce sur sa propre libération en entrant en compétition avec cette dernière. Qui plus est, sur ce même modèle, il augmente la synthèse d'histamine, ce qui suggère que tous les paramètres d'activité des neurones histaminergiques de notre préparation sont accrus lorsque le frein imposé par l'autorécepteur est levé.

Le thiopéramide est-il actif *in vivo* ?

Avec joie, nous constatons qu'administré à des rats par voie orale et à une faible dose il augmente la synthèse de l'histamine dans toutes les régions du cerveau. Cela indique qu'il traverse aisément les barrières intestinales et hématoencéphaliques et que cet outil pharmacologique va être utilisable pour explorer les fonctions des systèmes histaminergiques chez l'animal *in vivo*, notamment dans des études comportementales. En outre, ces deux caractéristiques favorables de la molécule vont nous inciter à tenter d'en faire un médicament et non plus seulement un outil d'investigation.

À la même période, nous nous efforçons de mettre au point un agoniste spécifique du récepteur H3. Je sollicite Robin Ganellin qui, au sein de la société SKF, a mis au point des agonistes H2. Celui-ci m'indique que sa position dans cette société va compliquer une collaboration avec Bioprojet, mais il me suggère de prendre contact avec un groupe universitaire allemand dirigé par Walter Schunack, lequel a synthétisé plusieurs molécules dérivées de la structure de l'histamine. L'occasion m'en est fournie au cours d'un congrès où nous regardons côte à côte, sans nous connaître, une même communication affichée (un *poster*). J'identifie Walter au badge épinglé sur le revers de sa veste et nous nous présentons l'un à l'autre. Rapidement, une véritable amitié confiante et durable va naître entre nous. Je lui explique ce que nous recherchons et il me déclare immédiatement, avec chaleur, son enthousiasme pour ce projet. La collaboration se met en place et durera jusqu'à son décès en 2011.

Peu de temps après cet accord de principe, nous recevons d'Allemagne un paquet contenant toute une série de petits tubes de dérivés proches de l'histamine qu'il avait synthétisés au cours des années précédentes. Parmi ceux-ci il y a, notamment, des dérivés proches de l'histamine, portant un simple groupe méthyle supplémentaire, que nous testons sur notre modèle de coupes de cerveau de rat. L'un d'entre eux se révèle être un puissant agoniste H3. Qui plus est, il possède un carbone asymétrique (quatre substituants différents sur un même carbone de la molécule) et, depuis les travaux de Pasteur, on sait que de tels composés sont dédoublables en deux composés de même formule mais de structure tridimensionnelle différente et d'activité biologique souvent différente. Walter procède au dédoublement et nous avons la joie de constater qu'un des deux dérivés (l'énantiomère R) est beaucoup plus puissant que l'histamine et plus sélectif vis-à-vis du récepteur H3 que l'autre. Cette R-alphaméthylhistamine se révèle également active *in vivo*, inhibant la synthèse d'histamine dans le cerveau de rat lorsque nous l'administrons à faible dose par voie orale.

En outre, en collaboration avec Jean-Louis Morgat, un ingénieur du Centre d'études nucléaires de Saclay, nous en préparons un dérivé radiomarqué au tritium qui se révèle une excellente sonde sélective du récepteur. Elle va être disponible pour analyser l'interaction de nouvelles molécules avec le récepteur H3 de membranes cérébrales, ce qui va faciliter leur tri. À ce titre, elle va, par la suite, être mise à la disposition des chercheurs par une firme commerciale. Cette sonde nous fournit, par autoradiographie de coupes de cerveau de rat, une image de la distribution du récepteur dans les différentes régions. Il est intéressant de constater que la densité des récepteurs H3 est particulièrement élevée dans le cortex frontal et l'hippocampe, deux régions impliquées dans les processus cognitifs. On décèle aussi des récepteurs H3 dans la région des corps cellulaires des neurones histaminergiques, dans l'hypothalamus postérieur, ce qui suggère que l'activité de ces neurones pourrait être contrôlée par le récepteur H3 non seulement au niveau des terminaisons nerveuses mais aussi par des autorécepteurs sur ces corps cellulaires ; la fonction de ces derniers étant, vraisemblablement, le contrôle de l'activité électrique de ces neurones et la synthèse d'histamine. Cette hypothèse sera vérifiée plus tard par des travaux d'électrophysiologie menés par Helmut Haas.

Nos résultats sont réunis dans un grand article de *Nature* que la revue accompagne d'un commentaire intitulé « Histamine receptors branch out » [« La gamme des récepteurs de l'histamine s'élargit »].

Nous avons ainsi mis au point une série d'outils d'investigation qui vont avoir un grand nombre d'applications. En rédigeant ces lignes j'ai eu la curiosité de rechercher sur Internet le nombre de publications ayant, à ce jour, cité le thiopéramide : j'en ai dénombré plus de huit cents.

Une des premières applications a consisté à vérifier la présence des récepteurs H3 dans le cerveau humain. Pour ce faire nous profitons du voisinage de notre laboratoire avec le service de neurochirurgie de l'hôpital Sainte-Anne. Celui-ci est spécialisé dans l'extraction chirurgicale, sous contrôle stéréotaxique, des foyers d'épileptogenèse situés dans les régions profondes du cerveau. Pour les atteindre il est nécessaire de prélever une « carotte » de cortex cérébral : une partie sert à des contrôles histologiques, tandis que le restant de l'échantillon peut nous être confié. Jean-Michel, posté derrière la porte de la salle d'opération, attend qu'on lui confie le petit échantillon de quelques milligrammes de tissu frais. Il va le traiter, avec sa précision habituelle, comme il le fait pour le cortex cérébral de rat. Il mesure la libération d'histamine radioactive induite par la dépolarisation et constate qu'elle est modulée à faible dose par les agents H3 que nous venons de mettre au point.

Ceux-ci devraient donc pouvoir être utilisés comme médicaments pour moduler l'activité des neurones histaminergiques cérébraux chez l'homme.

Par ailleurs, des chercheurs de l'Université de Bonn, les docteurs Eberhard Schlicker et Manfred Göthert, utilisent ces mêmes agents pour mettre en évidence la présence de récepteurs H3 présynaptiques sur les neurones noradrénergiques, sérotoninergiques et cholinergiques : ce sont donc des hétérorécepteurs qui, comme les autorécepteurs, régulent la libération des neurotransmetteurs correspondants. On peut, dès lors, s'attendre à ce qu'un antagoniste H3 facilite les transmissions exercées par ces divers neurotransmetteurs et pas seulement les transmissions histaminergiques. Il est intéressant de souligner que tous ces systèmes neuronaux ont en commun des organisations cérébrales analogues (systèmes ascendants à projections diffuses dans le télencéphale, particulièrement le cortex cérébral) et contrôlent les états de veille et de sommeil. Cette observation comme le rôle supposé des neurones histaminergiques dans le contrôle des états de vigilance convergent pour renforcer l'idée que nos agents vont avoir un effet puissant sur l'éveil.

Cette hypothèse ne va pas tarder à avoir une confirmation grâce à une collaboration avec un groupe hautement spécialisé dans l'étude des états de veille et de sommeil.

Je reçois un matin un appel téléphonique de Lyon : c'est Michel Jouvet, dont j'avais fait la connaissance auparavant au cours d'un congrès, qui souhaite me rencontrer, avec un de ses étudiants. Il vient nous voir à Paris, accompagné d'un jeune Chinois timide et très respectueux de son patron, qui est un homme chaleureux, au léger accent lyonnais.

Michel Jouvet est un médecin qui a formé dans son service un grand nombre de chercheurs en « somnologie ». C'est une gloire internationale dans le domaine des recherches expérimentales et cliniques sur le sommeil. Avec l'Américain William Dement, il a notamment défini le *sommeil paradoxal*, une des phases de sommeil caractérisée par un électroencéphalogramme d'éveil et des mouvements oculaires rapides (d'où son nom anglo-saxon de *Rapid Eye Movement* ou *REM sleep).* Il a montré que cette phase était également caractérisée par une atonie musculaire profonde et l'apparition d'une activité onirique accentuée, un phénomène qui l'a passionné jusqu'à le conduire à une activité littéraire centrée sur le rêve. Cet homme profondément original s'est aussi intéressé aux neurotransmetteurs impliqués dans le contrôle des états de vigilance – notamment la noradrénaline et la sérotonine –, qu'il a étudiés en collaboration avec le groupe de Jacques Glowinski, lequel lui a apporté son expertise neurochimique et neuropharmacologique.

Il m'explique avoir lu avec intérêt notre article de *Nature.* Il en a déduit que des outils pharmacologiques qu'il attendait pour s'attaquer au rôle de l'histamine dans le sommeil étaient enfin disponibles. Il me propose une collaboration où je tiendrai le même rôle que Jacques : suivre le travail de Jian-Sheng Lin, l'étudiant à qui il confie ce sujet pour sa thèse de sciences. Lin a fait ses études de médecine en Chine, puis a été accueilli dans le laboratoire de Michel Jouvet qui lui a obtenu une bourse d'un industriel du médicament pour des travaux appliqués, notamment sur le modafinil.

Le modafinil est une molécule psychostimulante apparentée aux amphétaminiques : bien que longtemps contesté, son mode d'action correspond à une augmentation des taux de noradrénaline et de dopamine dans le cerveau. Il est synthétisé par le laboratoire français Lafon (disparu depuis). Le docteur Louis Lafon a confié à Michel Jouvet la tâche de préciser son profil sur les états de vigilance et son effet éveillant a bien été mis en évidence par Jian-Sheng Lin. Le modafinil a alors été licencié pour une somme modeste à Cephalon, un laboratoire américain qui en a assuré le développement commercial rapide, de sorte que les frais de licence lui auraient été remboursés dès la première année. Une bonne leçon que retiendra Bioprojet... Les effets éveillants du modafinil sont assez puissants pour qu'il soit utilisé pour prolonger l'état de vigilance de soldats en opération, notamment chez les soldats français au cours de la guerre du Golfe, en 1991. Il présente toutefois un certain nombre d'effets secondaires, notamment cardio-vasculaires, et peut entraîner une dépendance, même si son pouvoir addictif est moins marqué que celui de l'amphétamine. Son usage thérapeutique dans des affections marquées par une somnolence diurne, narcolepsie, hypersomnie idiopathique, se prête à des détournements : il est tentant, par exemple, pour des étudiants ou des chauffeurs de poids lourds désireux de prolonger leur journée de travail. La survenue d'effets secondaires graves (syndrome de Stevens-Johnson), les risques de tératogenèse et de pharmacodépendance ont conduit l'Agence européenne du médicament (EMA) à restreindre son utilisation au seul traitement de la narcolepsie.

L'intérêt de disposer de molécules éveillantes bien tolérées et utilisables pour augmenter les capacités des soldats au cours d'un conflit a conduit l'armée française à financer pendant plusieurs années, sous forme de contrats de recherche, quelques laboratoires de neurosciences comme celui de Michel Jouvet ou le nôtre. L'investissement n'a pas été trop mal placé, si l'on considère que les travaux financés dans ces deux laboratoires ont indirectement conduit au développement du modafinil et du pitolisant, deux molécules éveillantes aujourd'hui couramment employées en thérapeutique.

Jian-Sheng Lin étudie nos agents H3 sur le chat vigile libre de ses mouvements, équipé d'électrodes pour mesurer électroencéphalogramme et électromyogramme, ce qui permet de définir ses divers états de vigilance. C'est le modèle expérimental préféré de Michel Jouvet et de ses collaborateurs à cette époque. L'administration de thiopéramide au chat par voie orale (j'ai préparé dans ma pharmacie hospitalière des gélules de très petite taille à cet effet) entraîne chez l'animal un état d'éveil continu pendant plusieurs heures. Celui-ci contraste avec les successions des périodes d'éveil et de sommeil, habituelles chez le chat et que l'on observe naturellement ou lorsqu'on lui a administré une petite gélule de placebo. De manière intéressante, l'éveil observé est un éveil calme, non associé à un état d'excitation comme dans le cas des amphétamines ou du modafinil.

L'action du thiopéramide est bloquée si on administre au chat en même temps de la R-alphaméthylhistamine, notre agoniste H3, ou bien encore de la mépyramine, un antagoniste H1. Ces effets suggèrent que le récepteur H3 est bien mis en jeu et que l'éveil est la conséquence d'une libération d'histamine agissant alors sur le récepteur postsynaptique H1. Données seules, la R-alphaméthylhistamine ou la mépyramine induisent une augmentation du sommeil, ce qui confirme que le récepteur H3 exerce un frein continu, tonique, sur la libération d'histamine.

Ces résultats expérimentaux, obtenus avec les produits que nous venons de mettre au point, dans un prestigieux laboratoire du sommeil, sont importants à plus d'un titre. Ils confirment enfin de manière claire l'implication des neurones histaminergiques dans le contrôle des états de vigilance, hypothèse que nous avions avancée dès 1975, mais sans preuve expérimentale directe. Ils suggèrent aussi qu'avec des produits agissant sur le récepteur H3 on pourrait bien avoir accès à un nouveau traitement des désordres de la vigilance, hypersomnies ou insomnies.

Ces outils ont également permis d'identifier le gène du récepteur H3, ce qui va avoir des conséquences intéressantes, notamment en facilitant grandement la mise au point de nouveaux produits H3. En effet, Jean-Michel parvient à montrer[1] que le récepteur interagit avec une protéine membranaire (une protéine G) qui intervient dans la transduction du message par le récepteur. En conséquence cela veut dire que le récepteur H3 appartient à une large famille qui commence à être bien connue, la famille des récepteurs à sept hélices transmembranaires et qui transmettent leur signal à l'intérieur de la cellule par couplage avec une protéine G. C'est une très grande famille de récepteurs homologues de la rhodopsine, le pigment visuel. Cette superfamille est importante pour les pharmacologues si l'on considère qu'environ la moitié des médicaments utilisés actuellement interagissent avec l'un de ses membres. Les gènes de ces récepteurs ont été dévoilés, quelques années auparavant, par le remarquable travail de Robert Lefkowitz. Ils sont apparentés entre eux de telle manière qu'outre les récepteurs connus les outils de biologie moléculaire, comme la PCR (*polymerase chain reaction*), une technique aujourd'hui familière au public pour ses applications diagnostiques, ont permis d'identifier des gènes de récepteurs inconnus (désignés

1. Une analyse détaillée de la liaison de la R-alphaméthylhistamine radioactive au récepteur H3 de membranes de cerveau de rat montre que cette liaison est modulable de manière caractéristique par des guanylnucléotides.

comme « récepteurs orphelins »). La découverte de la simple séquence de l'un d'entre eux suffit à révéler qu'ils appartiennent à la superfamille.

Comme on le verra plus loin, en 1988, Bruno Giros, revenant d'un stage de deux mois aux États-Unis, a rapporté au laboratoire des techniques de base de biologie moléculaire. Il les a appliquées de manière fructueuse à la découverte de nouveaux membres de la superfamille, les récepteurs dopaminergiques. Pourquoi ne pas utiliser ce savoir-faire fraîchement acquis à la recherche du gène du récepteur H3 ?

Ce projet est pris en charge par Martial Ruat, un jeune chercheur qui vient de nous rejoindre. Il porte bien son prénom et attaque avec fougue et autorité le nouveau projet. Il s'agit de partir d'une petite séquence caractéristique de la superfamille pour « pêcher » dans une banque de gènes ou d'ARN messagers des séquences homologues de récepteurs « orphelins » dont l'appartenance à la superfamille ne fait aucun doute, leur séquence étant caractéristique. Ayant alors exprimé la protéine correspondante dans une cellule en culture, il convient d'identifier le « poisson » ainsi pêché à l'aide d'outils pharmacologiques. L'ensemble de ce patient processus, à cette époque pratiqué par plusieurs laboratoires, la plupart américains, était désigné par un terme peu harmonieux, comme une « désorphanisation » de récepteurs. Martial, aidé par plusieurs chercheurs du laboratoire, va se consacrer à cette « pêche » pendant plusieurs années. En 1993, il va cloner ainsi les gènes de plusieurs récepteurs inconnus qu'il va identifier comme des récepteurs de la sérotonine, les récepteurs 5-HT6 et 5-HT7 dont il précisera la localisation cérébrale et la pharmacologie avec des agents sérotoninergiques connus. Ces découvertes seront exploitées par d'autres, dans les années qui suivront, notamment pour mettre au point de nouveaux candidats médicaments du cerveau. Leurs publications par notre laboratoire, peu intéressé à diverger vers de nouveaux sujets, constitueront des « lots de consolation »... mais le récepteur H3 a échappé au procédé.

Nous imaginons bien que d'autres laboratoires sont intéressés à cloner le gène du récepteur H3, probablement le dernier membre de la superfamille à avoir été découvert par l'approche pharmacologique classique que nous avons suivie, c'est-à-dire au cours de l'ère BC (*before cloning*).

Ce clonage va être réussi par le docteur Lovenberg et une équipe du laboratoire pharmaceutique américain Johnson & Johnson. Sa « désorphanisation », son identification comme étant le récepteur H3 de l'histamine, a été obtenue à l'aide des produits, agoniste et antagoniste, que nous avons mis au point.

Notre déception est grande d'avoir perdu cette course.

Quoi qu'il en soit, loin d'abandonner le sujet, je réunis l'équipe et, de manière un peu emphatique (« nous avons perdu une bataille, mais pas la guerre ! »), je l'engage à ne pas baisser les bras, à exploiter au maximum, de différentes manières et le plus rapidement possible, ce travail publié par d'autres. De fait, l'équipe se mobilise sans tarder et, dans les mois qui vont suivre, nous allons publier une série de travaux de bonne qualité sur ce sujet.

Nous allons, par exemple, montrer que les récepteurs H3 humain et murin ont des pharmacologies distinctes, c'est-à-dire que les composés agonistes ou antagonistes sont reconnus avec des affinités différentes dans les deux espèces animales. Nous montrons aussi que cette différence tient seulement à celle de deux acides aminés localisés dans les segments transmembranaires, ceux par lesquels la protéine qu'est le récepteur H3 est insérée dans la membrane. Il va de soi que c'est sur le récepteur humain qu'il conviendra de tester les molécules qu'on destine à devenir des médicaments.

Notre résultat le plus important, peut-être, et qui va faire l'objet d'une publication dans *Nature*, est la découverte de l'activité constitutive du récepteur H3 natif du cerveau : c'est sa propriété d'exister à l'état naturel sous un état constamment activé, même en l'absence d'histamine, son activateur naturel. Cela signifie d'abord que, physiologiquement, le récepteur H3 exerce un frein constant, tonique, sur l'activité du neurone histaminergique et la libération d'histamine, ce qui éclaire son rôle fonctionnel. Conceptuellement, cet état activé du récepteur peut résulter de divers facteurs tels que la densité des récepteurs dans la membrane neuronale, la conformation du récepteur natif, son couplage avec la protéine G, etc. En pratique, l'existence de cette activité constitutive a pour conséquence que diverses molécules antagonistes peuvent plus ou moins complètement lever ce frein : ce sont des « agonistes inverses » dont les activités intrinsèques peuvent différer de l'un à l'autre. Bien sûr, il convient de tenir compte de cette propriété, mesurable *in vitro*, pour tenter de prévoir à quel degré les molécules candidates sont susceptibles d'activer les neurones histaminergiques *in vivo*.

Ces outils d'investigation précieux que constituent nos agoniste et antagoniste H3 vont aussi être utiles pour identifier, dans nombre de laboratoires qui vont les employer, la présence et le rôle des récepteurs H3. La publication de ces travaux nous intéresse toujours fortement car ils peuvent suggérer de nouvelles applications thérapeutiques pour nos médicaments : la recherche des nouvelles indications est toujours problématique dans le cas des médicaments « *first-in-class* », c'est-à-dire d'une nouvelle classe pharmacologique.

L'effet éveillant du thiopéramide, confirmé chez plusieurs espèces animales, son effet facilitateur de l'attention, de l'apprentissage et de la consolidation de diverses formes de mémoire sont rapportés de manière convergente par plusieurs laboratoires. Ces effets ne suggèrent-ils pas que les antagonistes H3 pourraient être utiles dans les nombreuses affections neurologiques ou psychiatriques caractérisées par des déficits cognitifs telles que la maladie d'Alzheimer, la schizophrénie, les troubles du déficit de l'attention ou l'autisme ?

Par ailleurs un médecin japonais, Toshiie Sakata, qui s'intéresse depuis longtemps au rôle de l'histamine cérébrale dans le contrôle de la prise alimentaire, montre que le thiopéramide réduit l'appétit chez le rongeur. Les antagonistes H3 ne constitueraient-ils pas un nouveau et très recherché traitement de l'obésité, probablement mieux toléré que les amphétamines ? Cependant un groupe américain rapporte des effets strictement opposés...

Autre exemple, Peter Barnes, un célèbre et très productif médecin britannique, auteur de nombreuses publications sur les mécanismes en jeu dans le développement et le contrôle de l'asthme bronchique, montre l'action intéressante de notre agoniste H3 dans l'inflammation bronchique : celui-ci agit en réduisant la libération de la substance P, un peptide pro-inflammatoire. Les agonistes H3 ne constitueraient-ils pas un nouveau type de médicament antiasthmatique ?

C'est ainsi, également, que Giulio Bertaccini, un gastro-entérologue de Pise avec lequel nous allons sympathiser et collaborer, montre que la sécrétion locale d'histamine gastrique est contrôlée par le récepteur H3. Par la suite, son observation est confirmée par d'autres qui identifient la présence du récepteur H3 sur certaines cellules (*enterochromaffine-like*) de l'estomac qui stockent et libèrent l'histamine gastrique au cours de la digestion. Ces observations ne suggèrent-elles pas que les agonistes H3 pourraient constituer une nouvelle classe de médicaments en gastro-entérologie, notamment en limitant l'hypersécrétion chlorhydrique ? Mais aussi que les antagonistes H3 pourraient induire une hypersécrétion chlorhydrique, voire faciliter le développement d'ulcères gastro-duodénaux, hypothèse qu'il conviendra de vérifier avant d'introduire une de ces molécules en thérapeutique humaine ?

Inutile de souligner combien nous stimulent ces éclairages sur la variété des affections, souvent mal traitées par les médicaments disponibles, et pour lesquelles nos agents H3 seraient potentiellement utiles. Afin d'en faire la preuve il convient maintenant, à Bioprojet, d'effectuer un développement pharmaceutique classique, bien encadré par la réglementation, puis d'engager des essais cliniques chez l'homme.

Un antagoniste H3 comme médicament ? Premiers pas

JEAN-CHARLES SCHWARTZ

Dans les décennies qui vont suivre, nous allons nous donner les moyens et consacrer toute notre énergie à faire d'un antagoniste H3 un médicament.

C'est, en fait, Jeanne-Marie qui, ayant acquis les savoir-faire nécessaires au cours des années passées à des postes de direction dans l'industrie pharmaceutique, va constituer les équipes et diriger le développement pharmaceutique et les essais cliniques. Cependant, c'est ensemble que nous choisissons et recrutons les collaborateurs et prenons aussi toutes les décisions importantes concernant les études précliniques et cliniques. De plus je m'impliquerai progressivement davantage dans toutes ces opérations, principalement après avoir pris ma retraite universitaire et hospitalière.

Avec Jeanne-Marie, en dépit de fréquents désaccords initiaux, amplifiés par nos deux caractères « affirmés » (c'est une litote), nous finissons toujours par nous accorder sur les stratégies, les choix critiques. Cela d'autant plus facilement que notre estime réciproque s'est progressivement transformée en amitié chaleureuse puis en affection profonde. Nous aurons besoin de cette confiance mutuelle qui nous lie et nous permet de nous appuyer l'un sur l'autre car les embûches et les raisons de tout arrêter ne manqueront pas au cours de ce qui est, pour nous deux, une exaltante aventure à la fois scientifique, industrielle... et sentimentale.

Dès que le thiopéramide est obtenu, nous mettons tout en œuvre pour tenter d'en faire un médicament. Une synthèse du produit en quantité suffisante nous permet d'entamer une étude toxicologique préliminaire dans un laboratoire universitaire, celui de Maurice Roche, professeur de pharmacologie et toxicologie à l'INSA de Lyon. Elle est pratiquée sur quelques chiens. La première dose administrée paraît bien tolérée mais, après qu'ils ont été traités pendant quelques jours, Jeanne-Marie reçoit un appel de Lyon : « C'est extraordinaire, les chiens traités par votre produit refusent complètement de s'alimenter ! » Nous pensons alors aux études du professeur Toshiie Sakata, au Japon, qui a montré l'effet anorexigène de l'histamine cérébrale, et nous nous réjouissons d'avoir donné naissance au premier « coupe-faim » non amphétaminique !

Cependant nous déchantons rapidement car les chiens, ayant totalement arrêté de se nourrir, dépérissent à vue d'œil, ce qui oblige finalement à les euthanasier. On procède alors à un examen des organes pour constater que le volume de leur foie a considérablement grossi et que le parenchyme hépatique présente tous les signes d'intoxication. Une étude de la littérature, qu'il eût certes été préférable d'effectuer plus tôt, laisse penser que le groupe thioamide de la molécule (qui avait été choisi par Max Robba pour des facilités de synthèse chimique) est vraisemblablement à l'origine de cette toxicité. Cette toxicité condamne irrémédiablement le thiopéramide comme médicament et nous en arrêtons évidemment le développement : un « coup dur » pour la petite société qu'est Bioprojet. Dans les années qui vont suivre, le thiopéramide va, cependant, continuer à être utilisé dans de nombreux laboratoires comme outil d'investigation sélectif du récepteur H3... ce jusqu'à la découverte, par un groupe de chercheurs japonais, d'un nouveau récepteur de l'histamine, le récepteur H4 impliqué dans des réponses immunitaires, et la démonstration d'un effet antagoniste du thiopéramide sur celui-ci. Cette seule propriété aurait peut-être suffi à condamner, plus tard, le thiopéramide comme médicament et la mise en évidence précoce de sa toxicité aura été, en définitive, une chance.

Cet échec du premier antagoniste H3 ne nous décourage pas et, au contraire, nous décidons d'amplifier notre effort de recherche pour lui trouver un successeur. Max Robba, le chimiste du thiopéramide, est, entre-temps, devenu président de l'université de Caen et, de ce fait, peu disponible pour la recherche. Nous décidons de trouver de nouveaux partenaires.

Walter Schunack, avec lequel nous avions collaboré pour l'identification du premier agoniste H3 sélectif, dirige un gros laboratoire à l'Université libre de Berlin. Ayant effectué une bonne partie de sa carrière à l'Université de Mayence, il vient d'accepter un poste de professeur à Berlin, notamment parce que celui-ci est bien subventionné par le gouvernement fédéral qui veut faire de cette université une vitrine, au temps de la guerre froide. Il va y former de nombreux doctorants et postdoctorants en pharmacochimie, notamment Holger Stark à qui il va transmettre de manière durable son « addiction » pour l'histamine. Contacté, Walter se déclare enthousiasmé par notre proposition de collaborer à cette entreprise innovante qu'est la création d'une nouvelle classe de médicaments.

Par ailleurs, Robin Ganellin vient de quitter la firme pharmaceutique Smith, Kline & French, dont il a dirigé la recherche depuis le départ de Jim Black, pour occuper la chaire de Pharmacochimie de University College London. Celle-ci a été créée et financée à son intention par la firme pharmaceutique qu'il a puissamment aidée à s'enrichir en créant, avec Jim Black, le premier antihistaminique H2 pour le traitement des ulcères gastro-duodénaux. Lui aussi est enthousiasmé par la proposition que nous lui faisons de se joindre à nous. C'est un homme ouvert, s'exprimant lentement et de manière réfléchie. Sa connaissance de la chimie des dérivés de l'histamine comme son esprit à la fois imaginatif et rationnel vont nous être précieux. Il a peu de facilités de recrutement de personnel dans son nouveau laboratoire de recherche et Bioprojet va y financer un jeune chercheur postdoctorant.

Nos craintes concernant la collaboration entre deux chimistes aux personnalités si tranchées, l'un allemand et l'autre britannique, vont se révéler vaines. Leurs qualités et compétences se complètent, ils s'accordent parfaitement et un nombre élevé de composés nouveaux parviennent régulièrement à Paris par la poste. Nous en assurons le tri sur notre modèle compliqué de libération d'histamine par des coupes de cerveau de rat et Jean-Michel est vite débordé. Bioprojet recrute alors pour nous épauler un ingénieur de recherche fraîchement émoulu de l'INSA, hébergé dans mon unité de recherche de l'Inserm, moyennant compensation financière prévue par un contrat avec l'organisme.

Ce nouvel arrivant, Xavier Ligneau, a été bien formé par l'INSA (l'Institut des sciences appliquées de Lyon), notamment en physiologie et expérimentation animale : ce sont ces caractéristiques qui m'ont fait choisir plusieurs nouveaux collaborateurs parmi les ingénieurs sortis en bon rang de cette école. Xavier, jeune homme très motivé et bon expérimentateur, s'intègre bien au laboratoire. Il va s'attacher durablement au sujet de l'histamine ainsi qu'à Bioprojet, au sein duquel il va acquérir de plus en plus de responsabilités – il y fera toute sa carrière.

Ainsi, nous avons constitué, d'une manière toute pragmatique, une organisation de recherche quadripartite, fondée sur un but scientifique bien défini, à visée de découvertes à la fois fondamentales et appliquées. Cette organisation est basée sur trois pays européens et associe plusieurs organismes universitaires publics et une entreprise privée. Ce schéma d'organisation est assez original et à peu près unique à l'époque, mais il est encouragé par les pouvoirs publics, notamment européens. Ils voient dans ce type de projets un moyen de renforcer les collaborations entre États membres européens ainsi que de combler le retard, en termes d'innovation scientifique et industrielle, de l'Europe par rapport aux États-Unis. Nous n'aurons donc aucune difficulté à obtenir, durant plusieurs années, un soutien financier supplémentaire, notamment sous la forme de contrats de recherche octroyés, après appels d'offres, par la Commission européenne.

En parallèle, Jeanne-Marie signe pour Bioprojet avec l'Inserm un contrat prévoyant, en cas de succès de l'entreprise, la rémunération des divers organismes publics et inventeurs impliqués.

Ce projet original de collaboration, que nous avons mis en place d'une manière spontanée, va se dérouler sans accroc pendant une décennie dans une atmosphère amicale, détendue et extrêmement chaleureuse. Les échanges de produits et de résultats entre les divers participants sont réguliers et des rencontres périodiques en face à face se déroulent à Paris, dans le bel hôtel du Marais où habite Jeanne-Marie, et qui est alors le siège de Bioprojet, ou bien dans diverses villes européennes, à l'occasion de divers congrès ou symposiums, notamment ceux de l'Histamine Club européen.

Parmi les centaines de composés nouveaux synthétisés et testés, tous des dérivés du noyau imidazole, comme l'histamine elle-même et le thiopéramide, nous allons en présélectionner une demi-douzaine comme candidats et en étudier l'efficacité en les administrant à des rongeurs. Malheureusement, pour diverses raisons (mauvaise absorption, mauvais passage dans le cerveau, etc.) nous sommes amenés à les abandonner successivement. Cependant, l'un d'eux survit pendant un temps : c'est le ciproxifan, un puissant antagoniste du récepteur H3. Apparemment bien absorbé par voie orale, il active les neurones histaminergiques cérébraux à faible dose. Ce dernier résultat a été obtenu aisément car nous avons mis au point un test simple consistant à mesurer par un simple dosage radio-immunologique l'élévation du taux de téléméthylhistamine dans le cerveau de rongeur, rat ou souris. Ce métabolite reflète la libération d'histamine, son dosage se prête aisément à la série et facilite ainsi l'établissement de relations dose-réponse *in vivo.*

Avec ce composé nous confirmons dans le laboratoire de Michel Jouvet l'effet éveillant des antagonistes H3 sur des chats équipés pour évaluer électroencéphalogrammes et électromyogrammes. Nous montrons aussi son effet procognitif sur un test d'attention chez le rat.

Toutes ces données nous encouragent à entamer le développement de ciproxifan pour en faire un médicament. Après qu'une synthèse industrielle du composé nous en a fourni une quantité suffisante, nous commandons une étude toxicologique réglementaire dans un laboratoire agréé. Peu de temps après le début de l'expérimentation, Jeanne-Marie reçoit un appel : « Votre produit serait-il un coupe-faim ? Les rats traités s'alimentent très peu. » Mais, comme dans le cas du thiopéramide, un tel espoir s'estompe quand on constate que cet effet apparemment anorexigène tient, en fait, à ce que les rats devenus quasi aveugles ont des difficultés à trouver leur mangeoire... Bien évidemment l'expérimentation est interrompue après la découverte de cette toxicité oculaire et le ciproxifan abandonné à son tour.

Pitolisant, premier médicament antagoniste H3 Création de Bioprojet Biotech

JEAN-CHARLES SCHWARTZ

Ces échecs successifs de plusieurs candidats de la même série des dérivés de l'imidazole, après la synthèse d'un grand nombre de composés puissants et sélectifs, nous amènent légitimement à nous poser la question : « Sommes-nous sur la bonne voie ? » Pourtant ces toxicités ne sont visiblement pas ce que l'on appelle des toxicités de classe, c'est-à-dire toutes attribuables au blocage du récepteur H3, puisque les manifestations sont de nature différente pour chacun des composés. N'étant pas attribuables à leur action sur le récepteur H3, ne serait-ce pas, dès lors, la série chimique caractérisée par la présence du noyau imidazole qui serait le véritable coupable ? L'adage nous vient à l'esprit qui dit que, lorsqu'un problème tend à devenir insoluble, la solution est d'en changer les données. Dans notre cas, ne pourrions-nous pas concevoir un antagoniste H3 sans noyau imidazole ?

C'est Robin Ganellin qui va s'attaquer à ce défi d'une manière élégante et très rationnelle. Il choisit parmi nos dérivés imidazolés le plus actif d'entre eux et, conservant le reste de la molécule, en remplace systématiquement le noyau imidazole par des noyaux différents. Si, dans la plupart des cas, ces synthèses donnent naissance à des composés inactifs, le remplacement par un noyau pipéridine (azoté comme celui de l'imidazole) va donner naissance à un composé ayant nettement un début d'activité. C'est un point de départ prometteur et les deux laboratoires, londonien et berlinois, vont progressivement, par des modifications variées, développer une série de dérivés de la pipéridine, de plus en plus actifs. Celui que nous allons sélectionner pour tenter d'en faire un médicament est le six cent quarante-neuvième produit H3 du laboratoire berlinois, synthétisé par Holger Stark, un étudiant de Walter Schunak, dont il prendra la succession. Nous désignerons ce produit sous le numéro BF-2.649 avant que l'OMS ne lui trouve et impose des dénominations communes : tiprolisant puis pitolisant.

C'est également le huitième candidat H3 dont nous aurons initié le développement comme médicament !

Pitolisant est un antagoniste/agoniste inverse puissant du récepteur H3 humain pour lequel son affinité est nanomolaire. Il est hautement sélectif puisqu'il n'interagit avec aucun autre récepteur à des concentrations mille fois plus élevées. Il est actif chez le rongeur par voie orale, pénètre aisément dans le cerveau où il active les neurones histaminergiques à faible dose. Il induit un éveil prolongé chez le chat et la souris aux dépens de toutes les formes de sommeil y compris le sommeil paradoxal et cela sans effet excitant (qui se manifeste chez le rongeur par une stimulation locomotrice), une caractéristique qui le différencie des amphétamines.

Ces quelques caractéristiques nous incitent à entamer le développement de pitolisant suivant la réglementation : une synthèse industrielle suivant les bonnes pratiques est effectuée, qui nous autorise à entamer des études de toxicologie.

À cette phase tout à fait initiale du développement, les exigences réglementaires pour des tests de sécurité variés se sont multipliées. Ils ne sauraient être réalisés dans nos laboratoires universitaires, et Bioprojet n'a aucun laboratoire spécialisé pour assurer les études requises pour conduire les phases ultérieures du développement. Nous devons donc nous rapprocher d'une société pharmaceutique bénéficiant de ces facilités. Il n'est pas question, pour autant, d'« abandonner le bébé » en donnant le produit sous licence à une multinationale de la pharmacie : outre que peu d'entre elles risquent d'être intéressées par un projet si embryonnaire, pour lequel les perspectives commerciales ne sont pas évidentes, notre expérience avec les inhibiteurs de peptidases nous a montré que ces sociétés « jettent l'éponge » très facilement à la moindre difficulté.

Nous trouvons une solution intermédiaire en réalisant un accord avec une société espagnole, la société Ferrer. C'est une société familiale catalane dont les héritiers ont des hobbies assez éloignés de l'affaire (critique gastronomique et sport hippique) mais dont la direction générale est assurée par Rafael Foguet, un homme cultivé, d'une grande courtoisie et parlant un français parfait. Avec eux nous avions fondé quelques années auparavant Ferrer-Bioprojet, société chargée de la diffusion de Tiorfan® en Espagne et en Amérique du Sud. Nous proposons à Ferrer, qui possède à Barcelone un centre de recherche qui est loin d'être submergé par des projets internes, de codévelopper pitolisant avec nous. L'accord se réalise sous l'égide d'un projet de collaboration européen Eureka, lequel prévoit une subvention partielle par la Communauté européenne. Il prévoit également que nous fournissons le produit, prenons en charge la moitié des dépenses de développement et, en contrepartie, que Ferrer disposera, en cas de réussite, des marchés espagnol et sud-américain.

Au centre de recherche de Barcelone, nous trouvons des locaux un peu vétustes mais, par contre, une équipe bien motivée par notre projet et son caractère entièrement innovant qui contraste avec leurs activités habituelles. La collaboration s'engage dans une excellente atmosphère et les premières études de toxicologie sont réalisées au sein du centre barcelonais. À la fin de leur réalisation, toutefois, il nous faudra constater qu'elles ne seront pas recevables par les agences du médicament car non strictement pratiquées suivant les bonnes pratiques réglementaires et nous aurons à les faire reprendre dans un centre spécialisé. De plus, l'atmosphère de la collaboration va se ternir quelque peu avec l'arrivée à Barcelone d'un nouveau directeur des recherches auréolé d'une carrière réalisée dans l'industrie pharmaceutique américaine. Lorsque je l'interroge poliment sur ses projets scientifiques, autres que ceux qu'il a trouvés à son arrivée à Barcelone, il m'indique seulement qu'il a l'intention de faire construire une grande salle de réunions pour y tenir des conférences scientifiques prestigieuses. La salle ne sera jamais inaugurée : après quelques années, le directeur est remercié et Ferrer décide de fermer son centre et de cesser les recherches qui y étaient menées. À ce moment, nous aurons, d'un commun accord, interrompu notre collaboration sur pitolisant.

Il faut dire que, de notre côté, la situation s'est complètement modifiée en 2001 avec l'acquisition par Bioprojet d'un centre de recherche en Bretagne. L'histoire mérite d'être racontée : elle a redessiné l'avenir de Bioprojet sous de tout nouveaux auspices.

Au sein de la petite ville résidentielle de Saint-Grégoire, à quelques kilomètres du centre de Rennes, la société pharmaceutique SKB (SmithKline Beecham) possédait un centre de recherche moderne sur un terrain de 3 000 mètres carrés. Un personnel hautement qualifié d'une cinquantaine de personnes, chercheurs et techniciens, s'intéressait à la mise au point de médicaments innovants dans la sphère cardio-vasculaire. À une époque où la mode des fusions dans l'industrie pharmaceutique est à son zénith, SKB fusionne avec Glaxo-Wellcome pour constituer GSK, qui devient ainsi l'une des premières multinationales pharmaceutiques mondiales. Il apparaît alors que le centre de recherche breton fait doublon avec un centre Glaxo de la région parisienne, qui, lui aussi, innove dans le domaine cardio-vasculaire. Dans la logique de ces fusions, la décision est alors prise de fermer un de ces deux centres, et c'est celui de Saint-Grégoire qui est choisi. Il est proposé à la plus grande partie du personnel un licenciement économique et pour un petit nombre de chercheurs, dont le directeur du centre, un reclassement dans la région parisienne.

On peut imaginer le désarroi du personnel qui a organisé sa vie, acquis un domicile, tissé des liens familiaux ou amicaux dans une région française dans laquelle les centres de recherche pharmaceutique spécialisés qui auraient pu les réemployer ne sont pas légion.

Devant cette situation dramatique, une partie des chercheurs se réunit sous l'égide de l'un d'entre eux, Isabelle Bertrand-Berrebi. Courageusement, ils décident de réagir et de tenter de trouver par eux-mêmes un repreneur du site et de son personnel pour permettre d'en poursuivre l'activité. GSK joue très honnêtement le jeu en proposant de vendre le site et son équipement scientifique pour 1 euro symbolique, à condition que le repreneur s'engage à conserver l'ensemble du personnel pour une durée minimum de deux ans.

Isabelle Bertrand-Berrebi est une jeune biologiste particulièrement motivée pour assurer la survie du site et le maintien du personnel. Avec ses collègues, elle se met alors énergiquement en chasse pour tenter de découvrir un repreneur principalement parmi des sociétés bretonnes voisines. Néanmoins, au gré de ses démarches, Isabelle contacte à tout hasard mon épouse Ketty qu'elle connaît pour avoir passé plusieurs années dans le laboratoire Inserm qu'elle dirige et avec laquelle elle a conservé des relations très amicales.

À ce moment précis, mon mandat à la direction de mon unité Inserm s'achève et j'atteins l'âge de la retraite à l'université. Mais pour le jeune retraité que je suis, il n'est évidemment pas question d'interrompre nos recherches. C'est pourquoi, avec Jeanne-Marie, nous recherchons un laboratoire pour remplacer celui que je suis en train de quitter. Nous avons commencé à prospecter parmi les laboratoires parisiens vacants, et avons des vues, notamment, sur l'un d'entre eux qui a l'intérêt d'être situé au voisinage immédiat de l'hôpital Sainte-Anne. Cela devrait faciliter des transferts de personnel et la poursuite de collaborations avec l'unité Inserm que je suis en train de quitter.

Dans ce contexte, la reprise du site breton, qui nous apparaît surdimensionné, ne nous attire pas de prime abord. De plus l'idée d'expatrier la recherche ne nous séduit guère, alors que tout (famille, équipes pharmaceutique et clinique de Bioprojet, besoins culturels) nous retient à Paris. Mais on nous « vend » le centre de GSK de façon très convaincante, avec une équipe scientifique bien formée et des laboratoires bien équipés. Aussi, avec Jeanne-Marie, nous décidons d'aller explorer cette offre avant de poursuivre nos négociations pour le site parisien.

D'emblée, une bonne surprise : le voyage vers Rennes se fait en TGV confortable et le parcours ne prend pas plus de deux heures (et il est même prévu qu'il se réduise d'une demi-heure). Cela rend compatible une résidence principale à Paris avec des séjours bretons ponctuels fréquents, une solution qui n'effraie pas le turbo-prof que j'ai été pendant la dizaine d'années durant lesquelles j'ai sévi à l'université de Rouen.

Nous sommes accompagnés dans notre visite par François Hyafil, le représentant de la direction de GSK. C'est un polytechnicien, interlocuteur très direct que Jeanne-Marie connaît bien car il a travaillé sous sa direction lorsqu'elle était à la tête de Pasteur Vaccins. Il nous encouragera chaleureusement à nous porter candidats pour la reprise du site.

Nous sommes accueillis de manière courtoise, voire chaleureuse, par un groupe de jeunes chercheurs, les responsables des diverses équipes (chimie, biologie, pharmacologie) avec lesquels nous sympathisons immédiatement et qui nous font longuement visiter les laboratoires. Le directeur du centre se présente brièvement mais se retire aussitôt dans son bureau : il doit rejoindre incessamment GSK en région parisienne.

Le centre est situé un peu à l'écart de Saint-Grégoire, une jolie petite ville résidentielle jouxtant Rennes et faisant partie de sa métropole, le « grand Rennes ». Il a été initialement construit par une petite entreprise pharmaceutique française, Sobio, sur un vaste terrain en pleine campagne. Puis la métropole rennaise s'est élargie au cours des années et il est maintenant entouré de vastes supermarchés et de commerces variés qui ont proliféré à la manière de ceux que l'on trouve maintenant au pourtour de toutes nos grandes villes. Les laboratoires sont situés sur un seul niveau et présentent un aspect relativement hétérogène qui reflète leurs extensions successives à l'occasion des reprises et fusions successives avec SmithKline Beecham (SKB) puis Glaxo (GSK). Mais ils sont vastes, clairs, très bien équipés, notamment les derniers d'entre eux qui permettent d'utiliser la radioactivité et les outils de la biologie moléculaire dans des conditions de sécurité bien supérieures à celles que j'ai connues à l'Inserm ou à l'université. Nous visitons également une animalerie « cinq étoiles » où ventilation, climatisation et éclairages sont parfaits et où rongeurs, lapins et même chiens résident dans le luxe et la propreté sous la surveillance de deux techniciens habilités – des conditions que je n'ai encore jamais pu réunir dans toute ma vie professionnelle antérieure.

Nous sommes éblouis, comme des enfants à qui on présente un jouet riche et brillant dont ils n'ont pas eu la disposition jusqu'alors. Mais nous sommes aussi quelque peu effrayés par son prix, en l'occurrence l'ampleur des frais de fonctionnement personnel compris que tout cela sous-entend.

Nous sommes également impressionnés par la maturité scientifique des chefs d'équipe qui nous accompagnent dans notre visite et nous détaillent brièvement leur *curriculum vitae*, leurs activités et l'organisation du centre. Jusqu'alors, dans mon métier d'universitaire, j'ai surtout recruté et formé des étudiants en début de carrière.

Les personnels et activités sont partagés entre trois « services » distincts qui, d'une manière assez étonnante pour nous, ne collaborent pas entre eux.

Les laboratoires de chimie sont dirigés par le docteur Nadler, un chercheur un peu âgé, très chaleureux. D'emblée, il nous annonce qu'il est en train de prendre sa retraite (un peu anticipée, pour se consacrer à des activités d'ordre religieux) mais il se propose d'aider l'éventuel repreneur du centre à trouver un remplaçant. Il nous fait l'éloge de sa petite équipe de techniciens dont il tient ainsi à assurer l'avenir de manière consciencieuse. Il nous explique que les composés qu'ils synthétisent sont destinés à des pharmacologues qui les testent *in vitro* et *in vivo* dans un laboratoire de GSK situé en Italie et très spécialisé dans le domaine cardio-vasculaire. Les laboratoires de chimie comportent des équipements traditionnels mais manquent, toutefois, d'appareils modernes pourtant indispensables, tels que RMN et spectromètre de masse.

L'équipe de biologie est dirigée par Isabelle Bertrand, que nous avons déjà évoquée. C'est une jeune femme brune, vive et très souriante, d'origine tunisienne, fortement motivée et apparemment très organisée. Elle a fait ses études à Paris mais a fondé famille à Rennes, à son arrivée dans le centre. Outre plusieurs techniciens, elle dirige deux chercheurs postdoctorants d'une quarantaine d'années, tous deux apparemment très spécialisés en biologie moléculaire. Le premier, Thierry Calmels, est un garçon très expansif, curieux de toute nouveauté scientifique, au fort accent méridional. Le second, Stéphane Krief, d'origine tunisienne comme Isabelle, à laquelle il est d'ailleurs apparenté, est au contraire plein de retenue. Tous deux paraissent bien accepter l'autorité d'Isabelle. Les laboratoires sont vastes, très modernes, avec des locaux et tout l'équipement nécessaires pour travailler en biologie moléculaire et radioactivité. Là encore, surprise : l'équipe ne collabore pas avec les chimistes du site mais avec des chimistes et biologistes d'un laboratoire de GSK aux États-Unis où Isabelle se rend périodiquement.

L'équipe de pharmacologie est dirigée par un chercheur postdoctorant d'une quarantaine d'années, Bernard Gout, très spécialisé dans le domaine cardio-vasculaire, comme les ingénieurs et techniciens qu'il dirige. L'équipe bénéficie d'un matériel d'électrophysiologie, de physiologie cardio-vasculaire et, surtout, d'une animalerie moderne pour chiens et rongeurs. Équipés pour la visite de vêtements type « salle d'opération », nous constatons que la ventilation et la propreté en sont parfaites : aucune odeur n'est perceptible.

Au total, avec le personnel administratif, celui affecté à l'animalerie et à l'hygiène des locaux, le centre comporte une cinquantaine de personnes. C'est nettement plus que ce dont nous estimions avoir besoin, le centre est tout de même situé loin de l'équipe parisienne chargée du développement pharmaceutique et clinique. Tout cela nous fait hésiter, même si nous sommes éblouis par les possibilités offertes et par l'opportunité de constituer un ensemble de recherche complet, avec chimie et biologie côte à côte, en s'affranchissant des lourdeurs, notamment administratives, accompagnant les collaborations obligées avec des groupes universitaires.

L'hésitation n'est pas longue, toutefois, et, comme à l'habitude, avec Jeanne-Marie, nous prenons ensemble la décision de nous porter candidats à cette reprise, une aventure qui nous excite énormément, en dépit des risques qu'elle comporte. François Hyafil nous indique que GSK a déjà reçu de la part de petites sociétés régionales, principalement de sous-traitance, plusieurs offres mais celles-ci concernent seulement une partie du personnel et des locaux. En outre, les projets paraissent peu attrayants pour les scientifiques du personnel et, connaissant Jeanne-Marie et notre activité qu'il considère comme prometteuse, il nous encourage fortement à nous porter candidats.

Voyant notre hésitation apparente, il nous assure que sa société fera un effort pour garder et transférer dans la région parisienne quelques personnes qui le désireraient.

Nous revenons donc au centre quelques jours plus tard pour une réunion devant l'ensemble du personnel auquel nous présentons, l'un et l'autre, d'une manière détaillée, la société Bioprojet, son histoire, ses réalisations commerciales et nos projets de recherche en illustrant tout cela par des diapositives. Ayant une certaine habitude de ce type de présentations, je perçois en parlant que nous « accrochons » l'intérêt de nos auditeurs et ceux-ci vont nous le confirmer en appuyant notre candidature auprès de François Hyafil. À titre personnel quelques-uns d'entre eux vont même nous dire leur enthousiasme pour ce qu'ils perçoivent comme une nouvelle aventure professionnelle pour laquelle ils sont prêts à s'investir totalement. Cela, quand bien même la reconversion thématique, « du cœur au cerveau », va leur demander des efforts personnels mais ils les jugent intellectuellement stimulants.

L'étape suivante va consister à nous entretenir individuellement avec chaque membre du personnel. Nous y consacrons plusieurs journées au cours desquelles, installés commodément de part et d'autre d'une table, nous les interrogeons, de manière aussi détendue que possible, sur leur formation, leur passé scientifique, leur activité et leur savoir-faire. Cet « examen » que nous leur faisons subir est une occasion pour chacun d'entre eux de nous interroger sur les activités que nous envisageons de leur confier. Nous trouvons passionnant cet « entretien d'embauche » qui nous permet de discerner ceux d'entre eux dont nous sentons qu'ils vont nous apporter beaucoup, ceux dont nous aimerions nous passer, et les autres.

En définitive, seuls un petit nombre d'entre eux ne vont pas « embarquer » qui rejoignent le centre parisien de GSK ou prennent une retraite anticipée et nous nous retrouvons avec une quarantaine de personnes auxquelles vont se joindre trois employés de Bioprojet, Xavier Ligneau et Emmanuel Denis du laboratoire Inserm de Paris et Denis Danvy, un chimiste du laboratoire des professeurs Pierre et Lucette Duhamel de Rouen.

L'accord est trouvé avec François Hyafil sur le personnel qui nous rejoint, cet accord validé par la direction française de GSK, qui s'est révélée extrêmement *fair-play* vis-à-vis de nous tout au long du processus. Un contrat est signé en bonne et due forme et Bioprojet devient propriétaire du centre qui est baptisé Bioprojet Biotech.

Nous prenons alors contact avec le maire de Saint-Grégoire puis avec le maire de Rennes, Edmond Hervé, l'ancien ministre socialiste de la Santé du premier septennat de François Mitterrand. Tous deux nous reçoivent chaleureusement et vont participer à une cérémonie d'ouverture du nouveau centre à l'automne 2001. Pour celle-ci une tente a été dressée sur l'emplacement du parking, les discours d'Edmond Hervé, du président de GSK-France et de Jeanne-Marie sont prononcés sous un beau soleil (pour donner tort à la réputation de pluviosité de la Bretagne !). Nous avons invité des représentants de la cellule de valorisation de l'Inserm ainsi que nos équipes parisiennes de Bioprojet et de l'Inserm à qui, fièrement, nous faisons faire une visite commentée des locaux.

Une belle journée pour servir de symbole à l'étape importante que nous franchissons avec enthousiasme, mais non sans une certaine appréhension.

Nous essayons, toutefois, de minimiser le risque financier que nous prenons en proposant, immédiatement après la reprise du centre, aux chercheurs de la société espagnole Ferrer, avec laquelle nous avons une *joint-venture* de recherche, de partager ce risque avec nous. Une visite du centre par le directeur de la recherche de Ferrer est organisée qui se conclut par un refus, quelque peu dédaigneux, de celui-ci. Peu de temps après, la *joint-venture* sur le composé H3 sera interrompue par un divorce assez douloureux.

Rétrospectivement, quelle chance ce fut pour nous leur refus de s'associer à la reprise du centre de Rennes. Combien pénible aurait, très probablement, été notre collaboration au sein de ce centre !

Et l'aventure commence, dans une grande exaltation pour nous qui n'avons jamais encore eu à notre disposition un si bel « outil », humain et matériel. À nous, maintenant, d'en tirer parti, de faire la preuve de ce que nous savons faire en recherche pharmaceutique industrielle !

Les deux premières tâches auxquelles nous nous attelons sont la réorganisation des équipes et la complémentation de l'équipement.

En chimie, le docteur Nadler, qui dirigeait l'équipe avant notre arrivée, nous propose son remplaçant, Marc Capet. Celui-ci nous présente un curriculum assez impressionnant : ingénieur diplômé de la prestigieuse ESCPI (École supérieure de chimie et physique industrielle), il a préparé sa thèse de sciences dans le non moins prestigieux laboratoire de Marc Julia (un des précurseurs dans l'utilisation des mécanismes électroniques en chimie organique). Il a, à la suite, fait toute sa carrière dans la recherche pharmaceutique dans les laboratoires d'Aventis devenu Sanofi. Il est sur le point de quitter cette entreprise, dont il critique l'évolution, et, venant d'être reçu au concours d'agrégation, il se destine à l'enseignement. Tout ce parcours nous impressionne et nous séduit, comme, d'ailleurs, la personnalité simple et ouverte de Marc. Le docteur Nadler tient cependant à nous prévenir : il pense que Marc est un syndicaliste revendicatif et craint son entrée dans le centre, resté à l'abri de tout bouillonnement revendicatif. Notre aventure, l'idée de travailler sur des cibles originales séduisent Marc qui renonce à son projet d'enseignement et accepte notre proposition de diriger l'équipe de chimie du centre.

Il va non seulement prendre avec efficacité la direction de sa nouvelle équipe, mais aussi devenir un précieux animateur du centre, apprécié de tous, imprimant une bonne humeur contagieuse et nous faisant bénéficier de sa grande expérience en pharmacochimie. Celle-ci ne se limite pas à la synthèse de composés en laboratoire. Marc va également nous aider en préparant et suivant de près l'exécution des synthèses industrielles de matières premières, celles-ci étant réalisées sous contrat suivant les bonnes pratiques, dans des usines reconnues par les agences du médicament. Il va aussi participer à la rédaction des demandes de brevets, dialoguer tous les jours avec les analystes, les biologistes et même tout particulièrement le pharmacien responsable à Paris de la direction pharmaceutique, Jean-Stéphane Julien, un ancien d'Aventis. Cette direction inclut la réglementation, l'assurance qualité et la mise au point des formes pharmaceutiques telles que comprimés ou sachets.

Sur le conseil de Marc, nous recruterons trois jeunes post-doctorants pour compléter l'équipe de chimie, essentiellement constituée, jusqu'alors, d'ingénieurs et techniciens. Les deux premiers, Olivier Labeeuw et Xavier Billot, encadreront chacun un petit nombre de techniciens chargés des synthèses tandis que Nicolas Levoin crée un poste de modélisation moléculaire.

Le but de cette discipline de modélisation moléculaire est d'imaginer en détail l'interaction des molécules de médicaments potentiels avec l'image tridimensionnelle de leur cible, une protéine dont la structure fine a, dans les meilleurs des cas, été précisée par une étude de leur cristal aux rayons X. Cette protéine est, dans notre cas, un récepteur de la superfamille (une famille nombreuse de plus d'un millier d'individus !) des *récepteurs à sept domaines transmembranaires*, des protéines apparentées entre elles et insérées dans la membrane cellulaire par sept segments qui la traversent.

Cette superfamille a été découverte par Robert Lefkowitz, un médecin américain de l'Université Duke, prix Nobel de chimie en 2012 (amplement mérité et pour lequel j'ai été un des, probablement nombreux, scientifiques à le nominer). Il a récemment raconté dans un livre d'anecdotes comment de médecin il était devenu chercheur à l'occasion d'un séjour au NIH (National Institutes of Health) valant service militaire au moment de la guerre du Vietnam. Dans les années 1980 il a obtenu à l'état pur le récepteur bêta-adrénergique ce qui lui a permis d'en cloner le gène… pour constater que sa séquence d'aminoacides et son organisation avaient beaucoup d'homologies (de ressemblance) avec celles de la rhodopsine, un pigment visuel bien connu à l'époque. Dans la foulée, en partant de la séquence du gène du récepteur bêta-adrénergique, « Bob » a aussi cloné plusieurs autres récepteurs apparentés, ce qui a « pavé la voie » (pour parler franglais) à la définition de la superfamille. Une des immenses conséquences de cette découverte a été l'identification (par clonage par homologie de leur gène) d'un très grand nombre d'autres récepteurs, membres de cette famille. L'importance de cette famille de récepteurs est soulignée par le fait qu'environ la moitié des médicaments connus agissent par leur intermédiaire.

En partant de la structure tridimensionnelle de la rhodopsine (précédemment établie par diffraction des rayons X de la protéine cristallisée) on a pu déduire celles, probables, de nombreux récepteurs avant même qu'ils puissent être cristallisés et ces probabilités ont, en général, été confirmées lors de la cristallisation ultérieure des protéines correspondantes. Ce sont sur ces structures tridimensionnelles que sont basés des modèles moléculaires, établis à l'aide de programmes informatiques, sur lesquels sont imagées les interactions prédites avec des molécules-médicaments réelles ou dont on projette la synthèse. Le but est, évidemment, de prédire des structures chimiques des médicaments s'adaptant le plus étroitement possible à la cible pour obtenir des produits puissants et sélectifs de la cible choisie. Ces prédictions sont, certes, hypothétiques, notamment parce que la protéine-récepteur est loin d'avoir une structure tridimensionnelle figée. Néanmoins le procédé a l'avantage de donner à l'exercice d'imagination de nouvelles molécules-médicaments une certaine rationalité et, en tout état de cause, l'exercice possède l'avantage de stimuler l'imagination créatrice des chimistes.

Si, dans les grands laboratoires pharmaceutiques, le service de modélisation moléculaire est généralement bien séparé des laboratoires de synthèse, la dimension réduite de notre centre va rendre aisés et journaliers les contacts entre ces deux groupes complémentaires de disciplines sur les principaux sujets choisis : les récepteurs histaminergiques et dopaminergiques faisant, tous deux, partie de la famille des récepteurs à sept domaines transmembranaires.

À notre arrivée, nous complétons l'équipement du laboratoire de chimie, notamment en achetant un appareil de RMN (résonance magnétique nucléaire), indispensable pour vérifier la structure des composés fabriqués. Nous l'avons acquis à très bon prix, lors d'une vente aux enchères du matériel d'un centre de recherche pharmaceutique en train de fermer. Il était encore dans son emballage d'origine…

L'activité de la dizaine de chimistes du centre va, dès lors, se développer de manière très productive : en moyenne dix à vingt molécules nouvelles vont voir le jour chaque semaine. Elles vont immédiatement être transmises au service de biologie qui va les tester sur le récepteur visé et le résultat sera rendu dans la foulée aux chimistes afin d'orienter leurs synthèses suivantes. Nous sommes réellement admiratifs de l'efficacité de ce processus qu'ensemble nous avons mis en route.

C'est Isabelle Bertrand qui va organiser, de manière également efficace, « en suivant le rythme », l'évaluation primaire des composés. Elle s'appuie en toute confiance sur Stéphane Krief et Thierry Calmels, deux postdoctorants ayant une bonne pratique de la biologie moléculaire et à qui elle confie l'exploration de nouvelles pistes de recherche et les mises au point de nouvelles techniques. Plusieurs techniciens expérimentés, auxquels vont venir se joindre de jeunes scientifiques, sortant de la faculté et soigneusement sélectionnés, vont assurer le « tri » des molécules. À cet effet, l'équipe a préalablement préparé des réserves de membranes contenant les récepteurs cibles (obtenues par culture de cellules exprimant les gènes correspondants) et les a conservées à l'état congelé. Le jour du test ces membranes sont prélevées, mises au contact des nouvelles molécules en doses croissantes et l'interaction entre ces deux partenaires est mise en évidence en mesurant une réponse biochimique ou en utilisant une sonde radioactive. De la même manière que sont évaluées les activités sur la cible choisie, il convient aussi de contrôler la sélectivité des composés c'est-à-dire leur interaction possible avec des cibles voisines ou potentiellement responsables d'effets secondaires.

Ces opérations répétitives vont bientôt se révéler trop longues à mettre en œuvre manuellement et nous acquérons et mettons en place un automate qui va permettre d'absorber le flux croissant des nouvelles molécules synthétisées. Le traitement et la gestion d'un grand nombre de données ainsi générées requièrent le développement de programmes informatiques. Nous avons eu la chance de recruter au sortir d'un premier cycle de la faculté des sciences Aurélien Boudeau, un jeune garçon très doué et passionné par ces questions qui va, tout naturellement, y trouver une véritable vocation et nous ôter toute inquiétude à ce sujet.

Ces investigations effectuées *in vitro* ne permettent pas, à elles seules, d'avancer une molécule active vers le développement d'un médicament. La molécule est-elle absorbée par voie orale ? Une fois absorbée, quelle est sa durée de vie avant d'être dégradée par des enzymes qui la métabolisent ou excrétée dans l'urine ou la bile ? Atteint-elle son lieu d'action, dans notre cas le plus souvent le cerveau, dont on sait qu'il est protégé par une « barrière hématoencéphalique » ?

À ces questions il faut être en mesure de répondre très précocement afin d'éventuellement modifier le programme de synthèse chimique pour tenter d'obtenir une molécule plus aisément absorbable, à plus longue durée d'action ou pénétrant plus aisément dans le cerveau. Un essai sur l'animal s'impose alors.

À cet effet nous avons mis au point une série de tests simples sur l'animal qui vont nous orienter très précocement.

Ces études vont être réalisées par une nouvelle équipe que nous avons mise en place à notre arrivée. Elle va être constituée et dirigée par Philippe Robert, un pharmacien, ancien interne des hôpitaux, qui faisait partie de l'équipe de biologie d'Isabelle où il travaillait en biologie moléculaire. J'ai été sensibilisé à l'importance de l'ADME (absorption, distribution, métabolisme, excrétion) dans l'étude des médicaments depuis le début des années 1960. C'est à ce moment que j'avais assisté à la faculté de médecine de Paris, dans le cadre assez solennel des *Actualités pharmacologiques* (une série dans laquelle, quelques années plus tard, je prononcerai ma première conférence sur l'histamine cérébrale), à une conférence de Bernard Brodie sur ce sujet, encore largement ignoré en France. Bernard Brodie, un des pionniers de cette discipline et même plus généralement de la pharmacologie biochimique, dirigeait un laboratoire du NIMH (National Institute of Mental Health) dans lequel travaillait en tant que technicien Julius Axelrod. Ensemble ils avaient notamment montré que la phénacétine, un analgésique présentant des caractères toxiques (méthémoglobinisante), était métabolisée *in vivo* en paracétamol, molécule active, elle-même très peu toxique qu'il est donc préférable d'utiliser directement... ce qui est très largement pratiqué jusqu'à maintenant. Bernard Brodie, un juif d'origine britannique, était un homme de haute taille, quelque peu intimidant, auquel je serai présenté, avec une certaine émotion, quelques années plus tard, par son élève et successeur Erminio (Mimo) Costa qui m'avait invité à donner un séminaire dans son laboratoire.

Jeanne-Marie partage ma conviction sur l'importance de l'ADME dans les phases précoces de la mise au point de nouveaux médicaments : elle l'avait constatée lors de ses visites fréquentes à Beerse, dans les laboratoires Janssen, où un département important lui était dédié, et son responsable participait aux réunions de recherche et au choix de candidats médicaments.

Notre choix de Philippe Robert pour créer ce service, en s'autonomisant progressivement par rapport à l'équipe d'Isabelle, à laquelle il appartient, s'avère tout à fait judicieux. En effet, au cours des années qui vont suivre, Philippe va d'abord progressivement acquérir, au prix d'efforts personnels, une maîtrise poussée de cette nouvelle discipline, principalement par des lectures mais aussi grâce à quelques stages de formation. Il va aussi s'entourer de jeunes analystes fraîchement diplômés d'un certificat très spécialisé de la faculté des sciences de Rennes. Enfin nous allons progressivement nous équiper d'une série de chromatographes liquides couplés à des spectromètres de masse, dont le premier d'entre eux acheté à la vente aux enchères mentionnée plus haut. Ces machines modernes, un *must* de la discipline, couplées à des distributeurs automatiques d'échantillons, vont bientôt fonctionner jour et nuit, vingt-quatre heures par jour et sept jours sur sept.

La grande masse des analyses va concerner celles des études toxicologiques et, surtout, des études cliniques pour lesquelles une exécution suivant les BPL (bonnes pratiques de laboratoire) est impérative. Les exigences des BPL, extrêmement lourdes, sont contrôlées très sérieusement et périodiquement par l'Agence du médicament qui décerne au laboratoire une évaluation chiffrée. Leur mise en place a exigé de grands efforts de la part de l'ensemble de l'équipe mais, dès la deuxième année, les inspecteurs de l'Agence lui décernent un satisfecit complet. Nous ne regretterons pas cette décision d'effectuer sur place ces analyses plutôt que de les confier en sous-traitance car cela confère aux études correspondantes, outre une assurance sur la qualité des résultats, une souplesse et une adaptabilité rapide.

La mise au point des méthodes analytiques propres à chaque produit va s'accompagner de l'identification des métabolites des médicaments, laquelle requiert la synthèse chimique de ces derniers pour en confirmer la structure. La proximité du laboratoire de chimie va rendre aisés les échanges rapides requis pour ces processus. De plus, il est important de vérifier l'activité biologique, voire la toxicité, de ces métabolites pour interpréter complètement les résultats des études cliniques et, éventuellement, protéger par une prise de brevet la découverte d'un métabolite actif.

Par ailleurs, cette équipe va être en charge des études de tri initial des molécules fondé sur leurs caractéristiques de biodisponibilité biologique, établies sur un petit nombre de souris recevant par voie orale les candidats médicaments, immédiatement après leur sortie du laboratoire de synthèse. Le dosage dans le sang et quelques organes choisis, notamment le foie et le cerveau, prélevés quelque temps après administration, va nous fournir une image précieuse de la biodisponibilité, suffisamment précocement pour orienter les synthèses ultérieures.

L'analyse plus poussée de l'activité des composés chez l'animal va être menée par la quatrième équipe, initialement dirigée par Bernard Gout. C'est un bon connaisseur de la physiologie et de la pharmacologie cardio-vasculaire, comme c'est également le cas des chercheurs, ingénieurs et techniciens qu'il dirige. Tous vont faire un effort louable pour réorienter leur intérêt vers la neuropharmacologie mais, après quelques années, ceux d'entre eux qui n'avaient pas d'attache bretonne particulière vont spontanément nous quitter. La reconversion thématique de l'équipe va être facilitée par la présence de

Xavier Ligneau qui « importe » son savoir-faire acquis dans l'unité Inserm parisienne et va finalement prendre avec brio la direction de cette équipe de pharmacologie. Lui-même va acquérir sur place un savoir-faire en toxicologie et monitorer (en étroite collaboration avec Philippe Robert pour les aspects de toxico-cinétique) les études de toxicologie menées dans des sociétés spécialisées reconnues par les agences du médicament.

Comment peut-on analyser chez l'animal l'activité des molécules candidates au traitement des affections neurologiques ou psychiatriques, domaine que nous avons choisi de développer dans notre nouveau centre ?

Deux approches principales s'offrent au neuropharmacologue : soit quantifier une modification comportementale bien standardisée (par exemple l'activité locomotrice ou le sommeil) soit quantifier une modification neurochimique (par exemple la libération d'un neurotransmetteur). C'est, le plus souvent, sur des rongeurs « en bonne santé », rats ou, de plus en plus, souris, que vont porter ces analyses.

Cependant, lorsqu'est connue l'étiologie de l'affection humaine, il devient possible de la reproduire de manière fiable chez l'animal. C'est, par exemple, le cas idéal de la narcolepsie. Comme l'a montré le Français Emmanuel Mignot, qui a consacré sa vie de chercheur, d'abord en France (où on n'a pas su le retenir) puis aux États-Unis, à cette découverte, cette affection est due à un défaut d'expression du peptide orexine dans un petit groupe de neurones du cerveau. En supprimant, par manipulation génétique, le gène de l'orexine on obtient une lignée de « souris narcoleptiques » reproduisant fidèlement les symptômes de la maladie humaine. Malheureusement ce cas idéal demeure relativement rare et, notamment pour la plupart des affections psychiatriques, les « modèles animaux » sont relativement grossiers.

À notre prise en main du centre de Rennes, nous allons avoir à implanter un certain nombre de techniques d'études comportementales de base.

De plus, nous allons compléter l'équipe en recrutant David Perrin, un postdoctorant spécialisé en neurochimie des neurotransmetteurs, plus particulièrement familier avec la technique de microdialyse cérébrale qu'il va implanter à Rennes.

Cette technique a été développée en 1974 par Urban Ungerstedt au Karolinska de Stockholm. Urban fait partie, notamment avec Kjell Fuxe, Annica Dahlström et Tomas Hökfelt, de la célèbre école des histochimistes-neurochimistes-neuropharmacologues suédois. Ce groupe de neuroscientifiques a été, au début des années 1960, à l'origine de la localisation et du développement de la pharmacologie des monoamines (catécholamines et sérotonine). Ils ont été, à cette époque, des pionniers en associant à la neuroanatomie de la neurochimie et des études comportementales, une combinaison de disciplines peu fréquente alors mais qui est devenue la règle en neurosciences. À ce titre, ils ont servi de modèle à de nombreux neuropharmacologues, dont je suis. L'apport marquant, plus particulier, d'Urban, un homme souriant, entreprenant et extrêmement imaginatif, a notamment été le développement chez le rat d'un modèle de la maladie de Parkinson. Celui-ci consiste à détruire unilatéralement, à l'aide d'une neurotoxine (la 6-hydroxydopamine), les neurones dopaminergiques du striatum, ce qui induit une dissymétrie dans la locomotion : les animaux tournent sur eux-mêmes lorsqu'ils reçoivent un agoniste dopaminergique. Ce modèle a été et continue à être largement utilisé pour évaluer l'activité de candidats médicaments sur la neurotransmission dopaminergique, notamment les antiparkinsoniens, qui favorisent les rotations, et les neuroleptiques, qui les inhibent. Pour faciliter ces études, Urban a astucieusement mis au point et commercialisé un petit appareil qui permet de quantifier le « comportement rotatoire » des animaux, le nombre de tours qu'ils exécutent sur eux-mêmes par unité de temps.

Mais l'apport technique d'Urban aux neurosciences, le plus important peut-être, a été le développement de la microdialyse cérébrale. Elle consiste à implanter dans une région précisément choisie du cerveau, bien définie par la stéréotaxie (localisation tridimensionnelle en s'aidant d'un atlas), une canule faite d'une membrane semi-perméable. Un liquide physiologique circule lentement dans cette dernière et son contenu va s'équilibrer avec celui du liquide extracellulaire de la région cérébrale choisie. Des fractions de petit volume du liquide de perfusion sont recueillies successivement et analysées, par exemple pour quantifier un neurotransmetteur dont les taux vont refléter ceux qui sont libérés dans la fente synaptique. La mise en place des canules dans le cerveau s'effectue sous anesthésie de l'animal mais l'étude proprement dite s'effectue, quelques jours plus tard, sur un animal vigile. Cette technique a, plus récemment, été appliquée à d'autres organes et même en clinique humaine dans un but diagnostique. Là encore, l'esprit pragmatique d'Urban Ungerstedt s'est manifesté par la création d'une entreprise qui commercialise les dispositifs requis... et que nous acquérons à l'arrivée de David Perrin et sur son conseil.

Favorisée par la proximité, la collaboration entre les chercheurs des différentes équipes rennaises se réalise de manière fluide et informelle. Ces contacts aisés, la possibilité d'échanges informels entre chercheurs et techniciens des différentes disciplines, bien sûr complétés par des réunions regroupant les chefs d'équipe, sont essentiels pour mener à bien un projet commun requérant des compétences variées. Avec Jeanne-Marie, nous mettons à profit notre présence, généralement hebdomadaire, pour une réunion assez large, autour d'une grande table, des chefs d'équipe et de chercheurs « seniors ». Au cours de celle-ci, nous discutons les résultats récents et les projets immédiats mais nous débattons également de publications récentes sur nos sujets et décidons de nouvelles orientations. C'est aussi ensemble que nous discutons d'études à réaliser à l'extérieur par des sous-traitants, comme les synthèses industrielles ou les études réglementaires de toxicologie. Nous profitons également de ces réunions pour informer nos collègues « bretons » sur les activités « parisiennes » en clinique ou en pharmacie galénique. C'est une manière de les tenir au courant des développements réglementaires, des résultats commerciaux, etc., en un mot de la vie de la société.

Plus important encore, c'est au cours de ces réunions qu'est prise la décision de mettre en développement tout nouveau produit. C'est une décision critique, notamment parce qu'elle conduit la société à engager des dépenses externes très notables, synthèse industrielle, études toxicologiques et, surtout, études cliniques. Cette décision est prise lorsque nous estimons, en rapprochant toutes les données disponibles sur son activité et sa tolérance chez l'animal, que la connaissance que nous avons du candidat médicament a atteint un niveau de maturité scientifique suffisant.

Sur un plan personnel, je dois avouer que ces réunions me procurent un grand plaisir et même une certaine exaltation. Ces sentiments sont liés à l'atmosphère détendue qui y règne, à l'impression que tous les participants sont tendus vers un but commun, un désir de réussir ensemble le défi que représente la reprise de ce centre. Ils sont aussi liés au sentiment que j'ai de pouvoir apporter une certaine expérience en neuropharmacologie et que celle-ci est immédiatement appliquée par des jeunes gens très motivés, qui découvrent cette discipline.

C'est avec une certaine jubilation que j'ai pris ce nouveau rôle. Par rapport à mon « métier » antérieur dans le service public, j'apprécie beaucoup la liberté et la facilité des prises de décision en termes de choix de nouveau projet, de recrutement de personnels, d'investissements ou dépenses qui en accélèrent l'exécution. Par ailleurs, j'ai toujours apprécié ces périodes de débuts de projets qui, accompagnées d'un sentiment de liberté, stimulent l'imagination.

Pour Jeanne-Marie c'est la réalisation d'un projet rêvé depuis ses expériences exaltantes vécues auprès de Paul Janssen, cette fois en toute liberté. Cette « récréation ou re-création », comme elle qualifiait nos réunions, stimulait son esprit d'entreprise.

Ces courts et bien remplis séjours hebdomadaires à Rennes, au cours desquels, avec Jeanne-Marie, nous nous retrouvons avec plaisir, seront accompagnés de la découverte de l'opéra de la ville et de la gastronomie bretonne, tous deux en plein essor. Ils vont représenter un moment de bonheur commun que nous attendons impatiemment.

Ainsi, dans le bonheur et en relativement peu de temps, nous avons réorganisé et réorienté le centre pour en faire un outil de recherche rationnel et, je crois, assez performant. De fait, chaque semaine, en moyenne, environ une dizaine de molécules nouvelles vont voir le jour et être évaluées quant à leur activité.

Nous nous sommes principalement orientés vers l'exploitation des pistes pour de nouveaux médicaments qui ont été ouvertes par les découvertes de nouveaux récepteurs cérébraux réalisées dans l'unité Inserm dont je viens de quitter la direction.

C'est dans ce cadre que le centre de Rennes va s'avérer indispensable à diverses étapes du développement de pitolisant, le premier antagoniste/agoniste inverse du récepteur H3 de l'histamine à trouver sa place en thérapeutique.

Du développement de pitolisant et de ses échecs en clinique…

Jean-Charles Schwartz
et Jeanne-Marie Lecomte

Pitolisant va nous occuper pendant plusieurs années, couronnées par un beau succès final… mais seulement après avoir réussi à surmonter des difficultés qui, à plusieurs reprises, nous ont fait douter de la survie de cet enfant.

Au moment où nous nous installons dans ce nouveau centre, notre évaluation des propriétés de pitolisant est encore extrêmement réduite, très éloignée de ce qui est requis au début des années 2000 pour en faire un médicament actif et sûr.

Après plusieurs échecs et après mûre réflexion, nous avons choisi ce composé parmi les centaines de composés synthétisés car il présente une haute affinité pour le récepteur H3 humain, une bonne sélectivité vis-à-vis d'autres récepteurs ; de plus il active les neurones histaminergiques cérébraux de rongeurs après administration à faible dose par voie orale, ce qui indique qu'il franchit bien les deux « barrières » digestive et hématoencéphalique ; enfin des études préliminaires de toxicologie animale, menées dans le laboratoire barcelonais de Ferrer, et qui restent néanmoins à reprendre pour confirmation, suggèrent que pitolisant est bien toléré aux doses où il est actif.

Dans les années qui vont suivre, et grâce à l'excellente collaboration qui se met en place entre les équipes parisiennes et rennaises, il nous faudra établir chez l'animal (études précliniques) puis chez l'homme (études cliniques) comment ce composé est absorbé, distribué, métabolisé, excrété (études ADME, de pharmacocinétique) ; comment ce produit est toléré (études réglementaires et complémentaires de toxicologie animale) ; comment il agit chez l'animal (pharmacodynamie), d'où on pourra déduire ses indications thérapeutiques chez l'homme (maladies pour lesquelles il pourrait être utile) qu'il faudra confirmer par des essais cliniques ; enfin il nous faudra mettre au point une forme pharmaceutique stable pour son administration en routine chez l'homme (études galéniques).

Toutes ces étapes, ces processus sont certes communs au développement de tout nouveau médicament… mais leur réalisation pose des problèmes particuliers pour chacun d'entre eux, plus encore lorsqu'il s'agit d'un *first-in-class* comme le pitolisant qui n'a pas de prédécesseur quant à son mécanisme d'action. Son développement va nous apporter une série de mauvaises surprises mais aussi quelques bonnes.

Il n'est pas question ici de décrire dans le détail les multiples études qui ont permis de faire de pitolisant un médicament (Wakix®) mais, plus simplement, de raconter comment les principales difficultés rencontrées ont été surmontées et comment nos résultats chez l'animal nous ont conduits à nos essais cliniques réussis.

« *Primum non nocere* », « d'abord éviter de nuire », la locution latine du principe d'Hippocrate (410 avant J.-C.) s'applique tout au long du développement d'un médicament. La sécurité cardio-vasculaire du pitolisant va nous préoccuper tout au long de son développement. Au cours des décennies précédentes il est apparu que plusieurs médicaments déjà sur le marché ont dû en être retirés en urgence à la suite d'accidents cardiaques graves, des fibrillations (« torsades de pointe ») fatales. Elles sont dues à l'allongement de l'intervalle QT de l'électrocardiogramme qu'induisent ces dangereuses molécules par blocage d'un canal potassique cardiaque, le canal hERG. Depuis, il est devenu impératif de s'assurer qu'une nouvelle molécule n'a pas cette propriété.

Pour cette vérification, nous mettons au point le modèle consistant à exprimer le canal humain hERG sur une cellule en culture. L'essai du pitolisant par une technique électrophysiologique, bien maîtrisée par les chercheurs du centre, révèle, à notre grand dam, que pitolisant bloque hERG ! Certes le blocage ne se produit qu'à des concentrations beaucoup plus élevées que celles qui sont nécessaires pour interagir avec sa cible thérapeutique, le récepteur H3, mais cette « marge thérapeutique » va-t-elle suffire ou faut-il, par sécurité, arrêter le développement du produit ?

Nous décidons de mettre à profit le grand savoir-faire des chercheurs du centre, dont l'activité précédente était précisément tournée vers la recherche cardiaque, plus précisément la mise au point de nouveaux médicaments antiarythmiques. Ils vont investiguer en profondeur les propriétés cardiaques du pitolisant, avant que nous décidions s'il convient de « jeter le bébé en même temps que l'eau du bain ». C'est l'un d'entre eux, Jean-François Faivre, qui va pourtant nous quitter peu après pour occuper un poste d'enseignant-chercheur à l'université de Poitiers, qui, par une série de belles études, va nous rassurer au point de nous décider à poursuivre l'aventure. Il montre, en effet, qu'en augmentant les concentrations du composé celui-ci va bloquer un autre canal (calcique) s'opposant aux effets sur hERG. Qui plus est, *in vivo*, pitolisant administré chez le lapin anesthésié, même à dose très élevée, n'augmente que très faiblement le QT. De plus, sur un modèle de « torsades de pointe » (lapin recevant du clofilium, un bloqueur puissant du canal hERG), le composé est non seulement inactif par lui-même mais il va même prévenir les torsades de pointe qu'induit puissamment le clofilium.

Le risque pesant sur pitolisant semble donc éloigné au point que, avec un soupir de soulagement, nous entamons son développement clinique chez le volontaire sain (phase 1) avec Thierry Duvauchelle, avec qui Jeanne-Marie a travaillé depuis plus de vingt ans. C'est un homme bien en chair, attirant la sympathie, à la moustache embroussaillée, qui a gardé ses habitudes de médecin urgentiste, souvent chaussé des sabots blancs portés en salle d'opération. Il a, surtout, une immense expérience des études de phase 1 et un grand sens clinique pour interpréter les effets secondaires inattendus. Il restera jusqu'à aujourd'hui le réalisateur indispensable des essais de phase 1 de Bioprojet. Nous découvrons alors que, même si pitolisant produit un léger allongement de QT, celui-ci est considéré comme acceptable et il disparaît même si le sujet reçoit une dose six fois plus élevée que la dose thérapeutique. En définitive, pitolisant bénéficie donc d'une impressionnante marge de sécurité.

Pour nous rassurer plus encore sur l'innocuité cardiaque de pitolisant, nous faisons appel à deux cardiologues, experts internationaux de ces questions auprès de la FDA, les docteurs Pierre Maison-Blanche et Anand Shah, lesquels nous la confirment dans un rapport circonstancié.

L'utilisation clinique sur plusieurs milliers de sujets va, par la suite, mieux encore confirmer cette innocuité cardiaque. Pitolisant va même se révéler comme le mieux toléré des agents éveillants car il ne présente pas l'effet hypertenseur commun aux psychostimulants (amphétaminiques, modafinil). Les agences du médicament, toujours extrêmement précautionneuses, vont, néanmoins, imposer que figure sur la notice de pitolisant une alerte (*warning*) sur le risque potentiel d'allongement du QT.

Une autre très alarmante menace sur la survie de pitolisant comme médicament survient lors de la réalisation des études réglementaires de toxicologie chez le rat. En effet, à des doses à peine supérieures aux doses thérapeutiques, sont survenus des épisodes de convulsions extrêmement sévères, suggérant que le produit présentait le risque d'induire, chez l'homme, des crises d'épilepsie.

Cette observation nous paraît surprenante car, sur un modèle d'épilepsie expérimentale (rat GAERS), un groupe de chercheurs strasbourgeois avait montré que le pitolisant produisait, au contraire, un effet antiépileptique. De plus, le professeur Edouard Hirsch, neurologue à Strasbourg, montre, chez quatorze patients atteints d'épilepsie photosensibles, que les crises déclenchées expérimentalement sont prévenues par pitolisant. C'est un modèle prédictif d'épilepsie généralisée et, très excités par ce résultat, nous avons voulu le vérifier par une étude contrôlée de longue durée sur un grand nombre de sujets atteints d'épilepsie pharmaco-résistante. Mais un modèle, si séduisant soit-il, reste un modèle et nos espoirs s'envolèrent. Toutefois, cette étude au résultat décevant nous apporta néanmoins la certitude que pitolisant est bien toléré chez ces sujets et n'entraîne pas de convulsions. Par ailleurs, aucun effet convulsivant n'est retrouvé sur le chien, l'autre espèce animale des essais toxicologiques réglementaires. Après avoir, tous ensemble, examiné différentes hypothèses pour expliquer ces observations apparemment contradictoires, nous décidons de vérifier si un métabolite du pitolisant, particulier au rat, non formé chez les autres espèces, n'est pas le coupable des convulsions chez cette espèce.

De fait, l'analyse des nombreux produits de dégradation du pitolisant chez différentes espèces, y compris l'homme, nous montre qu'il existe un métabolite majeur chez le rat qui, par contre, est très minoritaire chez les autres, notamment chez l'homme. Ne serait-ce pas lui le responsable des convulsions observées chez le rat ?

Ayant réussi à l'isoler et à déterminer sa structure chimique, nous en faisons la synthèse en quantité suffisante pour l'administrer au rat. Nous constatons alors, avec un certain plaisir, qu'à lui seul il induit des convulsions analogues à celles observées avec le pitolisant. Nous déterminons les taux sanguins nécessaires à produire cet effet et montrons que, chez l'homme, chez qui il est très minoritaire, il est complètement improbable qu'il intervienne. Cette démonstration rassurante va être acceptée et validée par les agences du médicament européenne et américaine.

C'est donc par une étude approfondie, qui a mis en jeu une collaboration de toutes les équipes du centre, que nous avons réussi à éloigner cette menace mortelle sur pitolisant et nous en sommes tous assez fiers.

Une autre série d'études sur l'animal va nous permettre de mettre au jour une propriété très intéressante de pitolisant :

contrairement à toutes les autres molécules éveillantes connues, les psychostimulants de type amphétaminique, il n'induit pas de pharmacodépendance.

Tous ces psychostimulants y compris le modafinil ont, peu ou prou, ce défaut. C'est pour cette raison que l'amphétamine et ses dérivés les plus puissants sont (illégalement) utilisés à titre récréatif au prix d'un risque élevé d'effets secondaires, notamment psychiatriques. Les autorités de santé, notamment aux États-Unis, où les accidents liés à l'usage des « drogues » sont particulièrement nombreux, sont très vigilantes pour prévenir l'arrivée de nouvelles molécules susceptibles de produire de la pharmacodépendance. Il est donc indispensable de vérifier si pitolisant, un éveillant agissant par un mécanisme original, possède ou non cette propriété.

Au moment où nous nous posons cette question, à la suite de nombreuses études, il est devenu clair que tous les agents addictogènes, amphétaminiques comme morphiniques, ont en commun la propriété d'activer la libération de dopamine dans une petite structure du striatum, le noyau accumbens. Cette libération est impliquée dans les processus de récompense, plaisir, motivation et, en contrepartie, joue un rôle essentiel dans les phénomènes d'addiction aux « drogues » de différentes catégories.

Pitolisant, le premier antagoniste/agoniste inverse du récepteur H3 pour lequel on se pose la question : possède-t-il cette propriété ?

David Perrin, dans notre centre de Rennes, implante ses sondes de microdialyse dans le noyau accumbens d'un certain nombre de rats, leur administre pitolisant à une dose active (dont on sait qu'elle active la libération d'histamine) et, mesurant la dopamine dans le dialysat, constate que sa libération n'est pas significativement affectée. Cela signifie, pour nous, que, très probablement, le produit est dépourvu de pouvoir addictif.

En complément, nous montrons que, contrairement à tous les produits libérant la dopamine accumbique, pitolisant n'induit ni activation de l'activité locomotrice des rongeurs, ni « sensibilisation comportementale ». Cette sensibilisation est définie comme l'augmentation progressive de sa réponse locomotrice lorsque le rongeur reçoit le produit de manière répétée, jour après jour, *dans le même environnement* ; il associe vraisemblablement cet environnement au plaisir que lui procure le produit.

Cependant ces démonstrations sont insuffisantes, notamment pour les autorités de santé américaines, et nous sous-traitons, dans un laboratoire universitaire américain, une série d'études réglementaires. La plus probante consiste à utiliser des singes rendus « cocaïnomanes » par administrations répétées et qui ont la possibilité de s'administrer la drogue en appuyant, autant qu'ils le désirent, sur un dispositif la leur administrant par voie intraveineuse. Lorsque le dispositif contient de la cocaïne ou un autre psychostimulant, qu'il reconnaît comme tel, l'animal s'administre le produit sans discontinuer. Par contre lorsqu'on a remplacé la cocaïne du dispositif d'autoadministration par du pitolisant, il a immédiatement arrêté, montrant par là qu'il faisait bien la différence.

Un autre test, appelé « préférence de place », réalisé, cette fois, dans notre centre, consiste à administrer à des rats de manière répétitive de la cocaïne sur un sol de structure particulière, en lui laissant le choix de demeurer sur celui-ci ou, à côté, sur un sol de structure différente ; après un certain nombre d'administrations, il préfère demeurer plus longtemps sur le premier, dans l'attente qu'il est de recevoir un traitement qu'il apprécie. La même expérience réalisée avec pitolisant nous montre qu'il ne manifeste aucune « préférence de place ».

Par la suite, nous allons vérifier cette absence d'effet addictogène chez l'homme au cours des divers essais cliniques. Pour cela, les administrations de pitolisant (ou placebo) durant plusieurs mois seront toujours suivies par une administration d'une semaine de placebo : il s'agit de détecter la survenue d'éventuels symptômes de « manque » qui indiqueraient qu'un état de dépendance s'est développé au cours de plusieurs semaines de traitement continu. Les résultats sont clairs : aucune apparition d'un syndrome typique de « manque », tel que celui-ci est détecté à l'arrêt d'un traitement chronique par psychostimulants de type amphétaminique, n'apparaît avec pitolisant.

L'ensemble de ces données expérimentales montrent de manière convaincante l'absence de risque addictogène du pitolisant et cela suffira à convaincre l'Agence européenne du médicament qui n'impose aucune restriction liée à cette propriété. À l'inverse la FDA, particulièrement sourcilleuse sur ce risque, ne se contente pas de nos données et nous impose l'exécution d'un essai clinique particulier que nous réaliserons au Canada. Il est pratiqué chez des volontaires utilisant couramment des psychostimulants à titre récréatif et chez qui on a vérifié qu'ils reconnaissent, par la sensation qu'il leur procure, un stimulant amphétaminique « léger », la phentermine.

Ils vont recevoir au cours de sessions successives, à l'aveugle, du placebo, de la phentermine ou du pitolisant, ce dernier à dose thérapeutique ou à forte dose. Il leur est demandé de chiffrer, dans chaque cas, leur sensation agréable éventuelle. Le pitolisant ne diffère pas du placebo, va sortir complètement blanchi de cet essai et aucune précaution d'emploi vis-à-vis du risque d'abus n'est requise aux États-Unis, pas plus qu'en Europe.

Ainsi, pitolisant sera le premier médicament éveillant reconnu comme totalement dépourvu de ce risque addictogène. Cet avantage est évidemment lié à son mécanisme d'action original, complètement différent de celui des psychostimulants : contrairement à ces derniers, il n'active pas les voies dopaminergiques du « circuit de récompense ». C'est un ensemble de neurones mettant en relation diverses régions cérébrales impliquées dans les contrôles émotionnels (aire tegmentale ventrale, noyau accumbens, amygdale, cortex frontal). Ils comprennent notamment les neurones dopaminergiques émanant de l'aire tegmentale ventrale et projetant sur le noyau accumbens. Ces derniers jouent un rôle majeur dans le circuit, étant activés lors de la survenue de toute émotion plaisante et lors de la prise de toute « drogue » donnant lieu au développement d'addictions (opioïdes, amphétaminiques, alcool, nicotine, etc.).

Cette absence totale de risque d'addiction avec pitolisant va fortement contribuer à son succès aux États-Unis où une série d'accidents de type toxicomaniaque ont, à juste titre, fortement alerté les autorités de santé et le public.

Lorsque les divers prérequis réglementaires sont acquis, nous passons à des essais de phase 1 sur des volontaires sains, après autorisation par l'Agence française du médicament. Ces essais sont effectués sous strict contrôle médical, dans un centre spécialisé appliquant les BPC (bonnes pratiques cliniques). On va administrer des doses croissantes du produit pour en déterminer la tolérance et les taux sanguins (sur des échantillons envoyés à notre centre de Rennes). Nous avons déjà une idée de la gamme de doses à administrer car, nous deux, dans un

« essai sauvage » dont nous avons la répréhensible habitude, nous avons déjà servi de « cobayes » auparavant.

Pitolisant va être très bien toléré, même à dose élevée et en administration répétée pendant plusieurs semaines. Ces études sur le volontaire sain vont nous apprendre que le produit est bien absorbé par voie orale et qu'il est assez rapidement métabolisé de telle sorte que sa demi-vie dans le sang est voisine de dix heures. En conséquence il suffira de l'administrer une seule fois par jour, le matin, et son taux, au coucher, aura suffisamment décru pour que cet éveillant ne perturbe pas l'endormissement. Ce profil très favorable est, de toute évidence, une bonne surprise.

L'effet éveillant d'un médicament éveillant n'est jamais très aisé à mettre en évidence chez le sujet type des études de phase 1, un jeune volontaire sain, jouissant d'un niveau de vigilance optimal. Néanmoins un test psychométrique, le CFFT (*Critical Flicker Fusion Test*), nous montre une amélioration de la vigilance des sujets en fin de journée, lorsque leur état de vigilance tend à s'altérer, pour des doses de 20 à 40 mg. Ce test consiste à présenter au sujet une succession de stimuli lumineux intermittents de fréquence croissante jusqu'à ce que le stimulus lui apparaisse continu (par persistance rétinienne). Ce seuil se révèle abaissé lorsque diminue la vigilance du sujet fatigué.

La dose active de pitolisant ainsi déterminée va être confirmée par un test de nature complètement différente : la mesure de l'occupation du récepteur H3 dans le cerveau de volontaires sains, par la technique de tomographie d'émission par positons (*PET scan* en anglais). Celle-ci a consisté à visualiser la localisation cérébrale d'une sonde radioactive marquée par du ^{11}C (un isotope du carbone à très courte durée de vie pour ne pas contaminer le sujet) qui se lie de manière sélective au récepteur H3. À la dose de 40 mg, pitolisant a prévenu cette liaison à 90 %, indiquant par là qu'il occupait presque entièrement les récepteurs H3 du cerveau. Ce travail important a été réalisé dans un centre d'addictologie, à l'Université de Toronto, dirigé par Bernard Le Foll, un médecin ayant réalisé sa thèse de sciences dans notre unité Inserm parisienne avant d'émigrer au Canada.

Cette détermination de la dose éveillante de pitolisant va nous permettre d'entamer en connaissance de cause les études cliniques dans diverses pathologies.

Lesquelles ? Le choix des indications à développer est difficile pour un médicament original, « *first-in-class* », pour lequel aucune piste n'a encore été défrichée par un prédécesseur.

Avant de nous focaliser sur les deux indications pour lesquelles nous avons finalement opté pour développer pitolisant jusqu'à sa mise sur le marché, nous avons exploré plusieurs pistes. Nous l'avons fait par des études de « preuves de concept » (POC, *proof of concept*) de taille modeste par le nombre de patients, mais toujours effectuées contre placebo. Nous nous sommes, évidemment, orientés vers des indications non satisfaites par des traitements existants et que suggéraient les effets chez l'animal des antagonistes H3 : la stimulation de l'éveil et les effets procognitifs, amélioration de l'attention et de la mémoire.

C'est ainsi que nous avons réalisé une étude sur les troubles cognitifs résiduels de patients schizophrènes traités par des antipsychotiques. On sait que les médicaments de cette classe, encore appelés neuroleptiques, réduisent bien les manifestations « positives » de la schizophrénie telles que les hallucinations et délires. Ils sont moins actifs sur les manifestations « négatives » de la maladie (apathie, défaut d'affect émotionnel et d'interactions sociales) et pratiquement sans effet sur les symptômes cognitifs tels que déficits de mémorisation ou d'exécution de tâches requérant de l'attention. C'est cette dernière constatation qui a conduit le NIH (National Institutes of Health) américain à tenter de combler ce déficit dans le domaine cognitif en encourageant et finançant des recherches de nouveaux traitements. Ces recherches sont aussi soutenues par une association de parents de malades.

Il avait été montré, par d'autres et nous-mêmes, que divers antagonistes H3 favorisaient l'attention et l'apprentissage chez les rongeurs. Avec pitolisant nous avions vérifié que l'acquisition comme la restitution de souvenirs étaient favorisées chez la souris. Pour cela un test simple, la reconnaissance d'objets, avait été utilisé. Il consiste à présenter à l'animal deux objets et le laisser les explorer, notamment en les reniflant, pendant un certain temps ; le lendemain, ou plus tardivement, il est remis en présence de deux objets dont l'un d'entre eux seulement lui a déjà été présenté. S'il s'en souvient, il va l'explorer moins longtemps que le nouveau.

Tout cela suggérait l'intérêt potentiel de pitolisant dans ce domaine et c'est dans ce cadre que nous mettons sur pied un essai clinique sur un groupe de patients hospitalisés, atteints de schizophrénie et présentant des troubles cognitifs malgré un traitement continu par divers antipsychotiques.

Nous prenons donc contact avec le professeur Carol Tamminga qui dirige un important service de psychiatrie à l'hôpital universitaire de Dallas, au Texas. Nous connaissons assez bien et admirons Carol, une jeune femme élégante et très brillante, pour l'avoir rencontrée au cours de divers symposiums, notamment l'un d'entre eux qui s'était tenu dans une hacienda en plein désert texan où elle nous avait invités. C'est donc très naturellement que nous nous adressons à elle car c'est une clinicienne renommée dans le domaine de la schizophrénie. Dans le passé, elle a montré son attrait pour des recherches de médicaments innovants notamment en collaborant avec Arvid Carlsson, découvreur de la dopamine et prix Nobel de médecine. C'est un bon choix car elle nous déclare d'emblée son enthousiasme et, qui plus est, elle est elle-même impliquée dans le programme du NIH. Nous n'aurons donc aucune difficulté à obtenir le financement de notre étude par celui-ci, la participation de Bioprojet se réduisant à la fourniture des gélules de pitolisant et de placebo et au dosage du médicament dans les échantillons de sang des patients qui parviennent congelés à Rennes.

Cela sera notre premier essai clinique aux États-Unis. Les patients sont soumis à une large série de questionnaires et tests psychométriques, qui vont tous se révéler entièrement négatifs. Le traitement par pitolisant a été parfaitement toléré. Cela n'a rien d'étonnant : en effet, les dosages sanguins nous montrent des taux de pitolisant extrêmement faibles chez beaucoup de sujets. Certes, nous avons choisi, par précaution, de n'administrer qu'une faible dose de pitolisant, mais, plus vraisemblablement, c'est la réticence bien connue de ces sujets à ingurgiter leurs multiples et souvent désagréables traitements qui est la cause de cet échec.

Cet échec ne nous a pas empêchés de persister à nous intéresser au traitement de la schizophrénie par les médicaments antipsychotiques. Un des plus utilisés, à l'époque, était l'olanzapine, très efficace mais entraînant deux effets secondaires très gênants, une augmentation de poids liée à l'hyperphagie et une somnolence diurne. Partant de l'hypothèse selon laquelle ces deux effets secondaires étaient attribuables à sa forte activité antihistaminique H1, il nous a semblé que nous pouvions la contrecarrer en associant l'olanzapine à un produit libérant l'histamine cérébrale, notre pitolisant. Nous le vérifions chez des volontaires sains chez qui nous observons l'augmentation de l'appétit, autoévalué par un questionnaire. Chez ceux-ci le pitolisant réduit partiellement cet effet. Jeanne-Marie entreprend, avec l'aide de Louis de Paillette, un essai exploratoire original de cette association, à Nantes, dans le service du professeur Michel Bourin, psychiatre curieux de toute nouveauté. Chacun des produits est administré seul ou associé pour vérifier si notre pitolisant prévenait ces deux inconvénients et majorait l'activité antipsychotique de l'olanzapine. Cet essai non conformiste fut rapidement abandonné en raison de difficultés de recrutement des patients.

Ainsi fut abandonnée cette indication pour pitolisant.

Par la suite deux de nos concurrents, les laboratoires Abbott et Johnson & Johnson, reprennent, avec leurs propres antagonistes H3, des essais dans la schizophrénie mais, cette fois, sur des cohortes de plusieurs centaines de patients, plus importantes que la nôtre. Ils vont pourtant aboutir au même échec. Qui plus est, d'autres classes de médicaments vont être essayées, également sans succès jusqu'à maintenant, et le problème des déficits cognitifs des patients atteints de schizophrénie, déficits qui compromettent leur réinsertion sociale, demeure non résolu.

Une autre indication potentielle de pitolisant nous est apparue intéressante à explorer : le trouble du déficit de l'attention avec ou sans hyperactivité (TDAH ; *Attention Deficit Hyperactivity Disorder*, ADHD). C'est un trouble bien caractérisé chez l'enfant par des difficultés d'attention et de concentration, des symptômes d'hyperactivité et d'hyperkinésie ainsi qu'une difficulté à gérer l'impulsivité. Ces troubles de l'enfance subsistent chez l'adulte dans un certain nombre de cas avec, toutefois, une atténuation des symptômes. Un des traitements les plus efficaces de ces troubles du comportement est, paradoxalement, constitué par l'amphétamine et les amphétaminiques. Cependant, leur utilisation suscite une certaine réserve, notamment hors des États-Unis, en raison des effets secondaires cardio-vasculaires et du risque de dépendance.

Ce sont des observations chez l'animal qui nous ont suggéré que pitolisant pourrait avoir une utilité dans cette pathologie : il produit une amélioration de l'attention et diminue l'hyperactivité motrice sur un modèle de la maladie. Celui-ci a été développé aux États-Unis dans le laboratoire de Marc Caron et Robert Lefkowitz, par Bruno Giros quand, après sa thèse et son postdoctorat, il a quitté notre laboratoire Inserm. C'est là que Bruno a cloné le gène du transporteur de la dopamine (DAT) et a produit ensuite une souris chez qui celui-ci était supprimé (souris DAT–/–). Cette dernière présente un phénotype très caractéristique, étant soumise à une hyperactivité motrice désordonnée qui, jusqu'à un certain point, rappelle le désordre humain, même si celui-ci a vraisemblablement une origine différente. Bruno a constaté dans son laboratoire parisien que l'administration de pitolisant à ces souris les calme totalement, de la même manière que le fait l'amphétamine.

Pour un essai préliminaire de pitolisant chez l'adulte souffrant de TDAH, nous nous adressons, outre à Isabelle Arnulf, neurologue à la Salpêtrière, à Julien Mendlewicz, professeur renommé de psychiatrie à l'Université libre de Bruxelles. Julien est un ami proche, comme Jean-Charles un rescapé de la Shoah, dont nous apprécions la personnalité chaleureuse. Jeanne-Marie a fait sa connaissance alors qu'elle conduisait avec lui des études cliniques sur les médicaments de Paul Janssen. Avec son épouse, nous rencontrons souvent Julien dans des congrès (il a été le président des sociétés européenne et internationale de neuropharmacologie clinique) ou à Paris où ils possèdent un pied-à-terre et fréquentent assidûment les expositions de peinture et les restaurants étoilés. Il a d'ailleurs choisi de fêter son élévation au grade d'officier de la Légion d'honneur chez Jeanne-Marie qui avait réuni à cette occasion les plus grands noms de la psychiatrie française dont Pierre Pichot.

L'essai sur le TDAH va être conduit et suivi quotidiennement par Jeanne-Marie sur une vingtaine d'adultes qui recevront pitolisant à la dose de 40 mg. Dès les premières administrations nous sommes alertés sur un effet secondaire tel que les sujets abandonnent le traitement à son début : ils ont des insomnies extrêmement sévères. Isabelle Arnulf avertit Jeanne-Marie de la très grande sensibilité de ces sujets à tout traitement. Nous décidons alors de traiter les nouveaux entrants en augmentant progressivement les doses pour arriver à la dose maximale de 40 mg. Cela se révèle efficace et permet de poursuivre un traitement bien toléré de quelques semaines. À partir de ce moment, nos divers essais, dans d'autres pathologies, seront conduits de cette manière, c'est-à-dire en les faisant précéder d'une phase de titration, autrement dit d'augmentation progressive de la dose avec faculté de s'arrêter à une dose intermédiaire.

Le résultat de l'essai, dont l'efficacité est évaluée sur les réponses des patients à des questionnaires spécialisés, sera positif quoique le changement apparaisse relativement modeste. Ce qui confirme que le traitement présente une certaine efficacité c'est la résurgence des symptômes dans la semaine qui suit son arrêt.

En dépit de cela, nous décidons de ne pas poursuivre dans cette indication, pour laquelle des traitements apparemment plus efficaces existent. L'essai aura eu tout de même pour intérêt de nous confirmer que pitolisant est une molécule extrêmement éveillante et de nous montrer comment il convient de l'administrer pour qu'elle soit bien tolérée. Quelques années plus tard un essai analogue au nôtre mais mené avec un antagoniste H3 concurrent (bavisant, de Johnson & Johnson) sur plus de trois cents adultes va également montrer une certaine efficacité quoique très inférieure à celle d'un amphétaminique couramment utilisé dans la pathologie et son développement sera interrompu. Pas de regrets à avoir !

L'effet très clair de pitolisant sur les modèles de mémoire de rongeurs nous a évidemment donné envie de vérifier si cela ne pouvait être mis à profit pour traiter les désordres cognitifs des affections dégénératives du cerveau. Plutôt que nous adresser à des patients atteints de maladie d'Alzheimer, des neurologues consultés nous ont suggéré de faire une « preuve de concept » chez des patients atteints de démence à corps de Lewy. La maladie s'apparente à la fois à la maladie d'Alzheimer par les troubles cognitifs qui l'accompagnent et à la maladie de Parkinson car elle trouve son origine dans une dégénérescence de neurones exprimant une protéine « toxique », l'alpha-synucléine. Un des symptômes, outre la somnolence diurne, est la manifestation fréquente d'hallucinations. Or le potentiel antihallucinatoire de l'antagoniste H3 nous était suggéré par la découverte de l'effet inverse, hallucinogène, de plusieurs agonistes H3 que nous décrirons plus loin.

L'étude sera pratiquée sur une centaine de patients, principalement dans un centre spécialisé de Lille, et l'efficacité évaluée sur un (trop) grand nombre de tests psychométriques, la somnolence diurne et les hallucinations. Malheureusement, une grande variabilité entre sujets sera observée qui ne permettra aucune conclusion valable et nous abandonnerons le sujet, d'autant plus facilement que des concurrents publient des échecs de leurs antagonistes H3 dans le traitement de la maladie d'Alzheimer. En effet, trois études contre placebo, pratiquées sur un total de plus de quatre cents patients atteints de maladie d'Alzheimer, traités par des antagonistes H3 concurrents (Abbott ou Johnson & Johnson), ne montreront aucune amélioration significative des symptômes.

En dépit d'essais de traitements par diverses classes de médicaments, les problèmes majeurs posés par ces terrifiantes affections dégénératives du cerveau restent non résolus.

Une autre indication potentielle des antagonistes H3, la prévention de l'obésité, est suggérée par l'analogie avec d'autres molécules éveillantes que sont les « coupe-faim » amphétaminiques. Un groupe japonais avait réuni, au cours de plusieurs années, un certain nombre d'observations sur le contrôle de la prise alimentaire du chien, suggérant que l'histamine cérébrale a un rôle anorexigène.

C'est donc tout naturellement que Stéphane Krief, dans notre centre de Rennes, a surveillé la prise alimentaire et la prise de poids de rongeurs traités de manière chronique par pitolisant... sans pouvoir, toutefois, mettre en évidence un effet net. De plus, la prise de poids ayant été systématiquement surveillée au cours de nos essais de pitolisant dans diverses pathologies, sans qu'aucun signal apparaisse, nous avons acquis la conviction qu'un essai dans le contrôle de la prise alimentaire ne s'imposait pas.

Ainsi une longue suite de résultats négatifs va être obtenue dans diverses pathologies avec divers antagonistes H3, pitolisant ou ceux, plus ou moins chimiquement différents, de laboratoires concurrents.

Il est vrai que la majorité des grandes sociétés pharmaceutiques, les Big Pharma (Merck SD, Johnson & Johnson, Pfizer, Abbott, Sanofi, Servier...) ainsi que plusieurs autres, moins importantes, ont, à notre suite, activement mis au point puis développé leurs propres antagonistes H3. Cette compétition par des « bien plus gros que nous », avouons-le, nous angoisse quelque peu. Avant cela, pendant de nombreuses années, avec nos collègues chimistes berlinois et londoniens, nous avons travaillé tranquillement, avec pour seuls compétiteurs des laboratoires universitaires de taille voisine de la nôtre. La situation a changé à partir du moment où nous avons publié, une obligation pour tout universitaire (*publish or perish*...), nos premiers résultats montrant l'efficacité de nos molécules dans l'éveil et la cognition. Elle a aussi changé lorsque la publication de nos brevets a révélé les structures chimiques d'une variété de composés actifs, en faisant d'eux des modèles dont se sont inspirés les chimistes. La situation a, plus encore peut-être, changé lorsque des techniques performantes, permettant le tri simultané d'un grand nombre de molécules sur des récepteurs recombinants, sont devenues disponibles. Pendant la première phase de notre projet, nous évaluons l'efficacité biologique des molécules synthétisées par le test complexe qui est à l'origine de notre découverte du récepteur H3 : la mesure de la libération d'histamine radioactive néosynthétisée par des neurones cérébraux. Lorsque le gène du récepteur H3 est cloné il devient aisé de produire et stocker de grandes quantités de membranes cellulaires exprimant ce récepteur. L'affinité des molécules est alors déterminée très simplement, notamment par compétition avec une sonde radioactive comme celle que nous avions créée dès 1987 et décrite dans notre article de *Nature*. C'est une technique suffisamment simple pour être mise en œuvre à l'aide d'un robot qui traite simultanément des centaines d'échantillons.

Nous voyons alors apparaître dans les brevets d'invention de nos concurrents un grand nombre de molécules nouvelles. Visiblement, elles appartiennent à deux catégories différentes. Les premières sont clairement dérivées des nôtres, avec des modifications chimiques mineures qui ont suffi pour contourner nos brevets. Les secondes en diffèrent notablement et sont, vraisemblablement, le résultat d'un large tri « tous azimuts » parmi les larges chimiothèques de composés préparés, au cours des années, par les Big Pharma pour d'autres usages. Cela permet d'identifier des structures inattendues présentant un début d'affinité pour le récepteur H3 (des *leads* ou têtes de série) qu'il convient alors de modifier progressivement pour optimiser l'interaction avec cette cible.

Ces différentes approches ont donné naissance à des milliers de molécules dont environ une demi-douzaine a connu un début de développement clinique. Les indications choisies ont, en général, été celles qui étaient susceptibles de conduire à un médicament *blockbuster*, c'est-à-dire susceptibles de générer des chiffres d'affaires dépassant le milliard de dollars. Les résultats cliniques obtenus ne vont pas laisser penser qu'un tel but puisse être atteint. De sorte que, l'une après l'autre, toutes ces sociétés « jettent l'éponge », et arrêtent le développement de leur produit H3.

Quant à nous, nous ne nous décourageons pas pour autant et nous focalisons sur des affections dans lesquelles la somnolence diurne est un symptôme invalidant majeur chez les patients : narcolepsie, apnée du sommeil et maladie de Parkinson.

… au Wakix®, premier éveillant non amphétaminique : de la narcolepsie à l'apnée du sommeil

Jean-Charles Schwartz
et Jeanne-Marie Lecomte

Pour entrer dans cette nouvelle aventure, qui va aboutir à la mise sur le marché de notre médicament, nous avons la chance d'être encouragés et aidés par un groupe de jeunes médecins français spécialistes des troubles du sommeil, une discipline médicale relativement nouvelle.

Isabelle Arnulf est une jeune femme très dynamique, que nous présente son « patron » Yves Agid. Yves est le chef de l'important et renommé service de neurologie de l'hôpital de la Salpêtrière. Nous avons avec Yves de scientifiques et très amicales relations depuis de nombreuses années. Isabelle a créé à la Salpêtrière un « laboratoire du sommeil », devenu un centre de référence national, et a acquis une réputation internationale en « somnologie ». Elle soigne un très grand nombre de patients d'Île-de-France atteints notamment de narcolepsie, d'hypersomnie idiopathique, d'apnée du sommeil ou des troubles du sommeil de la maladie de Parkinson.

Patrick Lévy et son élève et successeur Jean-Louis Pépin sont des pneumologues, spécialistes mondiaux de l'apnée du sommeil. Professeurs à l'université de Grenoble, ils y ont créé le premier laboratoire du sommeil. C'est d'abord Patrick, un homme chaleureux et enthousiaste dont le nom avait été remarqué par Jeanne-Marie dans un article, qui vient nous rencontrer à Paris. Il nous encourage fortement à essayer pitolisant dans le traitement de la somnolence diurne de patients atteints d'apnée du sommeil. Devenant président de son université, il va bientôt être remplacé par Jean-Louis chez qui nous retrouvons la même grande compétence dans cette pathologie, le même enthousiasme et la même appétence pour l'innovation thérapeutique. Il nous aidera amicalement et précieusement tout au long de cette aventure.

Yves Dauvilliers est professeur à la faculté de médecine de Montpellier. Comme Isabelle Arnulf il dirige un centre de référence reconnu dans la narcolepsie, lequel prend en charge la majorité des patients du sud de la France. C'est un clinicien très dynamique, reconnu internationalement, engagé dans de multiples essais cliniques de médicaments. Avec Isabelle, il nous aidera dans tous nos essais dans la narcolepsie.

Ce groupe de cliniciens, qui, sur plus d'une décennie, nous accompagneront amicalement dans le développement de pitolisant, a en commun plusieurs caractéristiques. Spécialistes mondiaux des troubles du sommeil, ce sont des médecins de la jeune génération française, bénéficiant d'une bonne culture scientifique générale et pratiquant dans le cadre d'unités Inserm une recherche clinique moderne dont ils maîtrisent les règles. Ils manifestent tous un grand appétit pour l'innovation.

Ils vont trouver avec nous l'occasion, assez rare en France, de travailler sur une classe de médicaments originale, étant le plus souvent engagés dans des développements de médicaments dont les phases initiales se sont déroulées dans les pays anglo-saxons. De plus, en collaborant avec nous, ils vont trouver une jeune société ayant, comme eux, l'appétit pour l'innovation, la satisfaction que procure le défrichage d'un terrain inconnu.

Nous allons avoir, pendant plusieurs années, la chance d'avoir comme cheville ouvrière de cette collaboration Évelyne de Paillette. Évelyne est un médecin « de la vieille génération » que Jeanne-Marie a côtoyée alors que, toutes deux, dirigeaient des essais cliniques, notamment en psychiatrie, pour le compte des sociétés Beaufour et Janssen, respectivement. Évelyne nous rejoint en 1997, lorsqu'elle prend sa retraite chez Beaufour, et va prendre en charge avec Jeanne-Marie nombre d'essais cliniques sur Tiorfan® et pitolisant.

C'est une petite, très frêle, très élégante « femme du monde » (elle fréquente assidûment le polo et Deauville) qui, au défi de son âge (qu'elle refuse d'avouer), déborde d'activités diverses, tant professionnelles que mondaines ou familiales. Sa longue carrière dans l'industrie pharmaceutique lui a permis de réunir un abondant carnet d'adresses qu'elle va mettre à notre disposition. Elle est adorée par les médecins qu'elle recrute pour nos essais cliniques et nous surprend agréablement par sa vivacité à mettre en place sans délai un essai dont la décision vient d'être prise.

Au cours de la préparation de ces essais, elle fait la connaissance d'un statisticien, méthodologiste des essais cliniques, connu, Philippe Lehert. Elle nous le présente et la sympathie et la confiance nous gagnent immédiatement, de telle manière que nous allons nous l'attacher pour longtemps. Philippe est un grand voyageur puisqu'il vit en France mais professe aux universités de Louvain en Belgique et Melbourne en Australie. Outre ses activités d'enseignement, il est un expert reconnu auprès de l'Organisation mondiale de la santé (OMS) et il conseille régulièrement plusieurs sociétés pharmaceutiques pour leurs essais cliniques. Cet homme mince, élégant et très sportif nous frappe d'emblée par sa vivacité d'esprit, ses connaissances étendues et, qualité rare parmi les statisticiens, son absence de psychorigidité.

Philippe va nous apporter une aide considérable dans la conception, la réalisation, l'analyse et donc la réussite des essais cliniques, et une amitié confiante va s'établir durablement entre nous.

Une première étude de pitolisant, purement exploratoire, est pratiquée chez des patients atteints de la maladie de Parkinson. Certes, ces patients souffrent principalement de troubles moteurs handicapants tels que tremblements, lenteur des mouvements et raideur musculaire. Néanmoins, également handicapants sont, chez un grand nombre d'entre eux, des déficits cognitifs marqués par la somnolence diurne et la fatigue. Deux éléments nous ont orientés vers le traitement de ces déficits handicapants.

Le docteur Jian-Sheng Lin, dans le laboratoire de Michel Jouvet, avait mis au point un modèle animal de la maladie de Parkinson chez le chat traité par le MPTP, une neurotoxine détruisant plus ou moins sélectivement les neurones dopaminergiques, reproduisant ainsi la dégénérescence dopaminergique, à l'origine de cette maladie. Ces animaux présentent non seulement les mêmes déficits moteurs que les patients parkinsoniens, mais aussi le même déficit de vigilance et Lin avait montré que celui-ci est fortement amélioré par notre pitolisant.

Par ailleurs, au début des années 1980, ayant dosé l'histidine décarboxylase, enzyme de synthèse de l'histamine, dans le cerveau de patients parkinsoniens *post mortem*, nous avions conclu, avec Yves Agid et son épouse France, que, contrairement aux neurones dopaminergiques, les neurones histaminergiques demeurent intacts chez ces malades. Ainsi leur activation par pitolisant représentait une approche raisonnable pour améliorer la vigilance dans cette pathologie où somnolence diurne et fatigue sont des symptômes très invalidants.

Un premier essai sur un petit nombre de malades semble confirmer ces espoirs, et même une dose modérée de 20 mg semble suffisante.

Isabelle Arnulf, qui a été responsable de l'essai, nous raconte même le cas d'un de ses malades, un pompier que les handicaps moteurs et cognitifs de sa maladie conduisaient à arrêter sa dangereuse activité professionnelle et qui, suffisamment amélioré, a pu reprendre ses activités. Nous verrons, toutefois, qu'« une hirondelle ne fait pas le printemps »...

En toute confiance, nous décidons alors d'accélérer le développement du médicament dans cette indication, celle de la somnolence des parkinsoniens, pour laquelle il n'existe aucun traitement reconnu. D'emblée, nous démarrons donc deux larges études sur deux cents patients, chacune, dans plusieurs pays européens. Elles devraient suffire pour obtenir une autorisation de mise sur le marché... si elles sont positives.

Mais le résultat se révèle entièrement négatif. Philippe Lehert, cet enfant de la Belgique, qui examine en expert statisticien toutes les données obtenues, nous rend son verdict : « Tout est aussi plat que le plat pays qui est le mien », paraphrasant ainsi son compatriote le chanteur Jacques Brel.

La dose choisie était-elle insuffisante ? Ou bien ces patients, souvent âgés, déjà traités par plusieurs médicaments, sont-ils réfractaires à tout éveillant, ce que pourrait suggérer un échec similaire obtenu précédemment avec le modafinil ? Quoi qu'il en soit nous abandonnons avec regrets... pour nous consacrer à d'autres types d'affections pour lesquelles les patients souffrent également de somnolence diurne.

De toute évidence, dans ce cadre, nous ne pouvions que nous intéresser à la narcolepsie, dont la somnolence diurne est un des symptômes principaux.

La narcolepsie est une affection rare (environ cinq patients pour cent mille personnes), décrite pour la première fois en 1880 par le psychiatre français Jean-Baptiste Gélineau comme « une névrose rare ou du moins peu connue jusqu'à ce jour, caractérisée par un besoin de dormir impérieux, subit et de courte durée, se reproduisant à des intervalles plus ou moins rapprochés ». Outre ces « attaques de sommeil », et dès cette date, il décrit également le deuxième et très caractéristique symptôme de la maladie : la survenue d'épisodes de cataplexie chez une fraction des patients. Il s'agit d'une perte soudaine du tonus musculaire intéressant l'ensemble du corps, ce qui provoque la chute du sujet, ou bien seulement des territoires limités, comme les muscles du visage, par exemple. De manière assez surprenante, ces épisodes de cataplexie sont déclenchés par une émotion heureuse, un accès de rire, par exemple. Les patients présentent aussi une variété d'autres symptômes moins fréquents : hallucinations, fatigue excessive, paralysies transitoires au cours du sommeil.

Le diagnostic le plus pointu de l'affection est réalisé par une polysomnographie, un examen au cours duquel le patient est hospitalisé pour une nuit entière dans un laboratoire du sommeil pour enregistrer ses électroencéphalogrammes et électromyogrammes. L'anomalie la plus caractéristique de la maladie est la survenue d'épisodes de sommeil paradoxal (*REM sleep*, sommeil à mouvements oculaires rapides) très tôt dans la nuit, alors que, chez le sujet normal, ceux-ci ne surviennent qu'après une longue période de sommeil lent profond. Un diagnostic est également couramment obtenu en maintenant le sujet dans un environnement calme et faiblement éclairé dans lequel le sujet atteint de narcolepsie va s'endormir en quelques minutes et montrer un épisode de sommeil paradoxal précoce.

Les symptômes très particuliers de la maladie ont, depuis longtemps, suscité la curiosité mais ce n'est que depuis peu de temps que l'origine en a été, au moins en partie, élucidée. Il paraît s'agir, dans de nombreux cas, d'une maladie auto-immune d'origine génétique ou accidentelle : une épidémie est survenue en Europe à la suite de l'utilisation chez l'enfant d'un vaccin antigrippe, maintenant retiré d'usage, dont le défaut est resté mal identifié. En outre, chez les narcoleptiques présentant de la cataplexie, l'origine a été clairement identifiée : il s'agit de la perte plus ou moins complète d'une catégorie de neurones, les neurones produisant des peptides excitateurs, les orexines.

Ce sont deux groupes de chercheurs américains, ceux des docteurs Luis De Lecea et Masashi Yanagisawa, qui, au même moment, en 1998, et par des approches différentes, ont découvert l'existence et la structure des orexines. Mais la très remarquable découverte du rôle de l'orexine dans le contrôle du sommeil et celle du rôle clé de son absence dans l'origine de la narcolepsie sont attribuables à Emmanuel Mignot, à l'issue d'un patient travail de plus de dix années. Emmanuel, un homme souriant, au regard direct, à la chevelure embroussaillée, passionné par son travail, a fait ses études de médecine et à l'École normale supérieure en France avant d'émigrer aux États-Unis à l'Université Stanford, la Mecque des affections du sommeil. Il travaille sur une colonie de chiens de race doberman ou labrador, dont il élève même l'un d'entre eux à son domicile. Ces animaux présentent des manifestations très analogues aux crises de cataplexie des narcoleptiques et, par des études de croisement, il se lance courageusement mais infructueusement dans l'identification du gène qui en est à l'origine. En 1999, peu de temps après la découverte des orexines, il montre que ses chiens présentent une mutation dans le gène d'un des récepteurs de ces neuropeptides. Puis il découvre que le taux de ces neuropeptides est fortement abaissé, voire indétectable, dans le liquide céphalorachidien des patients narcoleptiques : le rôle clé des orexines dans les états de vigilance et dans la narcolepsie est ainsi clairement démontré. Il va être confirmé lorsqu'on constate que la délétion du gène des orexines chez la souris induit chez celle-ci des symptômes reproduisant ceux de la narcolepsie chez l'homme, et cette souris transformée va devenir un modèle commode pour l'étude des nouveaux traitements de la maladie.

Ce brillant scientifique vient d'être récompensé par l'attribution du Breakthrough Prize in Life Sciences 2023.

Ces neurones orexinergiques, en petit nombre, sont regroupés dans un noyau de l'hypothalamus. À partir de celui-ci ils projettent directement *via* de longs axones et jouent un rôle excitateur sur le cortex cérébral directement ou, indirectement, *via* des projections sur tous les systèmes neuronaux impliqués dans le contrôle de l'éveil : noradrénergiques, dopaminergiques, sérotoninergiques ou… histaminergiques. Cette organisation suggère que ces quelques centaines de neurones à orexine jouent un rôle de « chef d'orchestre » dans la symphonie complexe que jouent ces systèmes de neurones dans les divers états de sommeil et d'éveil.

La carence, voire l'absence d'orexine chez le sujet narcoleptique ne devrait-elle pas avoir pour effet une carence dans l'activité des systèmes de neurones, tels que les neurones histaminergiques, que stimulent les orexines chez le sujet normal ?

C'est cette hypothèse que vérifient Emmanuel Mignot et ses collaborateurs en dosant l'histamine dans le liquide céphalorachidien d'une cohorte de patients narcoleptiques. Comme on pouvait éventuellement s'y attendre, ils en décèlent des taux significativement abaissés par rapport à ceux d'une cohorte de sujets témoins. Ce résultat nous conforte dans l'idée que l'activation des neurones histaminergiques par pitolisant devrait trouver là toute sa justification en compensant le déficit suggéré.

Toutefois, nous savons que le dosage de l'histamine dans le liquide céphalorachidien, où ses taux sont extrêmement bas, n'est pas un processus techniquement anodin. Emmanuel et ses collègues ont utilisé une technique fluorimétrique développée par un groupe japonais pour un autre usage et ils ont omis de la valider, c'est-à-dire de vérifier si elle pouvait s'appliquer telle quelle au liquide céphalorachidien.

De notre côté, avec Philippe Robert et un de ses jeunes collaborateurs, Mikaël Croyal, nous avions développé une technique beaucoup plus sensible et spécifique et l'avions très soigneusement validée pour le liquide céphalorachidien. Elle est fondée sur la spectrométrie de masse, utilisant le nouvel instrument acheté dans une vente aux enchères, et permet de doser simultanément histamine et téléméthylhistamine, principal métabolite de l'histamine.

Par ailleurs, Yves Dauvilliers a constitué une collection de liquides céphalorachidiens de sujets narcoleptiques sur laquelle il a vérifié que les taux d'orexine sont significativement réduits. Il nous la confie et nous constatons que ni les taux d'histamine ni ceux de son métabolite principal ne diffèrent de ceux d'une cohorte témoin.

Ce résultat est surprenant mais nous sommes sûrs de sa validité tant nous avons mis de soins au développement de la technique employée. Ce n'est que plusieurs années plus tard, en 2013, que le dilemme est clarifié, lorsque deux groupes américains découvrent que le nombre des neurones histaminergiques, quantifié *post mortem* dans le noyau tubéromamillaire, est accru chez des sujets narcoleptiques. Il s'agit là vraisemblablement d'un processus réactif qui tend à compenser la baisse d'activation de ces neurones par les orexines par un accroissement de leur nombre.

Au total les neurones histaminergiques ne semblent donc pas affectés par le processus de dégénérescence qui affecte les neurones orexinergiques et il apparaît que leur stimulation par un antagoniste H3 comme le pitolisant devrait permettre de rétablir la vigilance compromise chez les patients narcoleptiques.

Ce qui va nous conforter dans cet espoir, c'est une étude faite en collaboration avec Jian-Sheng Lin dans son laboratoire lyonnais sur des souris génétiquement privées du gène de l'orexine (souris orexine – /–), un modèle animal très fiable de la narcolepsie. En effet l'administration de pitolisant permet de ramener à la normale leur niveau d'éveil, comme le montre l'analyse de leurs électroencéphalogrammes.

Qui plus est, un signe électroencéphalographique des attaques de cataplexie, l'intrusion d'épisodes de sommeil paradoxal avec relâchement musculaire au début de l'endormissement, est fortement réduit par pitolisant. Plus tard nous reprendrons ces études sur les souris orexine – /– dans notre centre de recherche. Pour confirmer cet effet anticataplectique de pitolisant nous provoquons des attaques de cataplexie en mettant à la disposition de ces souris du chocolat, une nourriture qu'elles adorent et qui, apparemment, induit chez elles une forte émotion lorsqu'elles l'approchent. L'enregistrement de leurs mouvements nous permet de mettre en évidence des épisodes brusques d'immobilisation, correspondant aux attaques de cataplexie, et leur suppression totale par pitolisant.

Si l'effet éveillant du produit était attendu, l'effet anticataplectique ne l'était nullement et ne s'explique pas aisément. En effet les deux effets apparaissent indépendants : les médicaments éveillants utilisés jusqu'alors en narcolepsie, comme les amphétaminiques ou le modafinil, sont à peu près inactifs sur les attaques de cataplexie de la souris modèle... ou des patients narcoleptiques. Ce n'est que quelques années plus tard qu'un voile a été levé sur cette activité de pitolisant dans la cataplexie, lorsque les mécanismes neurobiologiques ont commencé à être mieux connus. Le rôle clé d'une structure cérébrale dans ce processus mystérieux est apparu. Il s'agit de l'amygdale, partie du système limbique, dont, par ailleurs, nous avions montré dès 1977, en collaboration avec Yehezkel Ben-Ari, qu'elle recevait une innervation histaminergique massive. Récemment Bioprojet a subventionné une thèse dans un laboratoire très spécialisé dans l'étude des mécanismes de la cataplexie, celui de Christelle Peyron à Lyon. Au cours de cette étude il a été montré qu'une libération d'histamine induite sélectivement dans cette structure diminuait significativement les cataplexies de la souris « narcoleptique ». L'efficacité de Wakix® dans la cataplexie résulte vraisemblablement, en grande partie, de ce mécanisme.

Cette propriété inattendue sera, par la suite, vérifiée en clinique. Cependant, dans un premier temps, pour une « preuve de concept », un protocole très simple, qui n'explore pas la cataplexie, est mis en œuvre dans une série de centres du sommeil français, principalement ceux d'Yves Dauvilliers à Montpellier et d'Isabelle Arnulf à Paris. Il consiste à traiter un groupe de vingt-deux patients, narcoleptiques présentant une somnolence diurne marquée, pendant une semaine, successivement par placebo et par pitolisant 40 mg et à mesurer le seul effet éveillant en utilisant une échelle de vigilance validée, l'échelle d'Epworth. Celle-ci consiste en une série de questions du type : « Quelles sont vos chances de vous endormir dans des circonstances telles que pendant que vous regardez la télévision, ou après un déjeuner non arrosé, etc. ? » Les réponses sont chiffrées et leur addition donne un score final, lequel est déterminé avant et après traitement. Le résultat obtenu est très clair : pitolisant diminue le score d'Epworth de manière très marquée, significativement par rapport au placebo. Certains de ces patients voient même leur score parfaitement « normalisé ».

Ainsi ce premier essai de phase 2, en « simple aveugle » (les cliniciens mais pas les patients connaissaient la nature des traitements), constitue une « preuve de concept » réussie. Elle va nous encourager à tenter de confirmer cet effet éveillant dans trois études plus importantes par le nombre de patients traités, la durée des traitements et leur conduite en « double aveugle », toutes conditions requises par les autorités de santé pour autoriser une mise sur le marché du médicament. Ce sont, cette fois, des études de phase 3 désignées par les acronymes HARMONY I, II et III. L'acronyme, qui correspond à

Histamine Antagonist Remedy Of NarcolepsY, va avoir tellement de succès qu'il va être retenu pour nommer la nouvelle compagnie, Harmony Biosciences, qui va commercialiser Wakix® aux États-Unis.

La première de ces études, coordonnée par le professeur Claudio Bassetti, président de la Société européenne de recherche sur le sommeil, est menée essentiellement en France et en Europe de l'Ouest. Cette étude d'envergure, comportant plus de cent patients, compare les effets du pitolisant à ceux d'un placebo et ceux du modafinil, substance de référence, autorisée dans cette unique indication. Elle a comme critère principal d'efficacité l'échelle de somnolence d'Epworth. Nous avons, néanmoins, pris la précaution de demander aux patients de recueillir journellement le nombre de leurs crises de cataplexie pendant les deux mois que dure le traitement. Non seulement l'étude nous confirme que pitolisant est un éveillant puissant, comme le modafinil, mais elle montre aussi que, sous le traitement, les patients ont enregistré une baisse très significative du nombre de leurs attaques de cataplexie, effet dont est dépourvu le modafinil.

Dès lors, il nous reste à vérifier, plus solidement, ce pouvoir anticataplectique de pitolisant dans une nouvelle étude contrôlée de phase 3 dans laquelle ne seront inclus que des sujets présentant au moins trois attaques de cataplexie par semaine. Elle sera menée en grande partie dans les pays de l'est de l'Europe (Hongrie, Pologne, Russie, etc.). Le recrutement des patients y est beaucoup plus aisé qu'à l'ouest où ceux-ci sont déjà souvent traités et répugnent à prendre le risque d'abandonner leur traitement et de recevoir du placebo. Dans cette étude, nous allons constater une diminution de 75 % de la fréquence des attaques pendant les deux mois de traitement. C'est un très beau résultat, voisin de celui des meilleurs anticataplectiques actuellement autorisés.

Nous allons publier dans la prestigieuse revue *The Lancet* les résultats de ces deux études, très positives et techniquement irréprochables, montrant, pour la première fois, l'utilité thérapeutique d'une nouvelle classe de médicaments, les antagonistes du récepteur H3 de l'histamine. Ce qui renforce notre fierté de petite société dans cette étape, c'est que nous avons réussi en dépit de la concurrence inquiétante de toutes les Big Pharma.

Une troisième étude de phase 3, en ouvert et sans placebo cette fois, chez des sujets traités pendant une année nous confirmera largement les effets éveillants et anticataplectiques du pitolisant. Elle nous révélera, en outre, que le produit réduit aussi plusieurs autres symptômes de la maladie : les hallucinations (parfois très effrayantes, survenant au moment de l'éveil ou de l'endormissement), les paralysies du sommeil (des pertes de motricité conscientes de très courte durée ressemblant à des attaques de cataplexie mais survenant en début ou fin d'un épisode de sommeil).

Ayant accompli avec succès ces diverses études, pratiquées cependant sur un nombre relativement modeste de patients (une à deux centaines chacune, mais il s'agit d'une maladie rare) nous avons acquis les conditions pour présenter notre dossier d'AMM (Autorisation de mise sur le marché) à l'Agence européenne du médicament (EMA). C'est devenu un processus complexe très encadré et… assez ennuyeux. Il consiste à établir des rapports volumineux et très formatés, rédigés en anglais (Union européenne oblige !) sur tous les travaux précliniques et cliniques qui ont été menés sur le médicament depuis sa naissance et tout au long de sa vie. Cette tâche va mobiliser tous les scientifiques et cliniciens de Bioprojet, auxquels s'adjoignent des spécialistes du domaine réglementaire, internes ou consultés à l'extérieur.

Nos rapports vont être disséqués par les experts de chaque discipline appartenant aux agences du médicament de deux « pays rapporteurs », la France et la Suède dans notre cas. Puis leurs évaluations vont être soumises aux experts des agences du médicament de tous les pays membres de l'Union européenne... qui vont y ajouter leur « grain de sel ». L'ensemble nous est retourné sous forme de plusieurs centaines de questions auxquelles il va nous revenir de répondre sous forme de documents parfois très volumineux, voire d'études complémentaires que nous devons nous engager à réaliser dans un temps raisonnable.

Cela n'est que le premier round du combat car nos réponses vont, pour certaines d'entre elles, susciter une nouvelle série de questions, auxquelles nous répondrons, etc.

Ayant contesté certaines des conclusions de ces divers experts que nous jugeons injustifiées, des réunions « face à face », dites de conciliation, sont organisées. Avec Jeanne-Marie, nous usons de tout notre pouvoir de conviction pour tenter de contrer, avec un certain succès, certains des arguments qui nous sont opposés.

Ce lourd processus, s'étalant sur plusieurs mois, est largement destiné à assurer l'indépendance de chacune des nations européennes, dont chacune peut encore refuser le nouveau médicament sur son territoire. Assure-t-il une meilleure évaluation de l'efficacité et de la sécurité d'un nouveau médicament ? On peut en douter.

Quoi qu'il en soit nous finissons par obtenir satisfaction et l'AMM européenne est accordée en 2016 à Wakix®, le nom commercial très évocateur que nous avons choisi pour pitolisant.

Ce succès est un succès d'équipe auquel ont contribué activement presque tous nos collaborateurs de Rennes et de Paris. Les objections les plus nombreuses qu'il a fallu lever ont concerné les méthodologies pharmaceutique et clinique. Pour les premières c'est le savoir-faire de Jean-Stéphane Julien, un pharmacien galéniste calme et réfléchi, ayant une belle expérience industrielle et qui nous a accompagnés depuis le début du développement, qui va avoir raison des expertises européennes critiques. Pour la méthodologie clinique, c'est l'habileté et l'agilité d'esprit de Philippe Lehert ainsi que sa grande habitude des agences du médicament qui vont convaincre les experts.

Avec Wakix®, nous mettons à la disposition des malades atteints de narcolepsie un traitement qui, par un mécanisme innovant, sans véritablement s'attaquer à la cause de la maladie, va toutefois en atténuer fortement toutes les principales manifestations. Il est très bien toléré, beaucoup mieux que les traitements précédents qui, tous, à des degrés divers, présentent des risques cardio-vasculaires et de pharmacodépendance dont Wakix® est, quant à lui, dépourvu. Wakix® est, en outre, d'un emploi très facile puisque la prise d'un seul comprimé par jour (le matin pour éviter les insomnies nocturnes) suffit. Toutes ces qualités devraient contribuer à soulager dans leur quotidien les patients souffrant de narcolepsie.

Comment allons-nous diffuser ce médicament ?

Bioprojet s'étend en Europe, Wakix® traverse l'Atlantique

Jean-Charles Schwartz
et Jeanne-Marie Lecomte

La narcolepsie est une maladie rare, dite « orpheline », dont les traitements sont réservés à un petit nombre de médecins prescripteurs spécialisés, souvent regroupés dans quelques centres du sommeil. Cette particularité va nous permettre d'assurer la promotion de Wakix® auprès des prescripteurs avec un personnel commercial en nombre réduit. En outre, cela va offrir à Bioprojet une occasion de s'étendre en Europe.

En France, nous employons déjà une douzaine d'assistants de recherche médicale hospitalière répartis sur l'ensemble du pays, qui vont être chargés de promouvoir Wakix®, en même temps que deux autres médicaments que nous avons obtenus en licence. Le premier est le Remodulin®, une prostaglandine à longue durée d'action utilisée dans le traitement de l'hypertension artérielle pulmonaire, affection gravissime, largement conséquente à la prise de médicaments anti-obésité.

Le second est Anapen®, un auto-injecteur d'adrénaline original destiné au traitement d'urgence du choc anaphylactique, potentiellement mortel. Il est devenu le premier en France et devrait être introduit aux États-Unis. En effet un sénateur américain, inquiet de la situation monopolistique de l'équivalent américain, contacta Jeanne-Marie au téléphone pour nous encourager à introduire Anapen® dans son pays. Nous en avons perfectionné le fonctionnement et, récemment, découvert le moyen d'en améliorer l'efficacité.

La diffusion de Wakix® dans notre pays va être facilitée par la connaissance qu'en ont déjà plusieurs médecins ayant participé aux essais cliniques. En particulier Isabelle Arnulf est une partisane convaincue de Wakix® et son centre de la Salpêtrière traite une large partie des patients narcoleptiques de l'Île-de-France et même au-delà.

En Italie, c'est notre force de vente d'une vingtaine de visiteurs médicaux, constituée, il y a déjà une vingtaine d'années, pour la promotion de Tiorfan®, qui va diffuser Wakix® auprès des prescripteurs italiens. Le principal d'entre eux est le professeur Giuseppe Plazzi, un homme chaleureux et très sympathique, un spécialiste reconnu de la narcolepsie enfantine dont le centre qu'il dirige à Bologne draine une grande partie des patients italiens. Giuseppe est un chaud partisan de Wakix® et il va coordonner une étude du produit chez les enfants de plusieurs pays européens. Avec l'arrivée de Wakix®, Bioprojet Italia va bénéficier de l'arrivée à sa tête de Simone Viti, un homme très dynamique, et l'entreprise va devenir largement bénéficiaire.

Pour créer les autres filiales européennes de Bioprojet nous avons fait appel à François-Xavier Capelo. De nationalité française, il habite la Suisse et parle couramment l'anglais, l'italien et l'allemand. Vétérinaire de formation, il a acquis, au moment où il rejoint Bioprojet, une solide expérience de l'industrie pharmaceutique européenne. Il aura à cœur de compléter sa formation en neurologie, plus particulièrement dans les maladies du sommeil, en participant à des cours donnés à l'occasion de congrès.

Les tâches principales auxquelles François-Xavier va s'atteler avec efficacité, car c'est un travailleur acharné et très organisé, vont consister, dans chaque pays, à choisir un directeur de filiale et à assurer auprès de chaque autorité de santé les formalités d'approbation et de remboursement. En effet l'intégration européenne est loin d'être réalisée dans le domaine du médicament et chaque pays conserve jalousement son droit de décider des formalités (toujours lentes et complexes) et du tarif de remboursement. Celui-ci présente des disparités telles que des entreprises intermédiaires vont réaliser des bénéfices indus en achetant le médicament dans les pays les moins généreux en termes de tarif de remboursement (la France) pour revendre dans les plus généreux... aux dépens des entreprises créatrices des médicaments, comme Bioprojet.

Pour le choix de chacun des directeurs de filiale, François-Xavier va faire une première sélection et nous présenter deux ou trois candidats, qu'avec Jeanne-Marie et Jean-Guillaume (son fils devenu directeur général de la société) nous allons auditionner.

Pour l'Allemagne notre choix se porte sur André Toussaint, un pharmacien organisé mais un peu rigide, ayant déjà dirigé une petite société pharmaceutique. Il crée la société à Berlin, effectue les formalités d'enregistrement/remboursement et, à son tour, il choisit quatre représentants pour couvrir l'ensemble du pays.

Pour le Royaume-Uni, c'est une jeune femme très motivée et dynamique, Carol Griffiths, qui va jouer le même rôle avec, toutefois, beaucoup plus de difficultés : au lieu d'un remboursement national elle aura à effectuer des démarches locales et les tarifs ne sont pas ceux de l'Allemagne. En dépit de ces difficultés, aidée par trois représentants, Carol, par son énergie, son entregent auprès des cliniciens locaux, va rencontrer un succès commercial honorable.

Aux Pays-Bas et en Belgique, Gaspar Van Roessel, un homme tranquille mais très appliqué et énergique, va, presque à lui seul, rencontrer, en proportion, le meilleur succès de nos jeunes filiales européennes.

En Espagne, Luis Barrio, un homme jovial, à l'aspect de « bon vivant », francophone parfait, va s'atteler à la même tâche en constituant très progressivement son équipe mais les difficultés inhérentes à l'administration de son pays vont y retarder les débuts commerciaux de Wakix®.

Quoi qu'il en soit, en deux années, Bioprojet a constitué son réseau de filiales européennes dont les budgets sont équilibrés dès la deuxième année. La formation des responsables et des délégués médicaux est assurée par Christian Caussé, un médecin jusque-là spécialisé en cardio-respiratoire mais qui s'est rapidement formé en médecine du sommeil. Une de ses grandes qualités réside dans la facilité qu'il a de s'attacher les KOL (*Key Opinion Leaders*). En jargon de l'industrie pharmaceutique, ce sont les spécialistes internationaux de la discipline, les *prima donna* des congrès médicaux qui parlent et publient beaucoup. Dans le cas d'un médicament *first-in-class* comme Wakix®, leur rôle est primordial : ils assurent la diffusion au reste de la communauté médicale de leur connaissance du nouveau venu, ses propriétés et les éventuelles précautions à prendre lors de son utilisation. Christian va réunir périodiquement un certain nombre de ces KOL en un groupe d'experts pour les informer des avancées, nouveaux travaux sur notre produit et, en revanche, recevoir d'eux des suggestions quant à de nouvelles études à entreprendre ou de mesures à prendre pour mieux diffuser l'information.

Progressivement, mais assez rapidement, par son activité sur les principaux symptômes de la narcolepsie, et sa bonne tolérance, Wakix® va trouver sa place en Europe dans le traitement de la maladie. Nous ne regretterons donc pas d'avoir pris le risque de créer ces filiales européennes qui ont pour vocation de constituer, à partir d'un noyau modeste, une base pour accueillir Tiorfan®, Anapen® et, dans l'avenir, tout nouveau produit.

Pour le reste du monde, il n'est pas question d'opérer la diffusion de la même manière, par la création de nouvelles filiales. Nous décidons donc de rechercher activement des licenciés pour exploiter Wakix® hors de l'Europe et c'est plus particulièrement Jean-Guillaume Lecomte, le fils de Jeanne-Marie, qui s'en charge.

Jean-Guillaume, un bel homme d'un mètre quatre-vingt-dix (que sa mère présente donc humoristiquement comme « son petit dernier »), possède une solide formation dans ce domaine, qu'il a acquise à HEC et par un parcours réussi de plusieurs années à la Sanofi. Il nous a rejoints en 2005 et va prendre progressivement une responsabilité de plus en plus grande dans Bioprojet jusqu'à en devenir le directeur général. À ce titre, il est appelé à nous succéder complètement, ce qui nous « relègue » au titre très honorifique de « cofondateurs » que nous accordent généreusement nos collaborateurs. Il se consacre avec succès au *business development*, c'est-à-dire à la recherche de produits nouveaux susceptibles d'augmenter notre croissance externe. Cela a été le cas d'Anapen®. La capacité de travail de Jean-Guillaume, son abord sympathique et son sens de l'humour se révèlent précieux pour *mener les hommes* et négocier avec des tiers. S'il s'est imposé sans difficulté dans sa nouvelle position, d'une manière délibérée, il n'a pas tenté de compenser son absence de formation scientifique par une implication progressive dans nos projets de Recherche et Développement. En conséquence, et bien que nous soyons très valablement remplacés à Paris et Rennes, les deux presque nonagénaires que nous sommes tous deux continuent à superviser la R&D (Recherche et Développement) et la commercialisation. Cela jusqu'au moment où nous sera signifié que « au-delà de cette limite votre ticket n'est plus valable » selon une annonce que l'on trouvait à la sortie des quais du métro et qui a été très joliment reprise comme titre d'un beau livre de Romain Gary.

Les sujets de R&D et commerciaux sont étroitement imbriqués dans la pharmacie, particulièrement pour une entreprise comme la nôtre dont les racines et l'originalité résident dans sa recherche. Les meilleures réussites dans la Pharma (voir Paul Janssen, P. Roy Vagelos de Merck Sharp & Dhome ou le couple Closel d'Actélion) ou ailleurs (Steve Jobs d'Apple, Bill Gates de Microsoft, etc.) ont été celles de dirigeants fortement impliqués dans l'innovation de leurs produits en même temps qu'ils brillaient dans l'organisation de leur diffusion commerciale. Certes, il s'agit là d'inventeurs devenus des « commerciaux » hors pair. Cependant, ayant côtoyé et admiré Dilip Shanghvi, le créateur et P-DG du plus grand laboratoire pharmaceutique indien, avec lequel nous avons mené un projet de recherche conjoint, nous avons pu constater qu'il n'est pas nécessaire de posséder une formation scientifique, ce qui est son cas, pour jouer un rôle clé dans les projets de R&D d'une entreprise.

Quoi qu'il en soit, Jean-Guillaume se consacre seul à la conclusion de licences de pitolisant qu'il réussit dans une large partie du monde (Canada, principaux pays d'Asie). Par contre, nous nous impliquons tous deux, fortement, dans la recherche et la conclusion d'un accord de licence avec un partenaire américain : le marché pharmaceutique des États-Unis est, de loin, le plus important au monde non seulement par le nombre de patients mais aussi par le prix des médicaments. Dans beaucoup de cas, la couverture des énormes frais de développement d'un médicament n'est possible que si celui-ci est commercialisé dans ce pays.

Dès nos premières publications sur le pitolisant et tout au long de son développement, nous avons été approchés par plusieurs, plus ou moins importantes, sociétés pharmaceutiques internationales.

La première d'entre elles a été Eli Lilly, un partenaire que nous aurions aimé avoir car nous avions apprécié notre collaboration sur notre inhibiteur mixte néprilysine-ACE. Mais pitolisant était encore à un stade précoce de développement, Eli Lilly était en train de quitter le domaine du système nerveux central dans lequel ils avaient pourtant été un acteur clé et leur offre manquait beaucoup de générosité. Nous l'avons refusée.

Puis nous sommes contactés par plusieurs multinationales, comme Pfizer, Johnson & Johnson, ayant elles-mêmes un programme de recherche sur les antagonistes H3 de l'histamine. Notre programme de développement est alors très avancé et nous communiquons sur ces résultats dans les congrès. Ils nous expliquent que, leur programme étant moins avancé que le nôtre, ils sont susceptibles d'abandonner le leur au profit du nôtre. Toutefois, après une *due diligence*, un examen de tous nos dossiers par une nuée de leurs experts, ils déclinent tout intérêt.

Avec Actélion, le projet de collaboration va assez loin. C'est une jeune mais très brillante société, fondée par le couple Martine et Jean-Paul Closel à partir d'un produit qu'ils ont développé en quittant Roche, et qui a toute notre admiration pour sa réussite. Nous commençons même à discuter les conditions d'une licence avantageuse (ils prédisent un grand avenir au produit aux États-Unis et au Japon) lorsque, un matin, le couple vient prendre un très agréable petit déjeuner avec nous chez Jeanne-Marie... pour nous annoncer très poliment que, y ayant réfléchi, ils retirent leur offre. Nous comprenons mieux leur attitude lorsque, très peu de temps plus tard, nous apprenons qu'ils ont vendu leur société.

Une des plus constantes sociétés à s'intéresser au long des années à Wakix® a été Jazz Pharmaceuticals. Son intérêt pour pitolisant s'explique bien car elle constitue un des acteurs principaux dans le traitement de la narcolepsie, principalement aux États-Unis, avec Xyrem®. Tout au long des années, nous avons été régulièrement approchés par Jed Black, un très sympathique médecin spécialiste des maladies du sommeil attaché à l'Université Stanford, la Mecque américaine de cette spécialité, et « rabatteur » pour Jazz. C'est le plus souvent au cours de divers congrès du sommeil, qu'il fréquente assidûment, que Jed nous aborde pour s'informer de l'état d'avancement de notre programme de développement. Une rencontre plus formelle a même lieu sur sa demande dans nos bureaux. Cependant nous apprenons, peu après celle-ci, que Jazz a acheté à une compagnie asiatique un produit concurrent, le solriamfétol. C'est un psychostimulant qui, comme le modafinil, est dépourvu d'effet anticataplectique, donc, *a priori*, moins intéressant dans le traitement de la narcolepsie ; de fait il aura peu de succès et, après quelques années, Jazz le « soldera » à une petite compagnie. Nous avions donc fait notre deuil d'un accord avec Jazz lorsque, apprenant que l'Agence européenne a approuvé Wakix®, ils nous recontactent officiellement et nous invitent à discuter les termes d'une licence à leur siège de Dublin. Jeanne-Marie, Jean-Guillaume et moi y sommes reçus par leur P-DG, Bruce Cozadd, flanqué de son directeur commercial. Bruce est un homme corpulent, jovial et sympathique, un musicien passionné, comme il nous l'explique d'emblée. Il a fait de Xyrem® un *blockbuster* et de sa compagnie une *success story* (il y a des termes anglo-saxons dans le *business* qui sont vraiment assez intraduisibles !). La négociation s'amorce bien mais elle bute assez rapidement sur le montant de nos demandes sur lequel nous refusons de céder, Jean-Charles en particulier. Le collaborateur de Bruce est prêt à nous laisser repartir mais Bruce demande à réfléchir et les deux se retirent dans une pièce voisine, nous laissant perplexes car cette interruption va durer plus d'une heure. Au retour nos hôtes nous apprennent qu'ils donnent finalement droit à nos ambitions financières : nous avons gagné la partie de poker...

La négociation du contrat ne va pas, pour autant, se révéler une partie de plaisir. Les collaborateurs de Bruce qui en sont chargés ont le complexe de la multinationale tentant d'imposer à la petite biotech que nous sommes à leurs yeux des conditions léonines. De notre côté, bien que rassurés sur le savoir-faire de vendeur de Jazz, notamment aux États-Unis où Xyrem® est une réussite, nous sommes inquiets sur le risque qu'encourt Wakix® d'être « mis de côté » au bénéfice des deux autres produits antinarcoleptiques de la maison, voire d'être mis « au réfrigérateur », si l'intention de Jazz est, en fait, par cet accord, de se débarrasser d'un concurrent potentiel. Nous réussissons donc à imposer des garanties à ce sujet et l'accord est réalisé sur un texte à soumettre à la commission américaine de la concurrence. L'acceptation par celle-ci n'est pas acquise car, avec Wakix®, Jazz aurait trois médicaments dans la narcolepsie, et les deux seuls anticataplectiques approuvés : il y a donc un risque de fausser la concurrence qui pourrait faire capoter l'accord par un refus de la commission.

Il se trouve que, en parallèle, nous avons chargé une entreprise spécialisée dans le *go-between*, c'est-à-dire la recherche de partenaires, de nous trouver un licencié pour les États-Unis. Jusque-là ils ne nous ont proposé que des « petits candidats », peu convaincants car leur taille, leur expérience, leurs propositions financières se sont révélées peu attrayantes. Toutefois, au moment où nos pénibles discussions avec Jazz se déroulent, notre messager insiste pour nous faire rencontrer Jeff Aronin, un entrepreneur qu'il connaît personnellement et nous recommande chaleureusement. Jeff a fondé Ovation, une entreprise pharmaceutique spécialisée dans les médicaments orphelins, mais l'a revendue à Lundbeck (pour la modeste somme de 900 millions de dollars !), montrant ainsi ses capacités d'homme d'affaires de l'industrie pharmaceutique. Nous acceptons donc de le rencontrer et découvrons un jeune homme d'une cinquantaine d'années, très chaleureux, ouvert et sympathique et dont le sourire éclatant nous conquiert d'emblée.

Il nous explique qu'il est enthousiasmé par les perspectives qu'offre Wakix® pour les patients américains. Il est prêt à investir sur ses capitaux personnels et à se faire accompagner par plusieurs investisseurs connus pour créer une entreprise pharmaceutique nouvelle dont le seul produit serait notre Wakix®. Pour cela il nous offre d'emblée des conditions de licence supérieures à celles que nous avons obtenues avec difficulté, en nous battant pied à pied, avec Jazz. Pour finir de nous convaincre, il nous présente une série de collaborateurs potentiels, y compris l'éventuel et très expérimenté directeur de la nouvelle entreprise, qui a passé une partie de sa carrière à commercialiser le modafinil pour les patients narcoleptiques aux États-Unis. Ils ont tous bien « potassé » le dossier de Wakix®, nous montrent qu'ils ont bien cerné le mode d'action, les propriétés, l'intérêt du nouveau produit. Ils nous décrivent aussi de manière très convaincante la manière de le présenter au mieux aux médecins américains.

Tout cela, mis ensemble, nous séduit beaucoup, même si, autour de nous, on nous alerte sur le risque qu'il y a à confier notre enfant chéri à des aventuriers de la finance, n'ayant pas même pignon sur rue et qui risquent de le revendre rapidement, affaire faite. Mais, tous deux, nous avons toujours pris nos décisions en nous fiant avant tout à nos intuitions. Dans ce cas, nous sommes totalement séduits par la proposition de Jeff, son passé d'homme d'affaires brillant et sa chaude personnalité. Un peu gênés, nous appelons donc Bruce Cozadd au téléphone pour lui exposer les raisons qui nous conduisent à nous séparer de Jazz et concluons le contrat avec Harmony Biosciences. C'est le nom qu'a choisi Jeff pour sa nouvelle société (en rappel de l'acronyme HARMONY de nos études dans la narcolepsie). Toutefois nous insistons pour assurer le paiement de l'*upfront payment*, la redevance initiale, en exigeant que son montant soit déposé dans un compte bloqué jusqu'à la signature. Nous avons tellement confiance dans le futur de la nouvelle société que nous en achetons quelques actions avec l'*upfront payment* reçu à la signature du contrat.

Nous n'aurons pas à regretter ce choix quelque peu aventureux... Depuis toujours, le « rêve américain » nous hantait. Nous avions interrogé la FDA sur nos chances d'obtenir une autorisation de mise sur le marché avec nos seules études européennes plusieurs années auparavant. Ils nous ont encouragés dans notre entreprise et conseillé pour compléter notre plan de développement.

L'étape suivant la signature de notre accord avec Jeff Aronin a été la constitution du dossier de soumission à la FDA.

Les principaux éléments de ce dossier sont, certes, communs au dossier européen, mais le format en est distinct, notamment pour la présentation des données cliniques. Étant notre premier dossier américain, ce sont les experts réglementaires de nos nouveaux associés qui prennent la direction de cette étape. Ceux-ci sont bien expérimentés mais également très « perfectionnistes », un peu trop à notre goût. Cependant ils visent une acceptation d'emblée par la FDA, s'appuient sur les avis d'experts externes (généralement des anciens employés de la FDA devenus consultants privés) et ce travail va s'étendre sur plusieurs mois. Nous déposons enfin, en 2017, à l'agence de Washington ce dossier. Après quelques mois, nous recevons de l'agence un « feu vert »... pour la seule indication « somnolence diurne excessive chez les patients souffrant de narcolepsie ». L'efficacité dans la cataplexie n'a pas paru suffisamment démontrée.

Nous convainquons alors nos partenaires américains qu'il convient de faire appel de cette dernière décision et, avec l'aide de notre méthodologiste Philippe Lehert, qui, là encore, va manifester son agilité d'esprit, nous préparons un dossier d'appel et réclamons d'être audités par l'agence pour le défendre. Nos partenaires sont un peu inquiets de la manière dont nous allons présenter notre défense et exigent que nous venions préparer l'audit la veille avec eux. Philippe et Jean-Charles, en anciens professeurs d'université, croient l'exercice inutile mais nous nous plions néanmoins à l'exercice. Nous nous retrouvons donc tous, la veille de l'audit, dans un salon réservé dans un hôtel de Bethesda, avec deux experts (anciens employés de l'agence, comme il se doit). Ils nous donnent des conseils quelque peu divergents mais nous finissons par nous entendre sur une stratégie de défense.

Le lendemain matin une limousine nous mène à l'austère bâtiment de la FDA. Dans la salle d'attente sont rassemblés plusieurs petits groupes de personnes fiévreuses et chuchotantes : les représentants de plusieurs sociétés pharmaceutiques qui, comme nous, attendent, comme des étudiants inquiets, le moment de passer leur examen. À notre tour, nous sommes conduits dans une salle où nous nous retrouvons devant un aréopage d'une vingtaine d'experts de la FDA, chacun représentant une discipline du développement pharmaceutique. Chacun, dans chaque « camp », se présente et nous déroulons notre argumentation. Jean-Charles commence en remerciant nos examinateurs d'avoir accepté de nous écouter « au terme, pour nous, d'un long voyage non seulement en kilomètres, depuis la France, mais surtout en durée puisque notre histoire a commencé en 1983 avec la découverte dans mon laboratoire du récepteur H3 ». Ce raccourci a le double avantage de leur rappeler qui nous sommes et, aussi, de les faire sourire afin, d'emblée, de tenter de détendre un peu l'atmosphère. L'effet recherché est obtenu mais, cependant, ce sont deux éléments qui vont les décider à reconnaître l'efficacité de Wakix® dans la cataplexie. Le premier est la présentation habile que fait Philippe Lehert des résultats obtenus dans deux études cliniques. Le second est notre réponse positive à la question du nouveau directeur de la division qui assiste, silencieusement jusque-là, à la réunion et qui, un peu excédé par nos débats animés avec ses subordonnés, demande : « Le produit est-il déjà sur le marché en Europe avec cette indication ? » Notre réponse affirmative va « emporter le morceau ».

Nos partenaires américains n'ont pas attendu ce résultat positif pour constituer dans les mois précédents leurs équipes cliniques, réglementaires et commerciales. Nous admirons et même envions un peu leur célérité, leur efficacité. Bien entendu, la durée de protection commerciale réglementaire qu'apportent les brevets, avant l'arrivée des copies génériques, événement qui signe immédiatement la chute de 90 % des revenus du médicament « princeps », est si limitée que « *time is money* ». Au moment où le « feu vert » de la FDA est obtenu, nos partenaires américains ont déjà non seulement recruté et formé un réseau de représentants couvrant la totalité du territoire des États-Unis, préparé les documents clinico-promotionnels à destination des prescripteurs, mais aussi conclu des accords avec les compagnies de « payeurs ». Ce sont ces compagnies d'assurance privées qui, dans ce pays dépourvu de Sécurité sociale à la française, assurent le remboursement des médicaments à une majorité de salariés. Seule une minorité de ces derniers, les moins fortunés, dépendent des agences fédérales Medicare et Medicaid pour ces remboursements. Avec elles, également, des accords sont conclus par notre partenaire HBS (Harmony Biosciences). Le prix accepté est, certes, élevé par rapport au prix européen, mais demeure inférieur à celui de notre principal concurrent, Xyrem®. Chaque initiation de traitement n'est acceptée par les « payeurs » qu'après soumission d'un dossier individuel de malade, préparé par une équipe spécialisée de nos partenaires.

Nos partenaires ont, en outre, établi une liste des prescripteurs éventuels en les classant en fonction de l'importance de leur patientèle afin de proportionner leurs efforts commerciaux à cette dernière. C'est une pratique assez classique de l'industrie pharmaceutique mais nous ne l'appliquerons en France, avec succès, qu'à leur suite…

Enfin, des présentations scientifiques à de nombreux congrès médicaux sont organisées dont, systématiquement, nous allons contrôler le contenu.

Cette belle, très professionnelle et très coûteuse organisation ne pouvait que donner de bons résultats : ils ne se font pas attendre et, après trois ans, près de cinq mille patients américains souffrant de cette maladie rare qu'est la narcolepsie ont déjà bénéficié d'un traitement continu par Wakix®. Après ces milliers de traitements, aux États-Unis comme en Europe, un nombre remarquablement faible d'effets secondaires sont signalés, la plupart d'entre eux assez bénins.

La très bonne tolérance de Wakix®, notamment sur l'appareil cardio-vasculaire, son clair effet éveillant, nous ont conduits à en développer l'usage dans une nouvelle indication chez les patients atteints d'apnée-hypopnée obstructive du sommeil (SAHOS). C'est une affection relativement fréquente (1 à 5 % des hommes), chez des sujets souvent obèses qui présentent un trouble de la ventilation nocturne due à des pauses respiratoires fréquentes. Ce syndrome est la conséquence d'une obstruction des conduits respiratoires de l'arrière-gorge. C'est une cause fréquente de troubles du sommeil. Générateur de fatigue chronique, il peut s'avérer dangereux car les patients, souvent somnolents en journée, présentent des risques d'accidents de la circulation ou du travail. Le traitement recommandé consiste en l'utilisation d'un appareil qui, pendant la nuit, envoie l'air dans les voies respiratoires avec une légère surpression. Ce traitement régularise le sommeil, le taux nocturne d'oxygène dans le sang et réduit la somnolence diurne. Toutefois, chez certains patients, une somnolence et de la fatigue persistent en dépit du traitement. De plus, un nombre relativement important d'entre eux et leurs partenaires de lit ne supportent pas ce traitement nocturne et abandonnent assez rapidement l'appareil. Ces deux catégories de patients demeurent donc à risque d'accidents, de manière non négligeable, qui bénéficieraient donc d'un traitement médicamenteux éveillant à condition que celui-ci ne soit pas nocif sur le plan cardio-vasculaire. En effet les patients sont souvent hypertendus et présentent diverses pathologies cardiaques. Le pitolisant présentant sur les psychostimulants typiques l'avantage d'une complète innocuité cardio-vasculaire, il était logique de tenter d'en établir l'usage dans cette pathologie.

Deux études pivotales nous ont permis de vérifier que, à dose relativement faible, le pitolisant améliore significativement la somnolence diurne, et cela avec une tolérance voisine de celle du placebo. De plus, la fatigue, un symptôme fréquent chez ces malades, et distinct de la somnolence, a aussi été significativement améliorée. Pour ce dernier résultat nous avons eu recours à une échelle développée par Pierre Pichot, un psychiatre de l'hôpital Sainte-Anne que, tous deux, nous connaissons bien. Il a été présenté à Jeanne-Marie par Jean Delay qu'elle était venue rencontrer pour lui proposer de démarrer en France les premiers essais cliniques sur l'halopéridol. Le professeur Delay, type même du « mandarin », avait sur son bureau deux sonnettes pour appeler ses deux assistants, Pierre Pichot ou Pierre Deniker. Il avait hésité un peu mais, comme Deniker avait déjà été chargé de la découverte de la chlorpromazine, le premier antipsychotique, il opta pour Pichot et, à partir de ce moment, une amitié durable s'établit avec Jeanne-Marie.

Cette relation amicale s'appliquait à tous les domaines, scientifique, clinique mais également artistique. Pierre Pichot, d'une distinction raffinée, cultivait sa ressemblance avec un archiduc autrichien par sa moustache toujours très soignée, ses cols de chemise rigides et sa prestance aristocratique. Il parlait merveilleusement la langue de Goethe et s'était révélé un précurseur dans la découverte de l'art moderne de la Mitteleuropa. Au cours d'un voyage à Vienne pour un congrès de psychiatrie, puis à Prague, il l'avait initiée à cet art (le Bauhaus, le Blaue Reiter, Kandinsky...). Sa large érudition s'étendait au Japon, à l'art japonais et... à la cuisine japonaise raffinée qu'ils appréciaient souvent ensemble à Paris.

Pour Jean-Charles, les relations furent plus complexes, nées de leur proximité pendant quatre années dans une commission de l'Inserm au sein de laquelle il se montrait plus exigeant qu'il le souhaitait pour les dossiers de psychiatres : il l'avait donc humoristiquement désigné à Jeanne-Marie comme « le fossoyeur de la psychiatrie française ». Lui-même, mathématicien et psychologue de formation, était à l'origine de plusieurs échelles psychométriques intéressantes, dont celle de la fatigue que nous avons utilisée.

Outre cette indication dans l'apnée du sommeil, le pitolisant, ainsi que d'autres antagonistes H3 que nous développons, font l'objet d'investigations cliniques dans diverses affections neurologiques pour tenter de mettre à profit son activité éveillante, antifatigue et procognitive.

L'histamine cérébrale n'a certainement pas fini d'être exploitée pour le bénéfice de nouvelles générations de patients souffrant d'affections neuropsychiatriques…

La courte histoire des agonistes H3

Jean-Charles Schwartz
et Jeanne-Marie Lecomte

Dès la découverte du récepteur H3 nous avons cherché à en identifier un agoniste sélectif. Nous avons rapidement réussi grâce à l'aide de Walter Schunack qui, dans les années précédentes, avait synthétisé une série de dérivés proches de l'histamine. Parmi ceux-ci, la R-alphaméthyl-histamine s'était révélée répondre à ce que nous cherchions : sélective du récepteur H3, qu'elle active à peu près aussi puissamment que l'histamine elle-même, la molécule est bien absorbée par voie orale. Malheureusement, elle franchit mal la barrière hématoencéphalique et, surtout, elle est très rapidement métabolisée, deux « défauts » qui nous empêchent d'en faire un médicament. Il y a, pourtant, un intérêt potentiel à disposer d'un tel agent, notamment parce que, les antagonistes H3 se révélant de puissants éveillants, l'on peut aisément supposer qu'à l'inverse les agonistes devraient constituer une classe originale d'agents sédatifs. De fait Michel Jouvet et Jian-Sheng Lin avaient montré que la R-alphaméthylhistamine augmentait brièvement les phases de sommeil chez le chat.

Par ailleurs, dès la publication en 1987 de notre article dans *Nature* décrivant les premiers agents H3 sélectifs, nous avions été contactés par un chercheur britannique mondialement réputé, Peter Barnes. Peter est un médecin consacrant une activité de recherche considérable, avec un grand nombre de publications très originales, aux mécanismes des maladies inflammatoires respiratoires comme l'asthme. Il suspecte que l'histamine pourrait jouer un rôle particulier dans ces affections et voudrait confier à l'un de ses étudiants postdoctoraux, le Japonais Masakasu Ichinose, le soin de rechercher si le récepteur H3 pouvait réguler la libération de peptides inflammatoires dans les bronches. C'est, bien sûr, avec grand plaisir que nous acceptons de collaborer avec cet homme enthousiaste et chaleureux en lui procurant les outils pharmacologiques que nous venons de développer. De fait, avec Ichinose, ils montrent que l'extravasation plasmatique induite dans les bronches du cobaye par la libération de peptides pro-inflammatoires comme la substance P est inhibée par notre agoniste H3. Cela indique la présence de récepteurs H3 présynaptiques sur ces neurones peptidergiques et suggère une utilisation du produit dans le traitement de diverses affections inflammatoires de l'appareil respiratoire.

Ces diverses observations nous incitent à chercher un moyen de prolonger l'action de la R-alphaméthylhistamine en la protégeant de la dégradation. Nous constatons que sa dégradation s'effectue par méthylation sous l'action de l'histamine-méthyltransférase, une des enzymes dégradant l'histamine. Nous savons que cette enzyme reconnaît ses deux substrats par la fonction amine (NH2) de leur molécule et, donc, qu'en bloquant celle-ci on pourrait protéger notre produit. À cette époque, Giuseppe Bartholini et ses collègues de la société Synthélabo avaient eu l'idée de protéger le GABA, un neurotransmetteur sédatif, en préparant une prodrogue, le progabide. Une prodrogue est un médicament dans lequel le principe actif est protégé sous forme d'un dérivé labile, constitué avec une molécule inactive dont il est progressivement libéré dans l'organisme. Dans le progabide c'est le groupe amine de la molécule qui est combiné avec un aldéhyde aromatique pour donner une base de Schiff, laquelle est progressivement hydrolysée dans l'organisme pour libérer le GABA. Cette transformation transitoire du GABA le protège et lui permet de franchir la barrière hématoencéphalique et, ainsi, d'exercer son activité antiépileptique.

Cet exemple nous inspire et nous soumettons cette idée d'une prodrogue de la R-alphaméthylhistamine à Walter Schunack. Il nous prépare une série de dérivés sur ce modèle. Nous vérifions qu'effectivement ceux-ci ne sont plus reconnus par l'enzyme de dégradation et qu'en outre, administrés à des rongeurs, ils protègent bien l'agoniste H3 et assurent sa délivrance dans le cerveau.

Nous décidons de développer une de ces prodrogues comme médicament. Ayant effectué des études de toxicité réglementaires minimales, nous entamons un essai clinique de phase 1 dans un centre spécialisé normand qui vient d'ouvrir. Comme il se doit, l'administration de ce produit, dénommé BP-2.94, à des volontaires sains se fait, pour des raisons de sécurité évidentes, en doses progressivement croissantes. Si l'administration des premières doses est réalisée sans aucun problème de tolérance, lorsqu'un niveau suffisant d'activité est atteint, Jeanne-Marie est alertée par le médecin responsable qui est interloqué par l'observation d'un effet qu'il n'a, jamais encore, observé. La totalité des volontaires ayant reçu le produit ont rapporté avoir perçu des sensations bizarres, faites d'hallucinations visuelles étranges qu'ils racontent. En particulier, l'un d'entre eux a, d'une manière persistante, perçu des cohortes d'Indiens à cheval galopant à travers la pièce ! Ces hallucinations ont cessé après quelques heures, sans séquelle clinique ni modification de paramètres biologiques, mais il n'est pas question de prendre le risque de continuer l'essai à des doses supérieures. L'essai est donc interrompu et le produit abandonné. Il aurait peut-être pu trouver son utilisation dans les *rave parties* mais ce n'est pas du tout ce que, de toute évidence, nous recherchons...

Sur le moment, nous pensons que cet effet secondaire inusité est lié à ce produit particulier plutôt qu'à la classe des agonistes H3 et, quelques années plus tard, nous reprenons le projet avec notre équipe du centre de Rennes. En 2015, nous mettons au point un agoniste partiel du récepteur H3 d'une structure nouvelle que nous brevetons. Cette molécule originale, que nous baptisons oxathridine, est suffisamment sélective et puissante pour induire chez l'animal une prolongation du sommeil lent profond à très faible dose et elle paraît très bien tolérée. Nous espérons avoir trouvé une nouvelle classe d'hypnotiques et, après une étude toxicologique chez l'animal, confions l'oxathridine pour un essai de phase 1 chez le volontaire sain à un laboratoire universitaire hollandais spécialisé dans les études cliniques sur le sommeil.

Là encore, l'administration des premières doses se déroule bien mais dès que les premières doses actives, marquées par les effets sédatifs attendus, sont atteintes, les sujets rapportent des sensations étranges et parlent de pseudo-hallucinations. Nous comprenons immédiatement, arrêtons l'essai et abandonnons oxathridine.

Les mécanismes neurobiologiques responsables des hallucinations sont encore mal connus. Ces manifestations sont assez fréquemment rencontrées dans certaines affections neuropsychiatriques telles que la schizophrénie ou la narcolepsie. Par ailleurs, plusieurs classes de médicaments peuvent produire des hallucinations, tels les agonistes sérotoninergiques comme le LSD, le plus puissant hallucinogène connu, dont la première victime a été le chimiste suisse Albert Hoffmann qui l'avait synthétisé et essayé sur lui-même. Il est probable que tous ces effets ont pour origine une diminution de l'efficacité des connexions thalamo-corticales ou entre aires cérébrales, connexions qui sont facilitées par la libération d'histamine. Ainsi pourrait s'expliquer l'effet procognitif des antagonistes H3 (y compris l'effet antihallucinatoire de Wakix® dans la narcolepsie) et l'effet hallucinogène des deux agonistes H3 que nous avons essayé, en vain, de développer.

La dopamine, un neurotransmetteur pas comme les autres

Jean-Charles Schwartz

Certes, ce neurotransmetteur, produit par pas plus de 1 % des neurones cérébraux, n'est pas comme les autres...

Connu par le grand public comme « l'hormone du plaisir » et le responsable des méfaits des « drogues », il fait rêver. Il fait aussi rêver les neuropharmacologues, chez qui c'est le neurotransmetteur qui a suscité le plus grand nombre de travaux depuis sa découverte par Arvid Carlsson en 1978. Pour ces derniers, leur fascination est largement en rapport avec le rôle clé de la dopamine dans deux grandes affections neuropsychiatriques, la maladie de Parkinson et la schizophrénie. Fascination, aussi, pour des médicaments qui les soignent, les antiparkinsoniens et les antipsychotiques.

De mon propre chef, je n'aurais pas entamé des recherches sur la dopamine en 1975 : l'histamine, dont les fonctions étaient largement inconnues à cette époque, suffisait à nous occuper à plein temps. De plus, les recherches sur la dopamine occupaient une large part du laboratoire de mon ami Jacques Glowinski au Collège de France et, avec ses nombreux collaborateurs, ils étaient en train de réaliser des travaux importants. Nous n'avions donc pas l'intention d'entrer en compétition, sur le même sujet, avec le risque de ternir notre amitié. C'est à mon élève Jean Costentin, devenu ami au fil des ans, que nous devons d'être entrés dans la nombreuse cohorte des fans de la dopamine. Professeur à la faculté de médecine et pharmacie de Rouen, mon premier poste, j'avais donné à Jean comme sujet de thèse le rôle de l'histamine cérébrale dans les comportements. Au début des années 1970, au moment où nos recherches neurochimiques montraient que l'histamine était un neurotransmetteur, il y avait une certaine logique à essayer de comprendre quelles étaient les fonctions des neurones histaminergiques. Jean, à la fin de ses études de pharmacie, s'est courageusement attaqué à ce problème que personne n'abordait alors. Il utilise, chez les rongeurs, les rares outils pharmacologiques alors à notre disposition, essentiellement les antihistaminiques H1 et l'histidine. Qui plus est, la faculté de Rouen ne disposant pas à l'époque de laboratoire de recherche, c'est dans le cadre d'un laboratoire de travaux pratiques des étudiants en pharmacie, à l'équipement succinct, qu'il réalise ses expériences. Au terme de quelques années de travail, la moisson de résultats est maigre, juste de quoi présenter une thèse de sciences et… publier ceux-ci dans le mythique et inexistant *Journal of Negative Results*, bien connu des chercheurs malchanceux !

Ayant, néanmoins, soutenu sa thèse, Jean, pas pour autant dégoûté de la recherche, décide de son propre chef, sans me consulter, de se tourner vers un sujet pour lequel les outils pharmacologiques étaient disponibles. Il choisit d'administrer de l'apomorphine, un agoniste des récepteurs D1 et D2 de la dopamine, les seuls connus à l'époque, à des rongeurs. Il observe, d'emblée, des réponses aisément quantifiables telles que stéréotypies (des mouvements involontaires et répétitifs) et de l'hypothermie (baisse de la température corporelle). Il me raconte cela, peut-être un peu craintif d'une réaction négative de ma part vis-à-vis d'une initiative non discutée ensemble au préalable. Mais cela est loin de mes pensées car je sais bien que, dans notre métier de chercheur, les règles hiérarchiques n'ont pas leur place et qu'il faut respecter les intuitions de chacun et les initiatives qu'elles déclenchent. Au cours de la discussion de ces premiers résultats, l'homonymie entre apomorphine et morphine, la tolérance bien connue qui se développe lors de traitements répétés par cette dernière, nous font poser la question : que se passe-t-il sur ces réponses si l'on répète le traitement par apomorphine ? Est-ce Jean ou est-ce moi-même qui a eu l'idée simpliste en cours de discussion ? Je ne saurais le dire mais la question a peu d'intérêt et Jean se met à l'œuvre et découvre que la répétition du traitement induit très rapidement des changements diversifiés dans les réponses, certaines étant amplifiées (on dit alors de sensibilisation), d'autres, au contraire, diminuées et on parle de tolérance. Nous sommes, au début des années 1970, à une époque où on commence à beaucoup s'intéresser aux mécanismes d'adaptation à long terme du système nerveux central et de l'apprentissage. En outre, ces observations ont des retombées potentielles pour les traitements chroniques des patients par les médicaments agonistes ou antagonistes dopaminergiques c'est-à-dire, respectivement, les antiparkinsoniens et les antipsychotiques. Nous décidons donc de soumettre le travail à la revue *Nature*, qui l'accepte immédiatement. Un coup de maître pour des néophytes dans ce sujet et le jeune chercheur qu'est Jean.

Par la suite il va constituer à Rouen sa propre équipe de recherche, soutenue par le CNRS, et qui va devenir une des meilleures de notre pays sur le thème des contrôles des comportements par les neurotransmetteurs cérébraux. Nous allons continuer notre collaboration durant des années après que j'ai quitté, avec une certaine nostalgie, mon poste de professeur à Rouen. Notre amitié s'est renforcée au long de ces années, quand bien même nos joyeuses rencontres (Jean est un fin humoriste toujours prêt à rire et à faire rire) se sont un peu espacées. Une des découvertes faites ensemble est le test de verticalisation (*climbing*) chez la souris, résultat d'une observation fortuite faite dans son laboratoire. Des souris recevant l'apomorphine, un agoniste dopaminergique, dans une cage à fins barreaux verticaux prennent une étrange attitude pendant toute la durée de l'action du produit : elles s'accrochent aux barreaux par leurs pattes avant, voire par leurs quatre pattes, et conservent longtemps cette position verticale. Les antagonistes dopaminergiques préviennent complètement cette étrange réponse. Je suggère à Jean de quantifier cette réponse comportementale et nous la publions comme un test simple des médicaments antiparkinsoniens et antipsychotiques. Ce test va être adopté par de nombreux laboratoires, notamment pharmaceutiques, pour le tri des molécules nouvelles.

Ensemble également, au cours des années qui vont suivre, nous allons exploiter ce filon de la dopamine et des adaptations comportementales. Nous essayons d'en comprendre les mécanismes neurobiologiques qui les sous-tendent. La première hypothèse qui vient à l'esprit est que ces adaptations de réponses comportementales à un agoniste dopaminergique se produisent au niveau des récepteurs correspondants. Le nombre de ces récepteurs ne serait-il pas modifié par les traitements répétés ? Pour le vérifier, nous nous engageons dans la caractérisation biochimique et la quantification des récepteurs dopaminergiques. Pierre Sokoloff et Marie-Pascale Martres vont mener ces études à Paris, dans l'unité Inserm, tandis que les études comportementales sont continuées à Rouen par Jean Costentin et ses collaborateurs. Ces études couplées, entre les deux équipes, vont se poursuivre en parfaite harmonie pendant plusieurs années, mais leurs publications ne vont pas nous attirer que des réactions positives à l'extérieur.

L'étude des récepteurs sera pratiquée, par des techniques de radioliaison, sur des membranes cérébrales des mêmes rongeurs, ayant subi les mêmes traitements que ceux ayant servi aux études comportementales. Les études de radioliaison consistent à mettre en contact ces membranes avec une sonde radioactive, une molécule reconnue sélectivement et avec une haute affinité par le récepteur, avec laquelle il se lie. Après élimination de l'excès de radioactivité, non liée, par exemple en filtrant les membranes, on dose alors la radioactivité qui reste liée. Cette liaison est saturable ; le maximum de radioactivité liée permet de calculer le nombre total de molécules de protéines réceptrices de la préparation. Cette liaison est réversible : elle est déplaçable par des molécules non radioactives reconnues par le récepteur, des agonistes ou des antagonistes de celui-ci.

À cette époque seuls deux types de récepteurs dopaminergiques, les récepteurs D1 et D2, sont connus. Nous faisons le choix d'étudier le récepteur D2. C'est celui qui est à la fois la cible des antiparkinsoniens (des agonistes) et celle des antipsychotiques (des antagonistes). C'est également ce récepteur qui est mis en jeu par la plupart des réponses comportementales.

Le choix de la sonde radioactive est critique pour ces études de radioliaison et les sondes commerciales manquant, à notre sens, de sélectivité, nous en développons une nouvelle, le dompéridone tritié. Le dompéridone est un médicament antiémétique, un antagoniste du récepteur D2, ayant l'intérêt de ne pas passer la barrière hématoencéphalique, donc, de ce fait, dépourvu d'un certain nombre des effets secondaires de ses concurrents. Développé et commercialisé par Janssen, sa mise au point a nécessité la synthèse d'un dérivé radioactif, mais celui-ci n'est pas disponible commercialement. Toutefois, Jeanne-Marie, qui a participé au développement du médicament et visite fréquemment les laboratoires de recherche de la firme belge à Beerse, prend l'initiative de nous procurer un échantillon de la molécule radioactive qu'elle rapporte dans son sac, au mépris de la réglementation. Le dompéridone tritié se révèle, dans nos mains, comme une des meilleures sondes du récepteur D2 de la dopamine et nous publions ce résultat. La publication va soulever l'ire des chercheurs de Janssen et même de Paul Janssen lui-même, pour plusieurs raisons. La principale est une vexation des chercheurs tels Josée Leysen et Pierre Laduron, eux-mêmes impliqués dans des études de radioliaison du récepteur D2 et qui ont laissé partir cette « poule aux œufs d'or » sans l'exploiter. La seconde tient à ce qu'ils voient d'un mauvais œil des études sur le cerveau à l'aide d'une molécule réputée dépourvue d'effet central. Ils ne vont pas tarder à manifester leur rancune, à nous attaquer en critiquant outrageusement nos travaux dans les congrès et même dans des périodiques.

Nos recherches sur les mécanismes d'adaptation des réponses comportementales dopaminergiques vont bientôt diverger. En effet, au cours de ces études, nous acquérons la conviction que leur cible n'est pas les seuls récepteurs D2 ou D1. En d'autres termes qu'il doit exister des récepteurs dopaminergiques proches du récepteur D2 mais non encore identifiés. Si l'hypothèse se révèle exacte, les conséquences cliniques pourraient en être importantes et méritent que nous nous attachions à la vérifier. Pour ce faire, comme précédemment, nous confrontons les données comportementales et d'analyse des récepteurs sur membranes cérébrales par radioliaison. Sans vouloir entrer dans les détails de ces expériences, disons simplement que nous mettons en évidence une hétérogénéité des sites de reconnaissance des sondes censées se lier au seul récepteur D2. Nous proposons donc l'existence d'un troisième récepteur de la dopamine.

La publication de cette théorie va susciter de profondes et véhémentes réactions. Les plus véhéments sont les chercheurs de Janssen : ils étaient considérés comme les meilleurs experts du domaine, nous en veulent toujours pour le « vol » du dompéridone tritié et, en outre, l'existence que nous proposons de plus d'une cible pour les nombreux antipsychotiques de la firme remet en cause le mécanisme d'action de ces produits. C'est notamment au cours d'un symposium satellite d'un congrès international de pharmacologie ayant lieu à Beerse que leur hargne va se manifester par une attaque frontale lors de la discussion qui suit ma présentation. Je suis un peu secoué par ces réactions et, au retour, dans la voiture qui nous ramène à Paris, Jeanne-Marie et Jacques Glowinski me réconfortent gentiment, avec toutefois, pour Jacques, une certaine arrière-pensée car lui-même et surtout ses collaborateurs estiment que nous n'aurions pas dû nous lancer sur le sujet dopamine qu'ils ont tendance à considérer comme une chasse gardée.

Les « anticorps » que suscite notre proposition d'une multiplicité de récepteurs de type D2 vont même jusqu'à se manifester dans la presse sous forme de caricatures. L'une d'entre elles est publiée par Pierre Laduron qui nous représente en train de gravir trois pics montagneux désignés D2, D3 et D4, accompagnée d'une légende disant « une cordée française s'est perdue dans la montagne ».

Avec du recul, il faut convenir que notre proposition de l'existence d'une multiplicité de récepteurs de la dopamine était fondée sur des arguments expérimentaux indirects et assez légers. Les réactions qu'elle a suscitées étaient donc relativement justifiées. Ce travail a, cependant, eu les mérites de renforcer notre intuition de l'existence de cette multiplicité et les réactions négatives qu'il a suscitées, de nous piquer au vif et provoquer chez nous une réaction salutaire. Elle va nous conduire à vérifier notre proposition, cette fois de manière indiscutable.

Pierre Sokoloff est un garçon jouissant d'un amour-propre aigu et d'une volonté indomptable. Il a, en outre, reçu une formation assez éclectique d'ingénieur à l'Institut des sciences appliquées de Lyon. Avec Marie-Pascale, ils vont s'attaquer bravement à un projet ambitieux, celui d'isoler le(s) récepteur(s) D2 en en purifiant la(es) protéine(s) correspondante(s) à partir du cerveau de rat. C'est un projet d'une difficulté considérable, compte tenu de la très faible abondance de ces protéines. Le projet avance lentement et avec difficulté... mais le salut va venir d'une approche expérimentale totalement différente.

Depuis plusieurs années, nous avions l'intention de développer au laboratoire des techniques de biologie moléculaire dont nous pressentions l'intérêt en pharmacologie. Nous n'avions pu mettre ce projet à exécution faute de place dans nos locaux de l'unité Inserm de l'hôpital Sainte-Anne. En 1988, nos demandes répétées de locaux supplémentaires auprès de la direction de l'Inserm sont enfin exaucées et nous équipons une partie des nouvelles pièces en conséquence. En parallèle, je demande l'aide de Bernard Malfroy-Camine, qui effectue un stage postdoctoral aux États-Unis dans l'entreprise Genentech (une Mecque pour les techniques avancées de ce domaine), pour former un étudiant. C'est Bruno Giros, piaffant d'impatience d'acquérir ces techniques à l'issue de sa thèse, qui fait le voyage. Au cours de son stage de quelques mois, il clone le gène de l'aminopeptidase M qui vient d'être purifiée dans notre laboratoire et dont il a emporté la séquence en aminoacides d'un fragment. Mais, surtout, il travaille d'arrache-pied (dormant sur un matelas posé dans le laboratoire américain pour ne pas perdre de temps en déplacements !) pour acquérir en un temps record le maximum de techniques de base. Au moment où il les rapporte chez nous, le laboratoire est équipé, prêt à les accueillir. À son tour, il va « transfecter » son savoir-faire récent, c'est-à-dire former plusieurs chercheurs, dont Pierre Sokoloff et Marie-Pascale Martres, qui n'attendaient que cette occasion.

Heureux concours de circonstances, paraît à ce moment même, dans *Nature*, un article par Hubert Van Tol et ses collaborateurs d'une université de l'Oregon, rapportant le clonage moléculaire du récepteur D2. Celui-ci a été réussi en se fondant sur son homologie avec le récepteur bêta-adrénergique, dont la séquence est connue depuis le travail remarquable de Robert Lefkowitz. Ce travail lui a valu le prix Nobel de médecine pour lequel, avec bien d'autres, vraisemblablement, je l'avais proposé auparavant, à plusieurs reprises. Il a permis de définir la structure moléculaire d'une très large série de récepteurs de neurotransmetteurs et d'hormones, caractérisée par leur insertion dans les membranes par des séquences d'acides aminés en hélice qui traversent la membrane sept fois. C'est la famille des « récepteurs à sept domaines transmembranaires » transférant leurs messages à l'intérieur des cellules par l'intermédiaire de protéines appelées protéines G. Je lis le premier cet article du prestigieux journal qui m'est apporté dès son arrivée et, immédiatement, je réunis Bruno, Pierre et Marie-Pascale. Ensemble, nous décidons de nous lancer dans la recherche de ces autres récepteurs, analogues au récepteur D2, dont nous proclamons l'existence depuis plusieurs années « dans le désert et l'adversité ».

Dans ce qui va être une de leurs toutes premières expériences de biologie moléculaire, Bruno, Pierre et Marie-Pascale réalisent, par RT-PCR (*Reverse Transcriptase Polymerase Chain Reaction*), une amplification d'une des séquences publiées du récepteur D2 à partir d'une banque de cerveau de rat. Cette technique est devenue familière au grand public depuis son utilisation dans le diagnostic du Covid. Elle consiste à amplifier, sous l'influence d'une polymérase, une séquence d'ADN située entre deux amorces d'une vingtaine de nucléotides de synthèse. Les amorces ont été choisies à partir de la publication de *Nature* et le produit de la réaction est analysé par électrophorèse. À notre grande surprise, l'électrophorèse révèle deux bandes au lieu d'une attendue. Elles diffèrent par une séquence correspondant à une vingtaine d'acides aminés, présents dans l'une mais pas dans l'autre. Les trois expérimentateurs, très perplexes, viennent me montrer ce résultat et... je suis encore plus perplexe qu'eux. L'expérience est vérifiée et montre qu'il ne s'agit pas d'un artéfact, Je contacte alors des collègues d'un laboratoire voisin, plus expérimentés que les néophytes en biologie moléculaire que nous sommes, pour nous aider à comprendre la signification de cette découverte. Ils nous suggèrent qu'il pourrait s'agir d'un processus d'épissage alternatif de l'ARN messager, processus que, nouveaux arrivants dans ce domaine, nous avouons ignorer. Mais nous étudions la bibliographie pour apprendre que cet épissage se produit au niveau d'introns. On sait que les gènes sont constitués par une succession d'exons et d'introns. Ces introns vont être inclus ou non dans la séquence finale de l'ARN messager et donc de la protéine. Ils sont signalés par des séquences consensus (des régions de reconnaissance par le processus d'épissage), qu'après examen nous retrouvons au voisinage de l'intron supposé. Cela conforte notre conviction que nous avons bien affaire à un processus d'épissage alternatif, en dépit de la croyance, établie jusqu'alors, que, dans cette famille, celle des récepteurs à sept domaines transmembranaires, les membres étaient codés par des gènes sans introns.

Nous mettons donc ainsi en évidence deux isoformes, inconnues jusqu'alors, du récepteur D2. Elles sont produites par un mécanisme qui, lui, est connu, l'épissage alternatif de l'ARN messager. Elles diffèrent entre elles par une séquence plus ou moins longue de la boucle intracellulaire du récepteur, celle qui se lie aux protéines G. Par contre, les régions de la protéine qui lient la dopamine et les agents dopaminergiques ne sont pas affectées. On peut en déduire que la reconnaissance des ligands, la pharmacologie du récepteur, ne sera pas différente mais que les mécanismes de transductions, la reconnaissance des protéines G, eux, pourraient différer.

Nous rédigeons un article pour *Nature* qui ne va être accepté pour publication qu'un peu plus tard. Nous comprenons ce retard en ouvrant le périodique et constatons que notre travail y figure, suivi d'un autre article, signé par un groupe américain, qui raconte exactement la même histoire et donc la vérifie. Dans les semaines qui suivent, de nouvelles confirmations sont publiées par plusieurs laboratoires… que notre groupe de néophytes a « coiffés au poteau ».

Pourquoi ces deux isoformes du même récepteur ? Peut-être s'agit-il d'un moyen d'ajustement fin des signaux transmis par les protéines G ? La question a été travaillée par d'autres chercheurs mais aucune conclusion claire quant au rôle fonctionnel éventuel d'une telle « complication » n'en a émergé.

Certes, cette découverte va dans le sens de notre thèse d'une multiplicité de récepteurs D2 mais n'en rend pas véritablement compte car les deux isoformes mises en évidence présentent la même pharmacologie. Nous sommes donc persuadés qu'il reste encore des analogues inconnus du récepteur D2 à découvrir.

C'est cette conviction qui va nous faire découvrir le récepteur D3. Là encore, c'est en partant de fragments de la séquence du récepteur D2 servant d'« hameçon » qu'est « pêchée » dans une banque de cerveau de rat la séquence, très homologue, d'un récepteur nouveau. Exprimé dans une cellule en culture, nous découvrons que le nouveau récepteur présente une pharmacologie très proche de celle de son « parent », le récepteur D2. En particulier, comme lui, il reconnaît bien tous les médicaments antipsychotiques, quoiqu'avec une affinité légèrement différente. D'emblée cela soulève la question de savoir auquel des deux attribuer l'efficacité de ces médicaments dans la schizophrénie. Corrélativement, cela soulève aussi la possibilité d'améliorer ce traitement en développant un médicament sélectif, peut-être dépourvu de certains des effets secondaires des médicaments antipsychotiques actuels. La plus grande différence entre les deux récepteurs parents réside dans la plus grande efficacité de la dopamine et de la plupart des agonistes dopaminergiques pour le nouveau récepteur D3.

Mais la plus grande surprise va nous être apportée par la révélation de la localisation du récepteur D3 dans le cerveau. Devenu professeur de physiologie à la faculté de pharmacie de l'Observatoire à Paris, j'avais tenu à y créer, à mon arrivée, un laboratoire consacré à la localisation des récepteurs cérébraux, afin de compléter les travaux sur ces récepteurs que nous menions à l'unité Inserm de l'hôpital Sainte-Anne. Nous y avions développé la technique de localisation par autoradiographie de coupes histologiques de cerveau. Elle consiste à mettre en contact avec ces coupes une sonde radioactive de haute affinité pour le récepteur, puis, en ayant éliminé l'excès, révéler la radioactivité restée attachée à l'aide d'un film sensible. C'est une technique qu'a largement contribué à développer aux États-Unis Chema Palacios lorsque, à la fin de son stage postdoctoral, il a quitté notre laboratoire. Au cours des années, nous l'avons appliquée à la localisation de plusieurs types de récepteurs, souvent en nous servant de sondes mises au point dans le laboratoire Inserm. C'est le cas de la première sonde iodée (à l'iode 127) du récepteur D2, dont la très forte radioactivité nous a permis de détecter la localisation du récepteur dans des aires cérébrales nouvelles. Mais la technique ne peut être appliquée à la localisation du nouveau récepteur D3 pour laquelle nous ne possédons pas encore de sonde permettant de le différencier du récepteur D2. Par contre, Marie-Louise Bouthenet, une assistante de la chaire de Physiologie, avait très rapidement adapté la technique à la localisation autoradiographique des ARN messagers par hybridation *in situ*, en utilisant les sondes préparées dans notre laboratoire de l'hôpital Sainte-Anne. Dans celle-ci les sondes radioactives sont, cette fois, des séquences nucléotidiques qui se lient aux ARN par complémentarité.

Les premières images des ARN du récepteur qu'elle obtient nous frappent de stupeur : au lieu d'être uniformément exprimé par toutes les régions dopaminergiques du cerveau de rat, comme l'est le récepteur D2, sa localisation est extrêmement restreinte. En particulier le striatum, région recevant la majorité des terminaisons nerveuses dopaminergiques, et contenant la majorité des récepteurs D2, est pratiquement dépourvu de récepteurs D3, à l'exception d'une petite région appelée noyau accumbens. Cette dernière est bien connue pour son implication dans le circuit de récompense et la dépendance aux drogues, ce qui suggère immédiatement des rôles particuliers pour le nouveau récepteur et des médicaments qui le viseraient sélectivement… et qui n'existent pas encore. Inutile de souligner combien une telle découverte surprenante nous séduit, tant elle suggère de futures retombées thérapeutiques exaltantes pour des médicaments visant sélectivement le récepteur D3.

Nous n'avons aucune difficulté à publier ces résultats sous forme d'un grand article dans *Nature*, où il est accompagné par un éditorial signé par Sol Snyder. Avant même la parution de l'article, lorsqu'il est encore sous presse, la nouvelle fait grand bruit dans la communauté scientifique car nous la présentons à l'occasion du congrès international de pharmacologie qui a lieu à ce moment. C'est Bruno Giros qui fait la présentation à Amsterdam, dans le cadre d'un symposium sur les récepteurs dopaminergiques, tandis que, deux jours auparavant, j'en dévoile la nouvelle au cours d'un symposium satellite du congrès organisé à Rouen par Jean Costentin. Je me souviens de la surprise de l'auditoire que je perçois à mesure que j'avance dans la présentation des résultats et du plaisir que j'en retire, comme celui qu'on ressent en racontant une belle histoire à un auditoire choisi.

C'est effectivement une belle histoire et, en la partageant, je ne puis m'empêcher d'y voir une certaine compensation aux sarcasmes qui ont accueilli, quelques années plus tôt, notre proposition d'une multiplicité de récepteurs de type D2. Qui plus est, notre proposition de l'époque, de trois sous-types de récepteurs D2, va se trouver quelque peu vérifiée par le clonage d'un autre récepteur dopaminergique dénommé D4 par Hubert Van Tol et collaborateurs aux États-Unis.

Avant de publier, nous avons pris la précaution de protéger notre découverte en faisant prendre un brevet par l'Inserm. Dans les mois qui vont suivre, l'organisme va en donner licence à toutes les grandes sociétés pharmaceutiques qui ont des produits ou des projets dans le domaine dopaminergique ou, encore, qui veulent seulement vérifier la sélectivité de médicaments en développement.

Comment mieux connaître la fonction du nouveau récepteur D3 qu'en développant des agents sélectifs de celui-ci ? N'allons-nous pas déboucher également sur une nouvelle classe de médicaments ?

Cette démarche que nous avons, jusqu'ici, appliquée à toutes les cibles que nous découvrons, nous allons, là encore, l'entreprendre pour le récepteur D3 en entamant une collaboration, sous l'égide de Bioprojet, avec un nouveau pharmacochimiste universitaire, Camille Wermuth, ami commun de Jean-Marie et moi-même. Lorsque nous lui faisons notre proposition de collaboration, Camille est professeur à la faculté de pharmacie de Strasbourg. C'est une personnalité bien connue dans le domaine de la pharmacochimie. Il a pris goût à cette discipline lors de son service militaire effectué sous la direction d'Henri Laborit, avec qui il a créé l'antidépresseur minaprine, et qu'il a illustrée par de multiples publications et ouvrages. Camille est un homme à l'aspect un peu rugueux mais jovial, à l'accent alsacien, un « homme du terroir », plein d'astuce. Il aimait raconter qu'enfant il avait reçu à Noël un jouet de « petit chimiste » et, fasciné par ce cadeau, il avait rapidement provoqué une explosion ! Ironiquement, j'ai rencontré Camille il y a une vingtaine d'années, à l'occasion d'un symposium au cours duquel chacun d'entre nous avait fait une présentation dans sa discipline, et le modérateur avait conclu qu'il faudrait nous « marier » pour « enfanter » un beau médicament ! Il accepte aisément notre proposition, la collaboration s'engage avec enthousiasme. Nous prévoyons que l'entreprise sera difficile : les récepteurs D2 et D3 présentent une très forte homologie dans la partie de leur séquence qui reconnaît la dopamine et ses antagonistes, de telle sorte qu'ils reconnaissent tous deux les antipsychotiques avec des affinités très voisines.

La première molécule active brevetée par Bioprojet qui voit le jour est dénommée BP-897. C'est un agoniste partiel du récepteur D3 présentant une préférence limitée vis-à-vis du récepteur D2, le facteur de sélectivité étant seulement de 40. Ce n'est certes pas l'outil pharmacologique idéal mais nous sommes impatients d'explorer les pistes qu'ouvre le nouveau récepteur et aimerions le faire avant que les Big Pharma, que, par leur prise de licence de notre brevet, nous savons intéressées, le fassent avant nous.

La première de ces pistes est suggérée par la localisation si particulière du récepteur dans le noyau accumbens, la région du cerveau qui est activée par les drogues donnant lieu à dépendance et, plus particulièrement, les psychostimulants comme la cocaïne ou les amphétamines. Nous allons mener une série de travaux utilisant notre BP-897, en collaboration avec plusieurs laboratoires spécialisés dans l'étude de l'addiction, principalement l'addiction à la cocaïne. Ils vont, de manière cohérente, montrer l'intérêt potentiel du produit dans le traitement de cette affection. L'importance de cette dernière est bien résumée par ces quelques données épidémiologiques aux États-Unis : sur cinq millions et demi d'utilisateurs, environ un million présentent des désordres de type cardio-vasculaire ou psychiatrique et vingt mille meurent d'overdose chaque année ! Aucun traitement médicamenteux n'a réussi à faire la preuve de son efficacité dans son traitement, ce qui nous incite fortement à étudier la possibilité d'un traitement par le BP-897.

Une des plus belles études, publiée dans *Nature*, a été menée en collaboration avec un laboratoire spécialisé de l'université de Cambridge, celui de Barry Everitt. Barry est un homme raffiné, très francophile, toujours élégamment vêtu, un éthologiste animalier réputé pour ses nombreux travaux sur les mécanismes de mémorisation et de dépendance aux drogues. Il va tester notre produit sur des rats rendus dépendants à la cocaïne. Ceux-ci s'autoadministrent la drogue par voie intraveineuse en appuyant sur une pédale. À chaque autoadministration une lumière visible s'allume : c'est un stimulus conditionnel. Par la suite, la lumière administrée seule suffit à inciter l'animal à reprendre les autoadministrations, quand bien même il en a perdu l'habitude. Si, au cours de cette dernière phase, on le traite par le BP-897 on supprime ce recours à la drogue. Cela suggère, par analogie, que le produit devrait, chez l'homme drogué, diminuer son besoin de reprise de la drogue lors de tentatives d'abandon de celle-ci. On sait que, chez lui, ce besoin est souvent déterminé, comme chez le rat, par des stimuli associés à la prise de la drogue (lieux, instruments, etc.) et que ce processus représente un facteur important de rechute chez les abstinents volontaires.

Un effet analogue est trouvé par Marie-Hélène Thiébot, dans le laboratoire de Michel Hamon, à Paris, sur le modèle de « préférence de place ». Celui-ci consiste à administrer de manière répétée de la cocaïne à des rats alors qu'ils sont sur un sol de texture particulière. Au bout d'un certain nombre d'administrations dans ces conditions, si on leur donne le choix de demeurer sur plusieurs textures de sols, en l'absence même d'administration de cocaïne, ils choisissent celui sur lequel ils ont antérieurement reçu la cocaïne, manifestant ainsi leur assuétude. Là encore, cette « préférence de place » est supprimée lorsque Marie-Hélène les traite par notre BP-897.

Ces divers résultats nous incitent évidemment à entamer le développement du produit en phase 1, puis en phase 2, d'abord dans le sevrage alcoolique. Jeanne-Marie et Évelyne, très impliquée dans cette indication – elle donne des cours d'alcoologie à la faculté de médecine –, s'investissent fortement dans la mise en place d'une étude chez le docteur Paul Verbanck au centre d'alcoologie et de toxicomanie de l'hôpital universitaire Brugmann. C'est lui qui nous présentera Philippe Lehert, lequel a joué un grand rôle, avec le professeur Wim van den Brink à Utrecht aux Pays-Bas, pour établir les protocoles internationaux des essais cliniques dans le sevrage alcoolique. Parallèlement un essai dans le sevrage tabagique est réalisé avec le professeur Gilbert Lagrue, pionnier historique de la lutte contre le tabagisme au centre de toxicologie de l'hôpital Albert-Chenevier de Créteil. Une trentaine de patients furent inclus dans chacune de ses deux études. Elles montrèrent des résultats encourageants mais non significatifs.

Indépendamment de ce type d'indication, plusieurs études chez l'animal suggèrent une efficacité du BP-897 dans le traitement des dyskinésies de la maladie de Parkinson. Ce sont des mouvements involontaires répétitifs des membres et du tronc, parfois extrêmement gênants, qui se développent au cours de traitements chroniques par la L-DOPA. Ils peuvent amener à interrompre ce traitement, pourtant très efficace au début de la maladie. On peut reproduire les symptômes de la maladie, notamment chez le singe rendu parkinsonien par destruction des neurones dopaminergiques, en le traitant de manière répétée par L-DOPA. Chez des singes macaques ainsi rendus dyskinétiques, Erwan Bézard, à Bordeaux, montre que le BP-897 se révèle un traitement antidyskinétique efficace. Cela nous incite à une vérification ponctuelle menée chez l'homme. Le test est effectué chez quelques sujets par notre ami Yves Agid, toujours à l'affût de traitements innovants. Il a tenu à le réaliser lui-même, à l'hôpital de la Salpêtrière où il dirige le prestigieux service de neurologie. Il quantifie ces mouvements involontaires chez quelques patients, après prise du médicament ou d'un placebo. Malheureusement leur fréquence n'est pas modifiée par une administration de BP-897. Peu après, l'expérience, qui avait donné des résultats positifs chez le singe macaque, se révèle négative sur des singes-écureuils et nous abandonnons aussi cette indication.

Auparavant, dès 2001, et sur l'insistance du professeur Yves Lecrubier, nous avions réalisé une grande étude de phase 2 chez des patients schizophrènes, pour lesquels le faible rapport discriminant entre les récepteurs D2 et D3 n'était pas un inconvénient. Yves Lecrubier avait beaucoup travaillé avec Jeanne-Marie sur l'halopéridol à l'hôpital Sainte-Anne. Psychiatre très sensible, à l'affût de progrès pour le traitement de ses malades, il se passionnait, en outre, pour l'architecture Art nouveau et habitait même dans une célèbre villa d'Hector Guimard… Menée sur soixante-dix patients, cette étude montra une tendance positive sur les échelles d'évaluation de la schizophrénie mais pas d'avantage net sur les antipsychotiques en usage.

Tous ces essais non concluants nous ont fait abandonner le BP-897.

En refermant le chapitre BP-897 nous nous remémorons l'adage « c'est une perte de temps que de tenter de résoudre des problèmes importants à l'aide d'un mauvais outil ». Nous n'abandonnons pas pour autant le sujet et cherchons à améliorer l'agent D3. En prenant possession du centre de Rennes, Marc Capet et son équipe de chimistes s'efforcent de mettre au point un agoniste partiel du récepteur D3 présentant une meilleure sélectivité que le BP-897. Après plusieurs années de travail, le successeur est, enfin, trouvé et se nomme BP-4979. Il est très actif et présente sur le récepteur D3 une affinité cent fois plus élevée que sur le récepteur D2. C'est un progrès certain, mais ce n'est pas encore le composé tout à fait idéal, lequel requerrait un facteur de sélectivité minimal de mille.

Une étude d'occupation des deux récepteurs dans le cerveau humain va, toutefois, nous indiquer à quelles doses maximales on peut agir sur le récepteur D3 sans affecter le récepteur D2. En d'autres termes, agir sur la cible visée en évitant des effets secondaires hormonaux ou neurologiques gênants liés au blocage du récepteur D2 que l'on cherche à éviter. La technique utilisée est celle de l'imagerie par tomographie d'émission à positon. On administre une sonde radioactive (molécule D3 marquée au carbone 11 à demi-vie très courte donc sans danger) bien choisie pour se fixer uniquement sur la cible choisie et obtenir des images du cerveau à l'aide d'une caméra. Cette expérience est réalisée sur des volontaires sains canadiens, dans un laboratoire de l'Université de Toronto dirigé par un de nos anciens thésards parisiens, Bernard Le Foll. Le résultat indique que le produit conserve sa sélectivité vis-à-vis du récepteur D3 à condition de l'administrer à dose faible et, de préférence, en plusieurs prises journalières.

Avant d'utiliser en clinique ce nouveau produit, un agoniste partiel comme le BP-897, nous avons vérifié qu'il présente le même profil pharmacologique sur le test de place préférence à la cocaïne chez le rat. Marilyne Uguen, une chercheuse que nous venons de recruter, a implanté le test dans le centre de Rennes. Elle retrouve avec le BP-4979 l'inhibition de la place préférence à la cocaïne. Par ailleurs ce même test peut être utilisé pour montrer la préférence de place qu'induit la nicotine, une substance aussi addictive que la cocaïne chez le rat… et chez l'homme. Ici encore, la place préférence à la nicotine est quasiment annulée par le BP-4979.

De plus, chez le rat rendu dépendant à la nicotine par administration chronique du toxique, on produit un « syndrome de manque », signalé par diverses manifestations (halètements, grincements de dents, réduction de l'activité locomotrice), en lui administrant de la mécamylamine, un antagoniste des récepteurs de la nicotine. Ces symptômes de manque sont significativement atténués par le BP-4979. Ces observations sur ce test d'« abstinence précipitée » vont fortement nous encourager à essayer de développer ce produit pour faciliter l'abandon du tabac chez les sujets volontaires.

L'addiction puissante à la nicotine est associée à une multitude de risques bien établis (cancers, troubles cardio-vasculaires ou respiratoires, etc.). Il est difficile de s'en débarrasser spontanément et les médications disponibles (bupropion, varénicline) sont très peu actives : une méta-analyse a montré qu'avec celles-ci l'absence de reprise du tabac après un an ne concerne pas plus de 8 % des sujets. Nous essayons donc d'établir si notre produit ne pourrait pas trouver son utilité en favorisant l'arrêt de la consommation de tabac.

Nous choisissons de valider un peu mieux cette indication, par une étude de phase 1 sur des volontaires sains, fumeurs avérés, consommant depuis plus d'un an plus de vingt cigarettes par jour, en moyenne. Ils sont soigneusement privés de leur drogue pendant vingt-quatre heures, puis on leur confie une cigarette, les autorisant à la manipuler pendant quelques minutes, mais leur interdisant de l'allumer. Dans ces conditions assez cruelles, ils autoévaluent leur état de manque, exacerbé par la présentation de leur drogue favorite, par des questionnaires standardisés et antérieurement validés. Cette épreuve va être répétée alors qu'ils auront alternativement reçu, en double aveugle, un placebo ou du BP-4979. Le résultat est relativement probant puisque le traitement produit une réduction dose-dépendante de l'état de manque tel que rapporté dans ces questionnaires.

C'est donc très confiants dans le résultat que nous entamons une étude de phase 2 sur une large cohorte de gros fumeurs ayant spontanément décidé d'arrêter de s'intoxiquer. Ils se sont adressés à des centres de tabacologie hospitaliers, auxquels Isabelle Lecomte, la fille de Jeanne-Marie, va confier l'étude. Elle va organiser et suivre cette étude.

Isabelle est un médecin ayant accompli une belle carrière hospitalière qu'elle a interrompue pour nous rejoindre à Bioprojet. C'est une clinicienne accomplie, extrêmement précautionneuse et attentionnée, qui nous apporte ces précieuses qualités, notamment dans l'évaluation de la tolérance des patients à nos nouveaux traitements. Cet aspect de notre activité ne doit surtout pas être négligé et l'adage latin « *primum non nocere* » (avant tout éviter de nuire) doit être la règle. Pour celui qui cherche à introduire chez des patients de nouvelles molécules, étrangères à l'organisme, il est indispensable de rester à l'affût de tout effet secondaire inusuel aussi bien au cours des essais cliniques qu'au cours de toute la vie commerciale du médicament. Ayant décelé un tel effet inattendu chez un patient, il ne suffit pas d'en faire la déclaration réglementaire aux autorités de santé, il faut encore analyser très soigneusement les circonstances de sa survenue (terrain du sujet, traitements associés, etc.) pour en tirer la meilleure leçon. C'est un exercice auquel se prête parfaitement Isabelle même si son activité va être concentrée pendant plusieurs années sur cet essai d'arrêt de la prise de tabac.

L'essai est « en double aveugle » contre placebo : ni les patients ni les cliniciens ne connaissent la nature des comprimés administrés. Le critère d'efficacité du traitement est, tout simplement, la durée de l'arrêt de fumer. Ce dernier demande absolument à être objectivé car les fumeurs ont une certaine honte à avouer une reprise : pour ce faire on mesure le taux sanguin d'oxyde de carbone à l'arrêt du traitement. Le recours des « fumeurs repentis » aux centres antitabac est une pratique assez étendue en France, de telle manière que cet essai, portant sur près de deux cents personnes, est relativement vite conclu. Avant même la levée de l'aveugle, nous sommes inquiets car un nombre important de sujets sont des « perdus de vue », en d'autres termes ne sont pas revenus visiter les expérimentateurs après deux mois, la durée de l'essai. L'analyse des résultats va confirmer ce pessimisme car ceux-ci sont strictement négatifs, la plupart des sujets ayant recommencé à fumer, le plus souvent bien avant le terme de l'étude. Cet échec cuisant peut surprendre, tant étaient clairs les signaux chez l'animal et même en phase 1 chez le fumeur. Cherchez l'erreur.

La pharmacocinétique du produit serait-elle en cause ? En effet les taux plasmatiques du produit le matin, avant la première dose, sont très bas. Or les gros fumeurs, très « accrochés », se jettent sur leur première cigarette de la journée dès le lever, à un moment où une éventuelle protection par le BP-4979 est encore absente. Cela mériterait d'être vérifié avec une formulation assurant un taux raisonnable dès le lever. Cependant, à la fin de notre essai, nous constatons que de nombreux sujets arrêtent de fumer en recourant à la cigarette électronique. Cette administration de nicotine par vapeur s'est alors fortement répandue et elle diminue l'intérêt des médications contre l'assuétude. Nous renonçons donc, avec regrets, toutefois.

Une autre indication, complètement différente, nous est suggérée par l'observation de l'efficacité, à faibles doses, de certains agonistes dopaminergiques, tel le pramipexole, chez les patients atteints du syndrome de « jambes sans repos ». Ce syndrome, encore appelé « impatiences nocturnes » ou syndrome de Willis-Ekbom, affecte 1 à 5 % de la population. C'est un trouble chronique caractérisé par un besoin impérieux, irrésistible, de remuer les jambes, associé à des sensations désagréables au niveau des membres inférieurs survenant au repos, souvent pendant le sommeil. Dans les cas les plus graves, le syndrome conduit à des troubles du sommeil, une fatigue diurne et un état dépressif.

Le traitement le plus courant repose sur l'administration d'agonistes dopaminergiques agissant sur les récepteurs D2 et D3 mais le fait qu'ils sont actifs à faible dose suggère que leur cible véritable est le récepteur D3, le plus sensible aux faibles doses de dopamine ou de ces agents. Si tel est le cas, l'action qu'ont simultanément ces agents sur le récepteur D2 pourrait être à l'origine des nombreux effets secondaires qu'ils produisent tels les nausées et vomissements, effets endocriniens, effets psychiatriques (comportement de jeu ou hypersexualité). Par ailleurs, une limitation importante de l'emploi à long terme de ces médicaments réside dans le développement progressif du phénomène d'« augmentation » consistant en leur perte d'efficacité accompagnée d'une exacerbation des symptômes. L'augmentation ne serait-elle pas attribuable à une sensibilisation des réponses liées à la stimulation probablement superflue du récepteur D2 ? En utilisant en clinique notre BP-4979, le premier agoniste D3 partiel sélectif, nous pouvons, pour la première fois, aborder ce problème de manière significative.

Nous le faisons d'abord en préclinique à Rennes en mettant en œuvre un modèle électrophysiologique chez le rat. Il nous est suggéré par une publication de Stéphane Clémens, un chercheur américain que nous aurons l'occasion de rencontrer au cours d'un congrès. Le modèle est fondé sur l'idée selon laquelle les agonistes dopaminergiques réduisent les symptômes de la maladie en inhibant des réflexes monosynaptiques au niveau de la moelle épinière. Il est techniquement difficile à mettre en œuvre : il consiste, ayant dénudé la moelle épinière chez le rat, à mesurer l'intensité d'un arc réflexe déclenché par stimulation d'une racine sensitive et recueil du potentiel d'action généré sur la racine ventrale, motrice, correspondante. Nous avons eu la chance de recruter à Rennes Benoit Saint-Mleux qui possède une longue expérience des techniques électrophysiologiques. Il va utiliser le matériel existant sur le site qui, bien qu'un peu obsolète, fonctionne néanmoins. Il montre que ce réflexe est inhibé par application locale de dopamine, confirmant ainsi des données de la littérature. Cet effet reflète le rôle inhibiteur exercé par une catégorie de neurones dopaminergiques descendants émanant de l'hypothalamus et projetant sur la moelle épinière. Il reproduit les effets de la dopamine avec le BP-4979, les effets des deux composés étant eux-mêmes réversés par un antagoniste D3 sélectif. Ainsi, le récepteur D3 est donc bien impliqué dans le contrôle de ce réflexe, comme nous en avions fait l'hypothèse. Plus intéressant encore, l'inhibition du réflexe par le BP-4979, un agoniste partiel, est aussi large que celle qu'induit la dopamine, un agoniste complet, par définition. On en déduit que la réponse ne requiert qu'une occupation partielle des récepteurs D3. Surtout, le composé mérite d'être essayé dans le syndrome des jambes sans repos en supposant que la même situation prévaut dans cette pathologie humaine.

Au cours de discussions houleuses entre neurologues experts de cette pathologie, un protocole d'une étude de phase 2 (« preuve de concept ») en double aveugle est finalement mis au point et l'étude démarrée dans plusieurs centres français. Malheureusement, après deux années, et l'inclusion de moins de trente sujets sur la centaine prévue, il faut bien se rendre à l'évidence et l'interrompre prématurément, le protocole trop complexe l'ayant rendue irréalisable sur un grand nombre de sujets. Toutefois son décodage nous indique une bonne tendance, encourageante en faveur d'une reprise du projet dans de meilleures conditions.

En conclusion de cette incursion du laboratoire dans le champ très visité des recherches sur la dopamine cérébrale, dans lequel nous a entraînés la curiosité de Jean Costentin à l'aube de sa carrière, on peut se poser la question : « Avons-nous eu raison de nous engager dans cette voie ? » La réponse ne peut qu'être mitigée. Certes nous avons pu faire des découvertes marquantes, notamment celle d'un nouveau récepteur et de ses premiers ligands sélectifs. Mais cela n'a pas encore conduit à des applications pratiques en clinique, ni chez nous ni chez d'autres. Nous l'espérions pourtant fermement, notamment en considérant cette répartition surprenante du récepteur D3 dans les diverses aires cérébrales.

Néanmoins, comme toujours en science, l'histoire n'est pas terminée.

À suivre, donc…

Brève incursion dans le domaine des cannabinoïdes

Jean-Charles Schwartz

Au début des années 1990, je reçois des États-Unis une demande d'un chercheur accompagnée d'un *curriculum vitae.* Daniele Piomelli envisage d'effectuer un stage postdoctoral dans notre laboratoire et propose donc, au préalable, de nous rendre visite et de présenter un séminaire. C'est un Italien d'origine, ayant fait des études de pharmacie à Naples, où son père tient une des grosses officines de la ville. Il est parti aux États-Unis pour des stages postdoctoraux, où, dans les meilleurs laboratoires de neurobiologie, il a réalisé quelques publications de qualité dans d'excellents périodiques. Il a notamment travaillé dans les laboratoires d'Eric Kandel à l'Université Columbia et Paul Greengard à Rockefeller : tous deux recevront, quelques années plus tard, le prix Nobel.

C'est avec plaisir que j'accède à sa demande, et il vient nous présenter les résultats de ses recherches sur le rôle de l'acide arachidonique dans la neurotransmission chez l'aplysie.

C'est un mollusque marin très prisé des neurobiologistes, non pas pour ses qualités gustatives (!) mais pour ses deux mille neurones géants se prêtant bien à des études électrophysiologiques. Aussi, le retrait de son siphon se prête bien à des études comportementales. Daniele ne s'est prêté ni aux unes ni aux autres, mais il a fait une découverte importante en démontrant le rôle de « second messager » de l'acide arachidonique, un acide gras insaturé formé à partir des phospholipides membranaires. Les seconds messagers connus jusqu'alors, comme l'AMP cyclique ou le calcium, sont des composants intracellulaires des neurones que libère l'interaction des neurotransmetteurs avec leurs récepteurs. À leur tour ces seconds messagers vont affecter la neurotransmission, éventuellement en modulant l'action de canaux ioniques. Ce que nous propose Daniele est de venir chez nous pour explorer le rôle de l'acide arachidonique sur nos systèmes, ceux des transmissions histaminergiques et dopaminergiques dans le cerveau de mammifères.

Son séminaire est instructif et brillant et le projet, entièrement nouveau, est enthousiasmant. Nous le proposons donc à l'Inserm et, quelques mois plus tard, obtenons son salaire pour un séjour de plusieurs années.

Daniele est un chercheur « mature », beaucoup plus que les « jeunes » entrés, jusqu'ici, dans notre laboratoire. Il va donc rapidement s'adapter à son nouvel environnement, même si sa forte personnalité, son comportement très « sûr de lui-même », voire parfois quelque peu agressif, vont provoquer des étincelles avec certains de nos chercheurs. Cela ne l'empêche pas, toutefois, d'établir des collaborations fructueuses avec plusieurs d'entre eux. Elles se matérialisent par la démonstration du rôle de l'acide arachidonique comme second messager dans les neurotransmissions dopaminergiques et histaminergiques.

Ce travail va faire l'objet de deux beaux « papiers » dans *Nature* et *PNAS* (*Proceedings of the National Academy of Sciences*).

Un matin de décembre 1992, j'ouvre le dernier numéro du périodique américain *Science*, un des deux périodiques, avec *Nature*, que je ne manque pas de parcourir dès leur livraison, et suis frappé par la lecture d'un article dont un des signataires, Raphael Mechoulam, m'est connu. L'article décrit la structure d'un nouveau composé, l'anandamide (nom dérivé du sanscrit *ananda* signifiant joie, euphorie), identifié dans le cerveau de porc comme un ligand endogène du récepteur des cannabinoïdes. Les cannabinoïdes sont une série de composés naturels comme le tétrahydrocannabinol (THC), des constituants actifs (euphorigènes, anxiolytiques) du cannabis et de sa résine, le haschich. Leur structure a été découverte en 1964 par le même Raphael Mechoulam, un chimiste israélien d'origine bulgare, travaillant à l'Institut Weizmann puis à l'Université de Jérusalem. À sa suite, des chercheurs britanniques, utilisant le THC radioactif comme une sonde, caractérisent en 1980 l'existence de récepteurs cannabinoïdes dans le cerveau. Raphael Mechoulam est alors inspiré par l'histoire de la découverte des opioïdes endogènes, à partir de la caractérisation des récepteurs de la morphine. Il entreprend de rechercher d'éventuels cannabinoïdes endogènes se liant aux récepteurs du THC dans le cerveau. Il choisit le cerveau de porc pour cette recherche, en dépit de l'obtention difficile des tissus frais de cette espèce animale dont la consommation est peu courante en Israël, car il est frappé par les ressemblances de sa biologie avec la biologie humaine ! Cet anandamide qu'il décrit fin 1992 possède une structure chimique qui, à première vue, est assez différente de celle du THC (de même que les enképhalines diffèrent chimiquement de la morphine). C'est l'amide (union d'un acide et d'une amine) de l'acide arachidonique et de l'éthanolamine.

La structure de l'anandamide, tellement inattendue, attire mon attention et je la rapproche des travaux de Daniele Piomelli sur l'acide arachidonique. Je viens donc immédiatement discuter de l'article de *Science* avec lui, qui a une compétence indubitable sur cette classe de composés dans le cerveau. Nous suspectons tous deux que l'anandamide devrait représenter une nouvelle classe de neurotransmetteurs, mais cela reste à démontrer. C'est un projet novateur, très intéressant, mais qui doit en motiver plus d'un. Si nous voulons gagner la course qui s'annonce, il faut que plus d'un chercheur s'y consacre dès le début. Daniele, encore plus excité que moi, me suggère de lui adjoindre un chercheur italien, comme lui originaire de Naples. Vicenzo Di Marzo est un chimiste venu à la biochimie ayant effectué sa thèse en Angleterre, mais revenu travailler comme chercheur dans un laboratoire napolitain. Contacté par Daniele, il est intéressé par le projet et je me débrouille pour lui obtenir un poste temporaire. C'est un jeune homme courtois, visiblement intelligent et au caractère bien trempé, comme celui de Daniele, ce qui ne facilitera pas leurs rapports. De fait, tous deux progressent rapidement dans leur projet mais nous entendons souvent, provenant de leur laboratoire, de violents éclats de voix indiquant qu'en patois napolitain, qu'ils parlent tous deux, ils échangent des amabilités sur la conduite des expériences. Pour ma part, je suis difficilement admis dans cette conduite et ma participation dans ce projet restera extrêmement réduite. Je dois cependant reconnaître que les résultats obtenus sont d'excellente qualité et d'importance. En quelques mois de travail acharné, ils établissent complètement le rôle de l'anandamide dans la neurotransmission, décrivant sa formation, sa libération et son inactivation. Les résultats, bien que très nombreux, sont regroupés dans un seul article très documenté paru en fin 1994 dans *Nature*. Cet article restera un classique de la recherche sur les cannabinoïdes, un sujet qui va foisonner dans les années qui vont suivre. Daniele et Enzo (le diminutif de Vicenzo) vont alors nous quitter, le premier pour aller en Californie, le second pour retourner à Naples. Tous deux auront des carrières scientifiques très brillantes, centrées sur l'exploitation du filon cannabinoïde, mais ils resteront en compétition assez féroce entre eux : le divorce sera irrémédiable. Pour notre part, après cette courte incursion dans le sujet, et le départ de Daniele et Enzo, notre laboratoire le quitte, sans regret ni hésitation.

Quelques années plus tard, je rencontrerai Raphael Mechoulam dans un congrès. Il me complimente sur ce travail et m'exprime son regret de ce que notre laboratoire n'ait pas poursuivi sur ce sujet. Je lui explique que nous avions beaucoup d'autres projets et que je me voyais mal nous insérer dans une compétition entre deux jeunes lionceaux, compétition que je prévoyais féroce. Je n'ai aucun regret de cette décision, d'autant plus que, après vingt-cinq ans, le sujet n'a toujours pas amené de médicament nouveau : le seul cannabis lui-même continue à être utilisé comme euphorisant dans le traitement des douleurs des patients atteints de cancer.

Postface

« La vie, ce n'est jamais si réussi ni si raté qu'on croit », pourrait-on dire en paraphrasant la conclusion d'un des romans de Maupassant.

Arrivés au terme de cette histoire, notre histoire, quel bilan pouvons-nous établir ? Avons-nous réussi à réaliser nos rêves ? Que peut-on inscrire dans la colonne des réussites, dans celle des échecs ?

Animés tous deux d'une passion pour la recherche, nous avons réussi, en près d'une cinquantaine d'années, un enchaînement, un continuum de réalisations assez peu fréquent. Celui-ci a consisté en la découverte de cibles biologiques inconnues ; suivie de la mise au point de molécules chimiques originales ; suivie du développement de ces molécules en médicaments ; suivi de l'essai clinique et l'introduction de ces médicaments en thérapeutique ; médicaments qui furent alors diffusés auprès des patients par des entités commerciales que nous avons créées *ex nihilo*.

Ce faisant, nous sommes parvenus à réconcilier deux mondes qui s'ignoraient et, parfois, se méprisaient, celui de la recherche académique et celui de l'industrie pharmaceutique privée, souvent diabolisée par les médias, et même par les chercheurs. Pourtant, les chercheurs académiques ressentaient, en même temps, une certaine frustration de ne pas voir leurs travaux fondamentaux déboucher sur des applications utiles aux malades.

Nous avons eu le grand privilège d'intéresser des jeunes à nos projets, de les former et de constituer des équipes de collaborateurs motivés, dynamiques et qui ont partagé notre philosophie de recherche.

Nous avons eu l'immense avantage d'intéresser nombre de scientifiques et de cliniciens de grande valeur à nos projets, au point de les embarquer avec nous dans des aventures risquées mais exaltantes. Au bout du chemin, il y avait la possibilité, et il y a eu, de soulager de centaines de milliers des patients.

Si on se livre à un bilan arithmétique d'une grande sécheresse, Bioprojet est parvenu à commercialiser pour proposer aux malades trois médicaments innovants répondant à des besoins non ou insuffisamment satisfaits. Actuellement, cinq composés sont en développement clinique intensif dans plusieurs pays et parviendront aux malades au cours des dix prochaines années. Enfin, à l'horizon, quatre nouvelles molécules s'annoncent comme des candidates sérieuses pour la relève.

Notre activité de recherche clinique a explosé avec l'arrivée des produits, tous premiers représentants de nouvelles classes thérapeutiques. Cette activité ne pouvait être confiée qu'à des médecins, pharmaciens ou chercheurs motivés, à l'esprit scientifique et imaginatif. Pas moins de cent soixante études cliniques, de plus en plus lourdes et longues, ont mobilisé une petite équipe passionnée par l'intérêt de ces médicaments originaux. Un tel miracle ne peut s'accomplir qu'avec l'exceptionnelle conjonction des idées et des personnes animées par la foi dans le projet et la volonté de réussir.

Mais, reconnaissons-le, le succès n'a pas toujours été à la hauteur des efforts. Bioprojet a initié le développement de sept produits originaux qui furent abandonnés pour des raisons variées, après nombre d'études précliniques et cliniques. Chaque décision fut, évidemment, prise avec regret et frustration. En particulier, nous ne pouvons que regretter de n'être pas parvenus, en dépit d'efforts soutenus, à améliorer le traitement de la douleur (en protégeant les opioïdes endogènes), celui des dégénérescences cognitives ou de la schizophrénie (en stimulant les neurones histaminergiques), ou encore celui de la dépendance à la nicotine (en agissant sur le récepteur dopaminergique D3).

Néanmoins, si l'on se compare aux Big Pharma, nous n'avons pas à rougir de notre bilan, un bilan qui nous encourage, à près de 90 ans, à continuer l'aventure. Nous la continuerons jusqu'à la « limite au-delà de laquelle notre billet ne sera plus valable » pour paraphraser Romain Gary. Oui, la vie vaut d'être vécue, intensément et avec enthousiasme, pour accomplir un destin rêvé depuis l'enfance.

Le seul regret est de n'avoir qu'une vie pour parvenir à réaliser tous les projets qui sommeillent encore en nous !

Mais la plus grande chance de notre vie a été de la partager complètement et passionnément. Depuis notre rencontre à Saint-Pétersbourg, en 1975, notre estime réciproque, notre communion d'idées et de projets, se sont transformées en communion de sentiments et en amour réciproque. Sans cette chaîne d'amour qui nous lie intimement, aurions-nous aussi bien réussi ? Peut-être, mais nous n'aurions jamais atteint le bonheur que nous connaissons.

Petit glossaire (non exhaustif) des personnalités mentionnées

Albe-Fessard, Denise (1913-2003). Neurophysiologiste française ayant exercé à l'Institut Marey et connue pour ses recherches sur les voies neuronales de la douleur.

Agid, Yves (1940-). Médecin neurologue, spécialiste des maladies neurodégénératives, ancien chef de service à l'hôpital de la Pitié-Salpêtrière, fondateur de l'Institut du cerveau, membre de l'Académie des sciences.

Axelrod, Julius (1912-2004). Biochimiste et pharmacologue américain, prix Nobel de physiologie ou médecine en 1970 pour ses travaux sur les neurotransmetteurs.

Aronin, Jeffrey (1967-). Fondateur et président de Paragon, un ensemble de compagnies pharmaceutiques américaines dont Harmony Biosciences, Emalex Biosciences et CiRC Biosciences.

Bancaud, Jean (1921-1993). Médecin, spécialiste d'électroencéphalographie et de la localisation stéréotaxique des zones épileptogènes du cerveau humain.

Barnes, Peter (1946-). Médecin et chercheur britannique, connu pour ses recherches sur l'asthme, ancien chef de service à l'hôpital Brompton, *fellow* de la Royal Society.

Barré-Sinoussi, Françoise (1947-). Biologiste et virologue française, cheffe de service à l'Institut Pasteur, connue pour ses travaux sur le rétrovirus VIH à l'origine du sida qui lui ont valu le prix Nobel.

Barrier, Geneviève (1933-2020). Médecin spécialiste de l'anesthésie, notamment obstétricale, de la réanimation et médecine d'urgence. Elle a dirigé le SAMU parisien.

Black, James Whyte (1924-2010). Médecin et pharmacologue écossais, prix Nobel 1988 pour le développement de stratégies rationnelles de développement de nouvelles classes de médicaments ayant abouti à la découverte des premiers antagonistes des récepteurs adrénergique *bêta* et histaminergique H2.

Bonfils, Serge (1923-2023). Médecin et chercheur français, spécialiste des techniques d'exploration des ulcères gastroduodénaux.

Bovet, Daniel (1907-1992). Médecin d'origine suisse, prix Nobel 1957 pour sa découverte des médicaments antihistaminiques H1.

Burg, Constant (1924-1998). Médecin, professeur de biophysique à la faculté de Nancy, chercheur en radiobiologie et cancérologie. Maquisard du plateau des Glières durant sa jeunesse, il a dirigé et transformé profondément l'Inserm (1969-1979). Il est devenu président de l'Institut Curie en 1995.

Carlsson, Arvid (1923-2018). Médecin et neuropharmacologue suédois, professeur à l'Université de Lund, prix Nobel en 2000 pour sa découverte de la dopamine comme neurotransmetteur ayant conduit aux premiers traitements rationnels de la maladie de Parkinson.

Changeux, Jean-Pierre (1936-). Neurobiologiste français notamment connu pour sa découverte avec Jacques Monod de l'allostérie des protéines, la purification du récepteur nicotinique de l'acétylcholine et pour ses travaux sur la biologie de la cognition. Professeur à l'Institut Pasteur et au Collège de France. Président du Comité consultatif national d'éthique. Membre des Académies des sciences française et américaine et de nombreuses académies nationales. Prix Wolf de médecine 1998 et nombreuses autres distinctions. Auteur de plusieurs ouvrages de neurobiologie dont *L'Homme neuronal*.

Chast, François (1949-). Pharmacien, docteur ès sciences, chef de service des Hôpitaux de Paris, ancien président de l'Académie nationale de pharmacie, auteur d'une *Histoire contemporaine des médicaments*.

Cohen, Yves (1927-2012). Pharmacien, chef de service au Commissariat à l'énergie atomique, professeur de pharmacologie, a initié l'utilisation des molécules radiomarquées en pharmacologie.

Costa, Erminio (1924-2009). Médecin et neuropharmacologue italien ayant exercé aux États-Unis, principalement connu pour ses recherches sur le GABA et les benzodiazépines.

Costentin, Jean (1943-). Médecin et pharmacien, chercheur en neuropharmacologie, ancien professeur à la faculté de médecine et pharmacie de Rouen, membre des Académies nationales de médecine et de pharmacie. Il préside le Centre national de prévention, d'études et de recherches en toxicomanie (CNPERT). Il a notamment publié *Halte au cannabis !* et *Les Médicaments du cerveau*.

Dale, Henry (1875-1968). Pharmacologue et physiologiste britannique ayant découvert avec Otto Loewi la neurotransmission chimique par l'acétylcholine et titulaire avec ce dernier du prix Nobel en 1936. Il a également découvert la présence dans l'organisme et les principales actions physiologiques de l'histamine.

Dahlström, Annica (1941-). Médecin, professeur d'histologie et neurosciences à l'Université de Göteborg, connue pour la première visualisation des neurones monoaminergiques dans le cerveau par technique d'histofluorescence.

Delay, Jean (1907-1987). Psychiatre, chef du service de l'hôpital Sainte-Anne dans lequel la chlorpromazine, premier antipsychotique (on parlait alors de « neuroleptique »), a été administrée en 1952 par Pierre Deniker à des sujets atteints de schizophrénie. Chassé de son service par la révolte étudiante de 1968, il devient écrivain et est élu à l'Académie française.

Deniker, Pierre (1917-1998). Psychiatre à l'hôpital Sainte-Anne, premier utilisateur de la chlorpromazine, premier médicament antipsychotique découvert par Henri Laborit avec lequel il partage le prix Albert-Lasker en 1957.

FUXE, Kjell (1938-). Histologiste et neuropharmacologue suédois, professeur à l'Institut Karolinska de Stockholm, connu pour ses travaux d'histochimie des neurotransmetteurs cérébraux.

GALLO, Robert (1937-). Médecin et virologue américain, professeur à l'Université de Baltimore, connu pour ses travaux sur le virus VIH à l'origine du sida.

GADDUM, John (1900-1965). Pharmacologue britannique ayant établi avec Henry Dale les principes classiques de l'antagonisme pharmacologique, découvreur avec Ulf von Euler du neuropeptide substance P et de la libération de noradrénaline par les nerfs sympathiques.

GANELLIN, Robin (1934-). Pharmacochimiste britannique, codécouvreur de la cimétidine, premier antagoniste H2 de l'histamine à activité anti-ulcéreuse alors qu'il appartient à la firme Smith, Kline & French, puis professeur à University College London. Codécouvreur du pitolisant, premier antagoniste H3. Membre de la Royal Society. Auteur de plusieurs ouvrages de pharmacochimie.

GLOWINSKI, Jacques (1936-2020). Pharmacien, docteur ès sciences et neurobiologiste français, connu pour ses travaux sur les monoamines cérébrales, découvreur du mécanisme d'action des antidépresseurs dans le laboratoire de Julius Axelrod, professeur puis administrateur du Collège de France, membre de l'Académie des sciences.

GREENGARD, Paul (1925-2019). Médecin, neurobiologiste connu pour ses travaux sur les mécanismes de transduction des messages des neurotransmetteurs à l'intérieur des cellules, prix Nobel 2000.

Haas, Helmut (1942-). Médecin, professeur à l'Université de Dusseldorf, neurophysiologiste spécialisé dans l'étude des effets de l'histamine cérébrale.

Halpern, Bernard (1904-1978). Médecin allergologue français, membre des Académies de médecine et des sciences, connu pour ses travaux sur l'histamine et les antihistaminiques.

Hecaen, Henri (1912-1983). Psychiatre, attaché à l'hôpital Sainte-Anne, connu pour ses travaux de neurolinguistique.

Hornykiewicz, Oleh (1926-2020). Médecin et neurochimiste autrichien ayant découvert que le déficit en dopamine cérébrale est à l'origine de la maladie de Parkinson, prix Wolf 1979.

Jacob, François (1929-2013). Médecin et biologiste français, chef de service de génétique cellulaire à l'Institut Pasteur, professeur au Collège de France, membre de plusieurs académies scientifiques nationales et de l'Académie française. Ses travaux sur la génétique bactérienne, l'ARN et l'ADN sont à l'origine du développement du génie génétique et lui vaudront le prix Nobel 1965. Croix de la Libération. Auteur de *La Logique du vivant*.

Janssen, Paul (1926-2003). Médecin belge, pharmacologue inventeur de nombreux médicaments (halopéridol, fentanyl, etc.), fondateur de Janssen Pharmaceutical, devenue une filiale de Johnson & Johnson. Prix Gairdner 1982. Anobli par le roi Baudouin en 1990.

JOUVET, Michel (1925-2017). Médecin et docteur ès sciences français, il a été le grand déchiffreur du sommeil. Médaille d'or du CNRS, membre de l'Académie des sciences, il a identifié, avec le docteur William Dement, le sommeil paradoxal (*REM sleep*).

KORDON, Claude (1934-2008). Biologiste né en Suisse, chercheur en neuroendocrinologie, directeur d'unité Inserm, membre du Comité national d'éthique.

KOSTERLITZ, Hans (1903-1996). Médecin et pharmacologue britannique né en Allemagne, connu pour sa découverte des enképhalines dans du cerveau de porc. Membre de la Royal Society et titulaire du prix Albert-Lasker 1978.

LANGER, Salomon (1936-). Pharmacologue argentin, découvreur des autorécepteurs présynaptiques adrénergiques et de plusieurs médicaments alors qu'il était directeur des recherches des laboratoires parisiens Synthélabo et Sanofi.

LAUDAT, Philippe (1930-1987). Pharmacien biologiste et chercheur en endocrinologie. Directeur général de l'Inserm de 1979 à 1982.

LAZAR, Philippe (1936-). Polytechnicien, chercheur en biostatistiques, haut fonctionnaire. Directeur général de l'Inserm de 1982 à 2001, organisme qu'il a profondément réformé.

LEFKOWITZ, Robert (1943-). Médecin et biochimiste américain, professeur à Duke University, connu pour ses recherches sur la structure et le fonctionnement des récepteurs à sept domaines transmembranaires couplés aux protéines G qui lui ont valu le prix Nobel 2012.

Lévy, Patrick (1954-). Médecin pneumologue français, professeur puis président de l'université de Grenoble, connu pour ses travaux sur le syndrome d'apnée du sommeil.

Mendlewicz, Julien (1942-). Psychiatre belge, docteur en génétique humaine, professeur émérite à l'Université libre de Bruxelles, chef de service à l'hôpital Érasme, connu pour ses travaux sur la physiopathologie des désordres affectifs, notamment la génétique des affections bipolaires. Titulaire de nombreux prix.

Mérieux, Alain (1938-). Pharmacien lyonnais et industriel de la biologie. Héritier de l'Institut Mérieux et fondateur de plusieurs sociétés dans le domaine de la santé dont bioMérieux.

Mignot, Emmanuel (1959-). Médecin et docteur en pharmacologie moléculaire né en France, professeur et directeur du Centre du sommeil de l'Université Stanford. Connu pour sa découverte de l'origine de la narcolepsie.

Monod, Jacques (1910-1976). Biologiste français, chercheur à l'Institut Pasteur dont il devient directeur, fondateur de l'entreprise Pasteur Vaccins, professeur au Collège de France, connu pour ses travaux pionniers en génétique et biologie moléculaire qui lui ont valu le prix Nobel en 1976. Auteur du célèbre essai *Le Hasard et la Nécessité.*

Montagnier, Luc (1932-2022). Virologue français, professeur à l'Institut Pasteur, connu pour ses travaux sur le rétrovirus VIH responsable du sida qui lui ont valu le prix Nobel 1988.

Panula, Pertti (1952-). Médecin et neuroanatomiste finlandais, professeur à l'Université d'Helsinki, connu pour la localisation immunohistochimique des neurones histaminergiques.

Pichot, Pierre (1918-2020). Psychiatre français, chef de service à l'hôpital Sainte-Anne, connu pour ses travaux de psychométrie et de psychopathologie quantitative.

Roques, Bernard (1935-). Pharmacien, pharmacochimiste français, professeur à l'université Paris-Descartes, connu pour ses travaux sur les neuropeptides, membre de l'Académie nationale des sciences. Auteur d'un rapport sur la dangerosité des drogues.

Salk, Jonas (1914-1995). Médecin virologue américain, professeur à l'Université de Pittsburg, sa découverte du premier vaccin contre la poliomyélite lui vaudra le prix Albert-Lasker 1956. Fondateur du célèbre Institut Salk à La Jolla.

Schild, Heinz (1906-1984). Pharmacologue britannique né en Croatie, connu pour ses travaux sur l'histamine et le développement d'outils mathématiques rigoureux d'analyse des bio-essais dont la « régression de Schild ». Membre de la Royal Society.

Schunack, Walter (1935-2010). Pharmacien, pharmacochimiste allemand, professeur à l'Université libre de Berlin, découvreur de médicaments dérivés de l'histamine, docteur *honoris causa* de l'université Paris-Descartes.

Schwartz, Ketty (1937-2007). Pharmacienne et biologiste française, directrice de recherche CNRS, présidente du conseil scientifique de l'Association française contre les myopathies, directrice de la recherche au ministère de la Recherche, connue pour sa découverte de l'origine génétique de plusieurs affections cardiaques. Prix de la New York Academy of Medicine.

Simon, Eric (1924-2020). Biochimiste américain, professeur à New York University, codécouvreur des récepteurs des opioïdes.

Stark, Holger (1962-). Pharmacien et pharmacochimiste allemand, professeur à l'Université Heinrich Heine de Düsseldorf. Découvreur de plusieurs ligands des récepteurs de l'histamine, dont le pitolisant.

Talairach, Jean (1911-2007). Psychiatre et neurochirurgien français, chef de service à l'hôpital Sainte-Anne, connu pour les « coordonnées de Talairach » utilisées en neurochirurgie stéréotaxique.

Ungerstedt, Urban (1942-). Neuroanatomiste et pharmacologue suédois, professeur à l'Université Karolinska de Stockholm, connu pour ses travaux pionniers de localisation des monoamines cérébrales, de développement des techniques de microdialyse cérébrale et de modèles animaux de la maladie de Parkinson.

Wermuth, Camille (1933-2015). Pharmacien et pharmacochimiste français, professeur à l'université de Strasbourg, connu pour la création du médicament minaprine, auteur de *The Practice of Medicinal Chemistry*.

Table

Cet ouvrage a été composé
en Adobe Garamond Pro
par Nord Compo
à Villeneuve-d'Ascq (Nord).

N° d'édition : 4150-0693-X – N° d'impression : 092376552
Dépôt légal : octobre 2023

Imprimé en France par Présence Graphique